Band 18, Heft 2, Juni 2002

Chirurgische Gastroenterologie Interdisziplinär

Hauptthema

C. Ell, Wiesbaden
H.-D. Saeger, Dresden
(Hrsg.)

Präkanzerosen und Frühkarzinome des Gastrointestinaltrakts

Eingeladene Beiträge
Interdisziplinäres Gespräch

Weitere Rubriken

Originalarbeit
Berufliche Weiterbildung
Innovationen
Buchbesprechungen
Tagungen und Kongresse

KARGER
Basel · Freiburg · Paris · London · New York · New Delhi · Bangkok · Singapore · Tokyo · Sydney

Chirurgische Gastroenterologie
Interdisziplinär

Band 18, Heft 2, Juni 2002

Gegründet 1984 als «Chirurgische Gastroenterologie mit interdisziplinären Gesprächen» durch A. Akovbiantz, H. Denk, K.-J. Paquet und C.E. Zöckler.

S. Karger · Medical and Scientific Publishers · Basel · Freiburg · Paris · London · New York · New Delhi · Bangkok · Singapore · Tokyo · Sydney

Die Zeitschrift erscheint vierteljährlich; pro Jahr erscheint 1 Band zu je 4 Heften. Bezugspreis für Jahrgang 18, 2002: EUR 144,– / SFr 202,– einschließlich MwSt., zuzüglich Postgebühren. Der Abonnementpreis ist im Voraus zahlbar. Das Abonnement der Zeitschrift läuft weiter, wenn es nicht spätestens 4 Wochen vor Abschluss eines Bandes abbestellt wird.

Abonnementbestellungen können bei jeder Buchhandlung oder direkt beim Verlag aufgegeben werden:

Deutschland:
S. Karger GmbH
Lörracher Str. 16a
D-79115 Freiburg
Tel. +49 761 45 20 70
Fax +49 761 4 52 07 14
E-mail Information@Karger.de

Übrige Länder:
S. Karger AG
Allschwilerstr. 10
CH-4009 Basel
Tel. +41 61 3 06 11 11
Fax +41 61 3 06 12 34
E-mail Karger@Karger.ch

Anzeigen: S. Karger
Verlag für Medizin und Naturwissenschaften GmbH,
Lörracher Str. 16a, D-79115 Freiburg, Tel. +49 7 61 45 20 70.
Gültig ist die Preisliste Nr. 9 vom 1. Januar 2002.

Verlagsleitung und presserechtlich verantwortlich:
Sibylle Hopf
Redaktionsassistenz: Dr. Hannelore Tenckhoff
Anzeigenleitung: Susanne Meister
Produktionsleitung: Georg Brunner

Gesamtherstellung: KONKORDIA GmbH, Bühl
Das Medienunternehmen

ISBN 3-8055-7435-5

KARGER

Fax +49 761 4 52 07 14
E-mail Information@Karger.de
www.karger.com

Home Page der Zeitschrift:
www.karger.com/journals/cga

Bibliographische Dienste:
EMBASE / Excerpta Medica
Reference Update

Chirurgische Gastroenterologie Interdisziplinär

Inhalt · Contents

Band 18, Heft 2, Juni 2002

Vorwort

Hauptthema

Vol. 18, Issue 2, June 2002

Preface

Main Topic

KARGER
Fax +49 761 4 52 07 14
E-mail Information@Karger.de
www.karger.com

Accessible online at:
www.karger.com/journals/cga

Chirurgische Gastroenterologie Interdisziplinär

Inhalt · Contents

Band 18, Heft 2, Juni 2002

Vol. 18, Issue 2, June 2002

KARGER

Fax +49 761 4 52 07 14
E-mail Information@Karger.de
www.karger.com

Accessible online at:
www.karger.com/journals/cga

Chirurgische Gastroenterologie Interdisziplinär

Editorial

Chir Gastroenterol 2002;18:97

Präkanzerosen und Frühkarzinome des Gastrointestinaltrakts

Präkanzerosen und Frühkarzinome des Gastrointestinaltrakts rücken zunehmend in den Mittelpunkt des Interesses von Gastroenterologen und Viszeralchirurgen. Dabei lösen wir uns von der alleinigen Diagnostik mit dem Ziel der Früherkennung von malignen Tumoren und wenden uns mehr und mehr den Problemen und Möglichkeiten minimal invasiver Behandlungstechniken und selbst dem Einsatz präventiver Therapieformen zu.

Spätestens nach der Entdeckung der Adenom-Karzinom-Sequenz ist die endoskopische Entfernung adenomatöser Polypen im Kolon und Rektum ein etabliertes Verfahren. Die medikamentöse Therapie von Adenomen ist derzeit Focus intensiver Forschungsarbeiten. Wird die Entstehung von Karzinomen so zu verhindern sein?

Unsicherheit besteht in der Problematik des gastroösophagealen Refluxes und des Barrett-Ösophagus. Mit diesen Krankheitsbildern sehen wir uns immer häufiger konfrontiert. Wie sind die derzeit eingesetzten medikamentösen Verfahren, wie die verschiedenen Methoden von Antirefluxoperationen und wie die lokal abladierenden Therapiekonzepte langfristig zu bewerten?

Wie radikal muss die Operation bei frühen Formen des Magenkarzinoms sein? Zur Feststellung der intra- und submukösen Tumorausdehnung sowie des Lymphknotenstatus von Magenfrühkarzinomen wurden diagnostische Verfahren entwickelt, die möglicherweise lokale endoskopische und kombinierte endoskopisch-laparoskopische Operationsmethoden erlauben, ohne die definitiven Heilungsraten zu beeinträchtigen. Die Techniken werden zur Zeit evaluiert. Zweifellos würde die Reduzierung der Radikalität unter dieser Zielsetzung zu einer postoperativen Verbesserung der Lebensqualität führen.

Die hepatitisinduzierte Leberzhirrose bedeutet ein hohes Risiko für die Entwicklung hepatozellulärer Karzinome. Ähnliches gilt für die primär biliäre Zirrhose und die sklerosierende Cholangitis. Wie lässt sich die Tumorentstehung konservativ beherrschen? Welche Patienten profitieren von der chirurgischen Therapie und zu welchem Zeitpunkt bzw. bei welcher Konstellation der Erkrankung ist die operative Resektion oder die Transplantation optimal?

Schließlich sind die Erkenntnisse zu hereditären malignen Tumoren noch sehr im Fluss. Wenn auch die sporadischen Neoplasien im Gastrointestinaltrakt mehr als 90% aller Malignome betreffen, ist die Gruppe der familiären Formen von großem Interesse. Hier sind inzwischen Mutationen bekannt, die Fragen nach der Vertretbarkeit präventiver Behandlungen aufwerfen. Medikamentöse Ansätze sind Gegenstand intensiver wissenschaftlicher Bearbeitung. Die Proktokolektomie ist bei der familiären Adenomatosis coli anerkannt – am besten noch vor der Entstehung eines Karzinoms und kontinenzerhaltend mit Ileumpouch-analer Anastomose.

Wie ist das hereditäre Nicht-Polyposis-bedingte kolorektale Karzinom (HNPCC) einzustufen? Ist die wiederholte Resektion von im Laufe des Lebens auftretenden metachronen Karzinomen günstiger als eine weitergehende radikale und gleichzeitig präventive Kolektomie? Reicht beim bekannten Mutationsträger eine regelmäßige jährliche Vorsorge zur Verbesserung der Langzeitprognose aus oder sind bereits im genotypischen Stadium allein präventive Maßnahmen möglich oder angezeigt?

Eine Vielzahl von offenen Fragen erfordert die ständige Auseinandersetzung mit diesen Themen, die derzeit nur teilweise zu beantworten sind. Die Entwicklung zu ständig neuen Erkenntnissen ist äußerst dynamisch. In diesem Themenheft stellen ausgewiesene Kenner der verschiedenen pathologischen Entitäten den aktuellen Wissensstand zu diesen Erkrankungen vor. Wir danken ihnen für ihre kompetente Bearbeitung und hoffen auf das Interesse der Leser.

C. Ell, Wiesbaden
H.-D. Saeger, Dresden

KARGER

Fax +49 761 4 52 07 14
E-mail Information@Karger.de
www.karger.com

Accessible online at:
www.karger.com/journals/cga

Chirurgische Gastroenterologie Interdisziplinär

Hauptthema · Main Topic

Chir Gastroenterol 2002;18:98–104

Frühneoplasien des Gastrointestinaltrakts – pathologisch-anatomische Grundlagen[1]

G. Seitz[a] M. Vieth[b]

[a] Institut für Pathologie, Klinikum Bamberg
[b] Institut für Pathologie, Otto-von-Guericke-Universität Magdeburg

Schlüsselwörter
Frühe Neoplasie · Frühkarzinome · Gastrointestinaltrakt · Histopathologie

Zusammenfassung
20% aller Krebserkrankungen betreffen das Kolon, den Magen und die Speiseröhre mit unterschiedlicher Prognose. Das Kolonadenokarzinom hat die beste, während das Ösophaguskarzinom die schlechteste Prognose hat. Allerdings wird in den Krebsstatistiken bei den Tumoren des Ösophagus nicht zwischen dem Plattenepithelkarzinom mit sehr schlechter Prognose und dem Barrett-Adenokarzinom mit deutlich besserer Prognose unterschieden. Neben vielen neuen molekularen Erkenntnissen, die aber zum größten Teil für die tägliche Routine keine Bedeutung haben, kommt dem Pathologen eine wichtige Rolle, insbesondere bei der Diagnostik der Frühkarzinome, zu. Gerade die Tiefenausdehnung der Neoplasie ist entscheidend für die Wahl der Therapie und damit auch für die Prognose des Patienten. Mit Eindringen der Karzinominfiltrate in die Submukosa erhöht sich das Risiko für Lymphknotenmetastasen sehr stark, sodass den betroffenen Patienten ein chirurgisches Therapieverfahren anzuraten ist. Im Kolorektum hingegen ist das Karzinom erst durch die Infiltration der Submukosa definiert. Bei dieser Karzinomentität wird ein chirurgisches Vorgehen nur bei Vorliegen eines Hochrisikofalls (z.B. hoher Malignitätsgrad) empfohlen. Bei Lymphgefäßeinbrüchen ist immer die Indikation für ein chirurgisches Vorgehen aufgrund des stark erhöhten Risikos für Lymphknotenmetastasen gegeben. Dies gilt nicht für Blutgefäßeinbrüche, da die chirurgische Resektion nicht das Risiko für hämatogene Metastasen (Leber usw.) mindern kann. Diagnostische Probleme treten vor allem aber auch im Rahmen der Neoplasiediagnostik bei Colitis ulcerosa auf. Hier sollte versucht werden, zwischen sporadischen Adenomen und Kolitis-assoziierten Neoplasien zu unterscheiden, da die Konsequenz entweder eine Polypektomie oder eine Proktokolektomie ist.

[1] Herrn Professor Dr. med. G. Dhom zum 80. Geburtstag gewidmet.

Key Words
Early neoplasia · Early cancers · Gastrointestinal tract · Histopathology

Summary
Early Neoplasia in the Gastrointestinal Tract – Basics in Surgical Pathology
20% of all cancer cases occur in the gastrointestinal tract (colon, stomach, esophagus). Concerning the prognosis, the different cases differ significantly depending on their location. Compared to stomach or esophageal cancer, colon cancer has the best prognosis and esophageal cancer has the worst prognosis. In official statistics there is no distinction between squamous epithelial cancer (worse prognosis) and Barrett's adenocarcinoma of the esophagus (better prognosis). Besides new molecular findings that did not find their place in the routine workup, the pathologist's diagnosis plays an important role especially in the diagnosis of early carcinoma. As in all cancer cases, the depth of infiltration is a major parameter of the therapy and prognosis. Early squamous cancer of the esophagus is subdivided into a mucosal (m1–m3) and a submucosal (sm1–sm3) type. Barrett's adenocarcinoma is also divided into a mucosal and a submucosa (sm1–sm3) type, similar to stomach carcinoma. By definition, colon cancer needs the infiltration of the submucosal layer. Early colorectal cancer is also subdivided into sm1–sm3, concerning depth of infiltration. Furthermore, the differentiation of the tumor and single tumor cell dissociation is noted since these parameters are important for the staging into low-risk and high-risk cases regarding the risk of lymphatic metastasis and the choice of therapy and subsequent prognosis: polypectomy versus surgical therapy. This classification system was designed for polypoid cancer cases but works also in flat carcinoma (de novo) cases. Diagnostic problems can arise in the diagnosis of neoplasia in patients with ulcerative colitis. It should be possible to distinguish between sporadic adenoma and colitis-associated neoplasia. This distinction is important, resulting in a different choice of therapy: polypectomy versus proctocolectomy.

KARGER
Fax +49 761 4 52 07 14
E-mail Information@Karger.de
www.karger.com

Accessible online at:
www.karger.com/journals/cga

Prof. Dr. G. Seitz
Institut für Pathologie
Klinikum Bamberg
Buger Straße 80, D-96049 Bamberg (Deutschland)
Tel. +49 951 50332-01, Fax -05
E-mail pathologie@klinikum.bamberg.de

20% aller Krebserkrankungen bei Männern und 18% bei Frauen sind Karzinome der Speiseröhre, des Magens und insbesondere des Kolorektums. Bei den drei genannten Organen handelt es sich um Hohlorgane, die endoskopischen Untersuchungstechniken sehr gut zugänglich sind. Somit ist es nur logisch, dass mit Einführung dieser Methoden möglich wurde, die malignen Tumoren in früheren Stadien zu erkennen und Vorläuferläsionen zu identifizieren (Tab. 1, 2).

Konsequente und standardisierte histologische Aufarbeitung von Operationspräparaten waren die Voraussetzung für die wichtigste Regel der TNM-Klassifikation: je tiefer die Infiltration eines Karzinoms, umso größer das Risiko für Metastasen, insbesondere Lymphknotenmetastasen, und umso schlechter die Prognose. Für die Hohlorgane des Gastrointestinaltrakts lässt sich klar zeigen, dass die «Wasserscheide der Prognose» die Infiltration der Submukosa darstellt (Tab. 2).

Daraus lässt sich unschwer ableiten, dass eingeschränkte chirurgische Resektionsverfahren und endoskopische Abtragung adäquate und onkologisch suffiziente Therapiemaßnahmen für Frühkarzinome darstellen. Teilweise werden diese weniger eingreifenden therapeutischen Maßnahmen auch durch gleichzeitig bestehende Risikofaktoren wie koronare Herzkrankheit, chronische obstruktive Lungenerkrankung usw. vorgegeben: 35% aller Todesfälle durch Krebs betreffen bei Frauen über 80-Jährige, bei Männern sind 20% aller Krebstoten über 80 Jahre alt.

Tab. 1. Pathogenese gastrointestinaler Karzinome

Karzinom	Vorläuferläsion
Plattenepithelkarzinom des Ösophagus	intraepitheliale Neoplasie-Karzinom-Sequenz[1]
Barrett-Adenokarzinom	Metaplasie- intraepitheliale Neoplasie-Karzinom-Sequenz[1]
Magenkarzinom	Vorläuferläsion bislang nicht identifiziert
Kolorektales Karzinom	Adenom-Karzinom-Sequenz
Karzinom bei chronisch entzündlicher Darmerkrankung (Kolitiskarzinom)	intraepitheliale Neoplasie-Karzinom-Sequenz[1]

[1] In der neuen WHO-Klassifikation gastrointestinaler Tumoren aus dem Jahre 2000 wird der Terminus Dysplasie durch intraepitheliale Neoplasie abgelöst (d.h. die frühere geringgradige Dysplasie entspricht jetzt der geringgradigen intraepithelialen Neoplasie, die hochgradige Dysplasie einer hochgradigen intraepithelialen Neoplasie).

Tab. 2. Häufigkeit von Frühkarzinomen des Gastrointestinaltrakts im klinischen Zentrum

Karzinom	Häufigkeit, %
Plattenepithelkarzinom des Ösophagus	5–10
Barrett-Karzinom des Ösophagus	35–40
Magenkarzinom	15
Kolorektales Karzinom	25

Tab. 3. Prospektive Bamberger Barrett-Ösophagus-Studie 2001

	Anteil Patienten	
	n	%
Erstdiagnostik bei Refluxpatienten mit Barrett-Mukosa (n = 1000)	215	21,5
Klassifikation der Barrett-Mukosa		
Long-segment-Barrett-Ösophagus	29	13,5
Short-segment-Barrett-Ösophagus	175	81,5
Mikroskopischer Barrett-Ösophagus	11	5,1
Neoplasiehäufigkeit bei Barrett-Mukosa		
Barrett-Karzinome	2	0,9
Intraepitheliale Neoplasie (low-grade IN)	2	0,9
Magenkarzinome	2	0,9

Ösophagus

Derzeit haben die Karzinome der Speiseröhre einen Anteil bei den Krebsneuerkrankungen von 1,9%. Bis vor wenigen Jahren handelte es sich dabei zum größten Teil um Plattenepithelkarzinome, die durchweg erst in fortgeschrittenen, zumeist nicht kurablen Tumorstadien diagnostiziert wurden. Die gastroösophageale Refluxkrankheit hat sich in den letzten Jahrzehnten – zunächst nur als harmlose Befindlichkeitsstörung eingestuft – zu einer volkswirtschaftlich hoch bedeutsamen Erkrankung entwickelt. Allein in den USA wurden im letzten Jahr 8 Milliarden US-Dollar für Antirefluxmedikamente ausgegeben (6 Milliarden US-Dollar hierbei für frei verkäufliche Medikamente). Inzwischen leiden 10–20% der Bevölkerung wenigsten 1-mal pro Woche unter Sodbrennen bzw. Refluxbeschwerden, etwa 10% der Betroffenen zeigen eine endoskopisch sichtbare Refluxösophagitis. Bei wiederum 10% dieser Patienten wird im Laufe des Lebens eine Barrett-Mukosa diagnostiziert. 10% der Patienten mit Barrett-Schleimhaut zeigen zum Zeitpunkt der Diagnose bereits eine karzinomatöse Transformation in ein Barrett-Karzinom. Zusammengefasst entsprechen diese Zusammenhänge der viel zitierten Zehner-Regel, wobei nach neueren prospektiven Studien der Prozentsatz vermutlich deutlich unter 5% liegt (Tab. 3).

Das Barrett-Karzinom entsteht auf dem Boden einer Barrett-Mukosa, die sich nach den derzeitigen Vorstellungen aus den ösophagealen Stammzellen des Plattenepithels in Folge einer Änderung des Differenzierungsprogramms entwickelt. Rasterelektronenmikroskopische, immunhistochemische und histochemische Untersuchungen belegen eine hybride Differenzierung der Barrett-Schleimhaut (histochemisch und immunhistochemische Eigenschaften von Plattenepithel und Zylinderepithel). Histologisch besteht die Barrett-Schleimhaut aus einer «spezialisierten intestinalen Metaplasie» mit einer «flachen, ungeordnet gebauten, magenähnlichen» Mukosa und reichlich eingestreuten Becherzellen sowie kleinen oder nur wenigen, atrophisch wirkenden, basalen mukoiden Drüsen. Nur dieses «spezialisierte Zylinderepithel» entspricht nach unserer heutigen Vorstellung der Barrett-Mukosa und stellt eine präkanzeröse Kondition dar. Für die vor Jahren beschriebenen Formen der Barrett-Mukosa vom Kardia- und Korpustyp gilt dies nicht.

Bis vor einigen Jahren wurde eine Barrett-Schleimhaut nur dann diagnostiziert, wenn die Schleimhautveränderung über 3 cm lang war und die gesamte Zirkumferenz erfasste. Mittlerweilen ist durch viele Studien bewiesen worden, dass die Diagnose einer Barrett-Schleimhaut rein histologisch abhängig von der Segmentlänge zu erfolgen hat.

Analog zu dem klassischen über 3 cm langen Barrett-Ösophagus (traditioneller Barrett-Ösophagus) beschreibt man heute die kürzeren Segmente als Short-segment-Barrett-Ösophagus, und die nur histologisch nachweisbare Barrett-Mukosa wird als mikroskopischer Barrett-Ösophagus (so genannter Mikro-Barrett) bezeichnet.

Die wichtigste Differentialdiagnose der Barrett-Mukosa ist die intestinale Metaplasie der Kardiaschleimhaut, die vermutlich Folge einer *Helicobacter-pylori*-Infektion ist. Die Unterscheidung dieser beiden Entitäten (Barrett-Mukosa versus intestinale Metaplasie der Kardia) ist wesentlich, da die Metaplasie der Kardia keine präkanzeröse Kondition darstellt und somit eine endoskopisch-bioptische Kontrolluntersuchung verzichtbar ist. Im angloamerikanischen Schrifttum werden Barrett-Mukosa und intestinale Metaplasie der Kardia oftmals nicht strikt getrennt, was den hohen Prozentsatz von Barrett-Mukosa bei «Routineendoskopien» erklärt. Die beiden genannten Entitäten lassen sich histologisch klar unterscheiden, was dadurch untermauert wird, dass bei der intestinalen Metaplasie der Kardia 80% der Patienten eine aktive *H.-pylori*-Gastritis aufweisen, während dies nur 40% der Patienten mit Barrett-Mukosa zeigen; letztgenannter Wert entspricht der zu erwartenden Durchseuchung der Bevölkerung. Außerdem beträgt das Geschlechterverhältnis bei intestinaler Metaplasie der Kardia 1:1, während es bei Vorliegen einer Barrett-Mukosa signifikant zu Gunsten der Männer (bis zu 7:1 beim Long-segment-Barrett-Ösophagus) verschoben ist. Goldstandard in der Diagnose der Barrett-Mukosa ist derzeit immer noch der «erfahrene, barrettophile Pathologe». Sämtliche histochemischen und immunhistochemischen Sonderuntersuchungen erlauben bislang im Einzelfall keine definitive Differentialdiagnose zwischen intestinaler Metaplasie und Barrett-Mukosa und sind somit bislang nur von wissenschaftlichem Interesse.

Das Barrett-Karzinom ist Folge einer langjährig bestehenden Refluxerkrankung und kein Plattenepithel-, sondern ein Adenokarzinom. Es entwickelt sich nach unserer heutigen Vorstellung bei einem großen Teil der Patienten aus intraepithelialen Neoplasien (früher Dysplasie genannt) innerhalb weniger Jahre (vermutlich 2–3 Jahre). Das durchschnittliche Erkrankungsalter beim Barrett-Karzinom beträgt derzeit 65 Jahre, während die Patienten bei Erstdiagnose «Barrett-Ösophagus» im Mittel 55 Jahre alt sind. Deshalb muss bei über 60-jährigen Patienten und Nachweis einer Barrett-Mukosa die Indikation für eine endoskopisch-bioptische Kontrolle eher großzügig gestellt werden, zumal niedriggradige und hochgradige intraepitheliale Neoplasien innerhalb der Barrett-Schleimhaut häufig endoskopisch schwierig diagnostizierbar sind und nur mit der Fiberendoskopie zumeist nicht erkannt werden. Die Verbesserung der Endoskopietechnik (z.B. Chromoendoskopie, hochauflösende Videoendoskopie) ermöglicht heutzutage immer häufiger die Dedektion von diskreten mukosalen Läsionen. Epitheldestruktionen (Erosion oder Ulzera) sind immer suspekt auf das Vorliegen einer intraepithelialen oder invasiven Neoplasie innerhalb einer Barrett-Mukosa.

Kaum eine Karzinomentität wurde in den letzten Jahren derartig aufwändig wie das Barrett-Karzinom molekularbiologisch untersucht. Für die Diagnostik spielen jedoch allenfalls zwei Onkoproteine eine gewisse Rolle. Im Gegensatz zum Kolonkarzinom zeigt die Barrett-Neoplasie frühzeitig – ebenso wie die intraepitheliale Neoplasie (früher Dysplasie) bei chronisch entzündlicher Darmerkrankung – eine *p53*-Mutation, weshalb Neoplasien immunhistochemisch eine Expression des p53-Proteins aufweisen können. Für das HER2-neu-Onkoprotein wird in der Literatur eine starke und häufige Expression beschrieben, die mit einer schlechteren Prognose vergesellschaftet sein soll.

Eigene Untersuchungen weisen immunhistochemisch bei lediglich 83,3% der Karzinome eine HER2-neu-Expression auf, während 2 Fälle mit intraepithelialer Neoplasie keinen erhöhten Ausstoß zeigten. Trotz dieser Erkenntnisse gibt es bislang kein Hilfsmittel, um immunhistochemisch und/oder molekularbiologisch die geringgradige intraepitheliale Neoplasie (früher geringe Dysplasie) vom Regeneratepithel von der bereits hochgradigen intraepithelialen Neoplasie zu unterscheiden.

Auch hier sind wir auf die Erfahrung des Pathologen am Hämatoxilin-Eosin-gefärbten Gewebeschnitt angewiesen. So ist es auch nicht verwunderlich, dass die Empfehlungen zum Vorgehen beim Nachweis einer geringen intraepithelialen Neoplasie (früher geringgradige Dysplasie) sehr widersprüchlich sind. Von einem Teil der Untersucher wird ein abwartendes Verhalten propagiert, obwohl dies bei vielen anderen Organen mit sicher nachgewiesener intraepithelialer Neoplasie (z.B. Kolonadenome, intraepitheliale Neoplasie der Zervixschleimhaut) nicht akzeptiert wird. Eine Besonderheit findet sich für die Klassifikation der Frühkarzinome im Ösophagus: Beim Frühkarzinom (vom Plattenepitheltyp) ist es sinnvoll, ein Stadium mit Infiltration der Lamina propria von einem Stadium mit Infiltration der Muscularis mucosae zu unterscheiden, da mit zunehmender Infiltrationstiefe das Risiko für Lymphknotenmtetastasen ansteigt. Für Adenokarzinome, die sich von einschichtigem Zylinderepithel ableiten, ist diese Einteilung – im Gegensatz zum Plattenepithelkarzinom –

nicht sinnvoll, da hier ein In-situ-Stadium von einer Infiltration der Lamina propria nicht ausreichend sicher unterschieden werden kann.

Magen

Das Magenkarzinom ist seit etwa 100 Jahren signifikant rückläufig, die Inzidenz liegt derzeit bei etwa 17 Neuerkrankungen pro 100 000 Einwohner und Jahr. Das Magenkarzinom und seine nach Lauren bekannten Hauptvarianten (diffuser und intestinaler Typ) entsteht – wie Karzinome in anderen Organen – aus einer Mehrschrittsequenz genetischer Veränderungen. Neben genetischen Instabilitäten spielen Fehlregulation von Zellzyklus-, Wachstums- und Apoptose-Proteinen eine Rolle. Als Risikofaktor schlechthin gilt die Infektion mit *H. pylori*. 1994 stufte die WHO *H. pylori* als Karzinogen ein.

Nicht jedes mit *H. pylori* infizierte Individuum entwickelt zeitlebens eine Neoplasie der Magenschleimhaut (Magenkarzinom oder MALT-Lymphom). Inzwischen ist bekannt, dass besondere Formen der *H.-pylori*-Gastritis mit einem erhöhten Risiko, an einer Magenneoplasie zu erkranken, einhergehen. Darüber hinaus spielen möglicherweiseauch individuelle geno- und phänotypische Eigenschaften des Patienten eine wichtige Rolle in der Tumorgenese. Dies lässt sich vor allem beim familiären Magenkarzinom zeigen, das mit einer Keimbahnmutation für das Adhäsionsmolekül E-Cadherin einhergeht.

Vor 10 Jahren wurde das Risiko der Magenkarzinomentstehung bei *H.-pylori*-Infektion auf das 5fache gegenüber *H.-pylori*-negativen Individuen geschätzt. Mittlerweilen geht man von einem 2fach erhöhten Risiko aus. Allerdings ist das Risiko junger Menschen, an einem distal gelegenen Magenkarzinom bei *H.-pylori* -Gastritis zu erkranken, auf das 9fache erhöht, Patienten mit Magenfrühkarzinomen und gleichzeitiger *H.-pylori* -Infektion haben ein 16fach erhöhtes Risiko gegenüber der Normalbevölkerung.

Darüber hinaus gibt es eine Verschiebung der Aktivität der *H.-pylori*-Gastritis in die Korpusregion, die als Gastritis vom «Karzinomphänotyp» bezeichnet wird. Durch eine multifokale Atrophie in Antrum und Korpus kann im Einzelfall der morphologische *H.-pylori*-Nachweis schwierig sein. Für diese Form der korpusdominanten *H.-pylori*-Gastritis wird eine Eradikationstherapie empfohlen.

Im Gegensatz zur Speiseröhre und dem Kolorektum ist für das Magenkarzinom bislang keine histologisch identifizierbare Vorläuferläsion bekannt. Somit sind wir bei der Diagnostik des Magenfrühkarzinoms vielmehr auf die Erfahrung des Untersuchers und die technische Ausstattung der endoskopischen Abteilung angewiesen. Für den Endoskopiker ist die Kenntnis der fünf Typen des Magenfrühkarzinoms (nach der japanischen Klasssifikation der Magenfrühkarzinome) unabdingbar. Die Typen 1 und 2a–c (polypös bzw. flach erhaben, flach oder flach eingesenkt) sind sehr gut für die endoskopische Mukosektomie und eingeschränkte chirurgische Resektionsverfahren geeignet, während das Magenfrühkarzinom vom Typ 3 (exkaviert mit Ulzeration) oftmals mit einer Submukosainfiltration einhergeht und somit ein hohes Risiko für die Bildung von Lymphknotenmetastasen trägt.

Eine weitere Besonderheit beim Magenkarzinom ist die Unterscheidung in das zumeist niedrigmaligne Karzinom vom intestinalen Typ und in das zumeist hochmaligne Karzinom vom diffusen Typ (im typischen Fall Siegelringzellkarzinom). Das Risiko einer lymphogenen Metastasierung ist beim Frühkarzinom vom Siegelringzelltyp 2- bis 3-mal so hoch im Vergleich zum Karzinom vom intestinalen Typ. Da bei diesem dissoziiert wachsenden Tumor die exakte Ausdehnung oftmals auch mit Hilfe der Endosonographie nur schwer feststellbar ist, ist diese Tumorentität nur sehr eingeschränkt für die endoskopische Mukosaresektion oder eingeschränkte chirurgische Resektion geeignet. Zum einen fehlen uns bislang verlässliche Kriterien, klinisch weniger aggressive Tumoren zu identifizieren, zum anderen ist der Ausschluss oder Nachweis eines Lymphgefäßeinbruchs (Kontraindikation zur Mukosaresektion) schwieriger zu führen. Sollte man sich zu dieser Form der Therapie entscheiden, so ist eine chirurgische Mukosaresektion vermutlich einer endoskopischen vorzuziehen. Bei chirurgischen Maßnahmen werden die basalen und lateralen Resektionsränder weitaus weniger stark durch die Kauterisierung artefiziell geschädigt, sodass das Ausmaß der kurativen Resektion mit größerer Sicherheit und Zuverlässigkeit bestimmt werden kann.

Kolon

Über 95% der kolorektalen Karzinome entwickeln sich aus Adenomen. Die Adenom-Karzinom-Sequenz am Kolon ist seit Jahrzehnten gesichert und inzwischen exzellent mit Daten aus der Molekularbiologie untermauert. Mit Einführung der Koloskopie wurde es möglich, klinisch asymptomatische Karzinome und ihre Vorläufer zu diagnostizieren. Mit der zunehmenden Verbreitung dieser Untersuchungstechnik kam es innerhalb weniger Jahre zu einem starken Anstieg früher Tumorstadien bei kolorektalen Karzinomen. Dies lässt sich für das Saarland zeigen, das als einziges der «alten» Bundesländer in den 1970er und 1980er Jahren ein intaktes Krebsregister aufwies. Im Zeitraum von 1974 bis 1976 waren durchschnittlich 16% aller kolorektalen Karzinome im Stadium Dukes A (maximal myoinvasiv, keine Lymphknotenmetastasen) diagnostiziert. Zwischen 1981 und 1983 stieg der Prozentsatz der Karzinome im gleichen Stadium auf 35% an. Im gleichen Zeitraum verbesserte sich die Lage beim Rektumkarzinom «lediglich» von 34 auf 39%.

Das kolorektale Karzinom unterscheidet sich von den Karzinomen der bislang genannten Organe dadurch, dass es offensichtlich biologisch weniger aggressiv wächst und später metastasiert. Dies kommt auch dadurch zum Ausdruck, dass das Risiko einer lymphogenen Metastasierung im kolorektalen

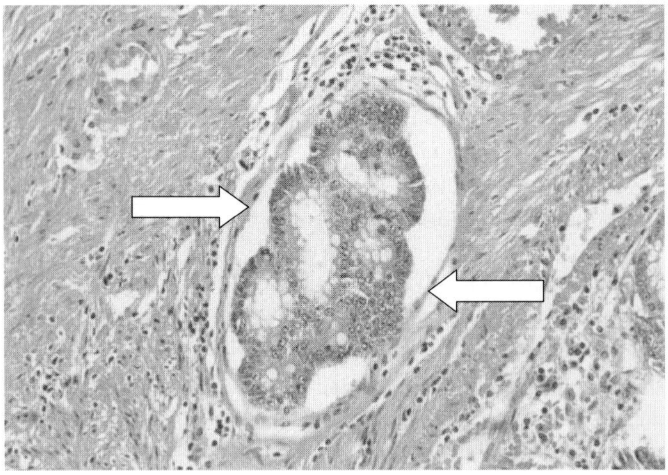

Abb. 1. Lymphgefäßeinbruch. Zellkomplexe eines Kolonkarzinoms in ektatischem Lymphgefäß mit gut erhaltener Endothelschicht (Pfeile) (Hämatoxylin-Eosin-Färbung, 400fach).

Karzinom mit Submukosainfiltration zwischen 3 und 6% liegt und somit niedriger als das Operationsrisiko für die oftmals betagten Patienten ist. Im Gegensatz zu Ösophagus und Magen existiert für das Kolorektum nicht die Diagnose Frühkarzinom vom Mukosatyp, obwohl es dies natürlich geben muss. Die Tatsache ist vielmehr darin zu suchen, dass das Risiko dieser sehr frühen kolorektalen Karzinome für Lymphknotenmetastasen gleich null ist. Die Ursache mag zum einen in der geringen Dichte der Lymphgefäße in der Lamina propria der Mukosa zu suchen sein, zum anderen ist das Kolonkarzinom auch im fortgeschrittenen Stadium ein Karzinomleiden mit besserer Prognose im Vergleich zu Magen und Speiseröhre, was auf einen klinisch weniger aggressiven Verlauf schließen lässt.

Die Differentialdiagnose zwischen intraepithelialer Neoplasie (früher Dysplasie) und Karzinom kann am Zangenbiopsiematerial von Patienten mit Colitis ulcerosa sehr schwierig sein. Wenigstens bei 70% der Patienten mit bioptischer Diagnose einer hochgradigen intraepithelialen Neoplasie (früher hochgradige Dysplasie) wird im Operationspräparat schon ein invasives Karzinom gefunden. Bereits bei Nachweis einer geringgradigen intraepithelialen Neoplasie (früher geringe Dysplasie) im Biopsiematerial wird am Operationspräparat in 20% der Fälle ein invasives Karzinom gefunden. Diese Unsicherheit für die Pathologen ist – auch bei Berücksichtigung des endoskopischen Befundes – nicht vollständig zu beseitigen. Eine oftmals noch größere diagnostische Herausforderung stellt die Unterscheidung zwischen zufälligem Zusammentreffen von sporadischem Adenom und Colitis ulcerosa auf der einen Seite und Colitis ulcerosa mit Kolitis-assoziierter intraepithelialer Neoplasie (so genannter DALM) dar. Die Unterscheidung ist essentiell, da die therapeutische Konsequenz sehr unterschiedlich ist. Der Nachweis einer Kolitis-assoziierten Neoplasie kann die Indikation zur totalen Proktokolektomie darstellen, während bei einem zufälligen Zusammentreffen von Colitis ulcerosa und sporadischem Adenom eine Polypektomie als therapeutische Maßnahme ausreicht.

Anfang der 90er Jahre wurden von Stolte et al. Kriterien für die Diagnose zwischen Adenom und Kolitis-assoziierter Neoplasie erarbeitet: Patienten mit Kolitis-assoziierter Neoplasie sind signifikant jünger als Patienten mit Adenomen und die Neigung zu multifokalen Läsionen liegt häufiger bei diesem Neoplasietyp vor.

Hilfreich für die Differentialdiagnose sind Alter des Patienten und Dauer der Kolitis. Zudem sollte die Untersuchung in der Remissionsphase erfolgen, um die Differentialdiagnose gegenüber reaktiven Kernveränderungen zu erleichtern.

Therapie von Frühkarzinomen – Anforderungen an die histopathologische Diagnostik

Nahezu alle Frühkarzinome vom Mukosatyp des Gastrointestinaltrakts und teils auch Frühkarzinome vom Submukosatyp sind für eingeschränkte chirurgische Resektionstechniken oder endoskopisch ablative Methoden geeignet. Mit Eindringen der Karzinominfiltrate in die Submukosa kommt es insbesondere bei Karzinomen des Ösophagus und des Magens zu einem dramatischen Anstieg von Lymphknotenmetastasen, sodass für diese beiden Organe Frühkarzinome vom Submukosatyp in der Regel nicht für lokale Therapiemaßnahmen geeignet sind. In Grenzfällen kann jedoch die in Japan angewandte Einteilung für Frühkarzinome sehr hilfreich sein. Der Befall der Submukosa wird in drei Zonen unterteilt: sm1 (oberes Drittel der Submukosa), sm2 (mittleres Drittel), und sm3 (unteres Drittel). Der Durchbruch durch die Muscularis mucosae mit initialer Infiltration der Submukosa (also Level sm1) entspricht in seiner Prognose und damit auch seinem Risiko für Lymphknotenmetastasen einem Frühkarzinom vom Mukosatyp. Voraussetzung ist allerdings, dass der Tumor nicht in Lymphgefäße eingebrochen ist. Ein Einbruch in Lymphgefäße (Abb. 1) bedeutet eine erhebliche Zunahme des Risikos für die Ausbildung von Lymphknotenmetastasen, in der Regel um den Faktor 5–10 (Tab. 4). Auch eine schlechte Differenzierung des Tumors (entspricht einem hohen Malignitätsgrad) erhöht das Risiko für Lymphknotenmetastasen, sodass bei G3/G4-Karzinomen vom Mukosatyp Mukosektomietechniken nicht angewandt werden.

Kolonfrühkarzinome stellen eine besondere Situation dar, da bei ihnen definitionsgemäß immer eine Submukosainfiltration vorliegt. Sie werden in so genannte Niedrigrisikotumoren (sm1–sm2, niedriger Malignitätsgrad, keine Lymphgefäßeinbrüche und nur geringe Tumorzelldissoziation) und Hochrisikofälle (sm3, hoher Malignitätsgrad mit Lymphgefäßeinbrüchen und Tumorzelldissoziation und an der Invasionsfront) unterteilt. Diese Einteilung ist die Rationale für die Planung der Therapie: endoskopische Polypektomie oder chirurgische Resektion unter Entfernung der regionären Lymphknoten.

Tab. 4. Häufigkeit der Lymphknotenmetastasen bei gastrointestinalen Frühkarzinomen

Karzinom	Häufigkeit der Lymphknotenmetastasen, %	
	Mukosatyp	Submukosatyp
Ösophagus-Frühkarzinom	3–5	25–45
Barrett-Frühkarzinom	1	20
Magenfrühkarzinom	5	25–30
Kolorektales Frühkarzinom	0	3–6

[1]Auf die Mukosa begrenztes Karzinom des Kolorektums, entspricht definitionsgemäß einer hochgradigen intraepithelialen Neoplasie (früher hochgradige Dysplasie).

Tab. 5. Japanische Klassifikation der Frühkarzinome des Gastrointestinaltrakts

Bezeichnung	Charakteristikum
m1	Karzinoma in situ
m2	Infiltration der Lamina propria
m3	Invasion der Muscularis mucosae
sm1	Infiltration des oberen Drittels der Submukosa
sm2	Infiltration in das mittlere Drittel der Submukosa
sm3	Infiltration des äußeren Drittels der Submukosa

Anmerkung: Bei Adenokarzinomen ist eine Unterscheidung zwischen m1 und m2 nicht möglich, da es sich hier, im Gegensatz zum Plattenepithel, um ein einschichtiges Zylinderepithel handelt.

Wichtig in diesem Zusammenhang ist, dass diese Einteilung auch für die flachen Adenokarzinome (früher De-novo-Karzinome) des Kolorektums gilt. Obwohl diese flachen Karzinome aggressiver in die Submukosa vorwachsen, unterliegen sie ebenfalls der vorgestellten Unterscheidung der Tumoren in die beiden Risiskogruppen. Bislang wurden auf molekularer Ebene keine relevanten Unterschiede zu dem klassischen Ex-Adenoma-Karzinom aufgezeigt. Es wird deshalb vermutet, dass auch die flachen Karzinome auf dem Boden von (kleinen) Adenomen entstehen, die Kumulation der genetischen Aberrationen aber offenbar schneller abläuft. Im Routineeinsendematerial beträgt die Rate dieses Karzinomtyps etwa 3% aller Polypektomiepräparate (in Japan bis 10%).

Es ist offensichtlich, dass der Pathologe in die Planung von Therapiekonzepten für Frühkarzinome des Gastrointestinaltrakts in viel stärkerem Maße und damit auch in die Verantwortung mit einbezogen wird, als dies für fortgeschrittene Karzinome gilt. Um dieser Aufgabe gerecht zu werden, sind folgende Mindestanforderungen in der Aufarbeitungstechnik und der diagnostischen Stellungnahme zu erfüllen.

Aufarbeitungstechnik

Das Operationspräparat muss vollständig lamelliert, eingebettet und in Stufenschnitten aufgearbeitet werden. Die Resektionsränder können farblich markiert oder getrennt eingebettet werden, um so die diagnostische Sicherheit zu erhöhen. In Einzelfällen können Sonderfärbungen (z.B. zum Nachweis von Siegelringzellen) hilfreich sein.

Diagnostische Stellungnahme

Sie muss definitive Aussagen zu Größe, Infiltrationstiefe und Malignitätsgrad des Karzinoms enthalten. Die basale Abtragungsebene muss obligat karzinomfrei sein. Tumorausläufer im lateralen Resektionsrand können in der Regel durch eine endoskopische Nachresektion therapiert werden.

Unverzichtbar ist eine klare Aussage zur Frage nach Gefäßeinbrüchen. Blutgefäßeinbrüche stellen keine Kontraindikation für eine lokale endoskopische Therapie dar, da sie mit einem erhöhten Risiko für Fernmetastasen einhergehen, was auch durch eine chirurgische Resektion nicht geschmälert wird. Unabdingbar ist der Ausschluss oder Nachweis von Lymphgefäßeinbrüchen. Sie sind der entscheidende Faktor für die Prognose des Frühkarzinoms: Die nachgewiesene Lymphangiosis carcinomatosa potenziert das Lymphknotenmetastasenrisiko.

Für diese überaus wichtige und im Einzelfall oftmals schwierige Entscheidung wäre eine diagnostische Unterstützung durch Sonderfärbungen wünschenswert. Mit der Charakterisierung von Podoplanin, einem Protein aus dem erweiterten Kreis der Muzine, ist es zum ersten Mal gelungen, einen spezifischen Marker für Lymphgefäßendothelien zu isolieren. Erste überaus erfolgversprechende immunhistochemische Untersuchungen geben Anlass zu der Hoffnung, dass hiermit ein sehr sensitiver und spezifischer Lymphgefäßmarker entdeckt wurde.

Um dem klinischen Partner die maximale Information für das individuelle Metastasierungsrisiko zu geben, empfehlen wir eine Klassifikation der Infiltrationstiefe der Submukosa und Mukosa, wie sie von japanischen Gastroenterologen und Pathologen gehandhabt wird (Tab. 5). Mit einer strikten Anwendung dieser Klassifikation ist es möglich, den Grenzfällen gerecht zu werden und somit interdisziplinär die optimale Therapieempfehlung für den einzelnen Patienten zu erstellen.

Weiterführende Literatur

1 Breiteneder-Geleff S, Soleiman A, Kowalski H, Horvat R, Amann G, Kriehuber E, Diem K, Weninger W, Tschachler E, Alitalo K, Kerjaschki D: Angiosarcomas express mixed endothelial phenotypes of blood and lymphatic capillaries: Podoplanin as a specific marker for lymphatic endothelium. Am J Pathol 1999;154:385–394.

2 Gabbert H, Wagner R, Moll R, Gerharz CD: Tumor dedifferentiation: an important step in tumor invasion. Clin Exp Metastasis 1985;3:257–279.

3 Hermanek P: Early stages of colorectal carcinoma. Morphology, clinical aspects and prognosis. Clin Oncol 1982;1:587–598.

4 Japanese Society for Esophageal Disease: Guidelines for the Clinical and Pathological Staging on Carcinoma of the esophagus; ed 9. Tokyo, Kanehaara Publishers, 1999, pp 1–58.

5 Kudo S: Early colorectal cancer: Detection of depressed types colorectal carcinomas. Igaku-Shoin, 1996, p 88.

6 Miehlke S, Bayerdörffer E, Ehninger G, Stolte M: Präkanzerose Risikomarker der *Helicobacter*-Gastritis. Pathologe 2001;22:31–36.

7 Morson BC, Whiteway JE, Jones AE, Macrae FA, Williams CB: Histopathology and prognosis of malignant colorectal polyps treated by endoscopic polypectomy. Gut 1984;25:437–444.

8 Seitz G: Bioptische Differentialdiagnostik der gastroösophagealen Refluxkrankheit (GERD). Verh Dtsch Ges Pathol 1999;83:27–36.

9 Tannapfel A: Gegenwärtiger Stand der Molekularpathologie des Magenkarzinoms. Pathologe 2001; 22:37–43.

10 Vieth M, Gossner L, Stolte M: Volkskrankheit Reflux. Bestandsaufnahme, Konsequenzen für die Praxis, Blick in die Zukunft. Leber Magen Darm 2000;30(suppl):1–28.

11 Vieth M, Stolte M, Mueller E, Mueller J, Schneider A: Bioptische Differentialdiagnostik von Adenomen, Dysplasien und Karzinomen bei Patienten mit Colitis ulcerosa. Leber Magen Darm 2000;30: 125–132.

12 Vieth M, Seitz G: 50 years of Barrett esophagus. Current diagnostic possibilities in the pathology. Pathologe 2001;22:62–71.

Chirurgische Gastroenterologie Interdisziplinär

Hauptthema · Main Topic

Chir Gastroenterol 2002;18:105–109

Früherkennung, Diagnostik und endoskopische Therapie früher Neoplasien des Ösophagus

O. Pech L. Gossner A. May C. Ell

Medizinische Klinik 2, HSK Wiesbaden

Schlüsselwörter
Ösophaguskarzinom · Barrett-Ösophagus · Photodynamische Therapie · Endoskopische Mukosaresektion

Zusammenfassung
Die endoskopische Lokaltherapie von frühen ösophagealen Neoplasien gewinnt jetzt auch in den westlichen Industrieländern zunehmend an Bedeutung. Durch die rasante Entwicklung der Endoskopietechnologie sowie neuer diagnostischer Verfahren wie die Chromoendoskopie und Minisondenendosonographie und nicht zuletzt durch die dramatische Zunahme der Inzidenz des Barrett-Karzinoms werden zunehmend mehr Neoplasien in frühen Stadien diagnostiziert. Daher wird bei intraepithelialer Neoplasie oder mukosalen Karzinomen immer häufiger eine Lokaltherapie, wie z.B. die endoskopische Mukosaresektion oder die photodynamische Therapie, als Alternative zur radikalen Ösophagusresektion angestrebt. Hat im Falle eines Barrett-Frühkarzinoms die endoskopische Lokaltherapie die Ösophagusresektion als therapeutischen Goldstandard schon nahezu abgelöst, so müssen bei Plattenepithelfrühkarzinomen erst die Ergebnisse weiterer Studie abgewartet werden.

Key Words
Esophageal carcinoma · Barrett's esophagus · Photodynamic therapy · Endoscopic mucosal resection

Summary
Early Detection, Diagnostics, and Endoscopic Therapy of Early Esophageal Neoplasia
Local endoscopic therapy of early esophageal neoplasia gains more and more importance. The fast development of endoscopic technology, new diagnostic methods like chromoendoscopy and miniprobe endosonography in combination with a dramatic increase in the incidence of Barrett's carcinomas lead to a more frequent diagnosis of early stage neoplasias. Therefore, in the last years, local endoscopic therapy like endoscopic mucosal resection or photodynamic therapy is performed more and more often, in case of intraepithelial neoplasias or carcinomas that are limited to the mucosa, as an alternative to radical surgical therapy. Regarding early Barrett's carcinoma, local endoscopic therapy nearly took the place of esophageal resection as the gold standard; however, in the case of early mucosal squamous cell cancer of the low-risk type, results of further studies are needed.

Einführung

Die Inzidenz des Ösophaguskarzinoms unterliegt starken regionalen Schwankungen. In manchen Regionen Chinas liegt die Inzidenz des Plattenepithelkarzinoms bei bis zu 700 pro 100 000 Einwohner, in den westlichen Ländern hingegen erkranken 3–4 pro 100 000. Weltweit liegt sie zwischen 2,5 und 5,0 für Männer und 1,5 und 2,5 pro 100 000 Einwohner für Frauen. Neben regionalen gibt es auch ethnische Unterschiede in der Häufigkeit des Plattenepithelkarzinoms. Die Inzidenz bei Farbigen ist mit 16,8 pro 100 000 Einwohner deutlich höher als bei anderen ethnischen Gruppen [1].

KARGER

Fax +49 761 4 52 07 14
E-mail Information@Karger.de
www.karger.com

Accessible online at:
www.karger.com/journals/cga

Prof. Dr. C. Ell
Medizinische Klinik 2, HSK Wiesbaden
Ludwig-Erhard-Straße 100
D-65199 Wiesbaden (Deutschland)
Tel. +49 611 43 24-20, Fax -18
E-mail med2.hsk-wiesbaden@knuut.de

Als Risikofaktoren für die Entstehung eines Plattenepithelkarzinoms sind vor allem Alkohol und Tabakrauch, diätetische und Umweltfaktoren sowie die genetische Prädisposition zu nennen. Erkrankungen wie das Plummer-Vinson-Syndrom, Achalasie, Sprue, Tylosis und Sklerodermie gehen mit einem erhöhten Risiko, ein Plattenepithelkarzinom zu entwickeln, einher.

Lag vor 20 Jahren der Anteil des Adenokarzinoms bei den Ösophaguskarzinomen nur bei etwa 5%, so ist es mittlerweile durch die dramatische Zunahme des Barrett-Karzinoms in den westlichen Ländern der häufigste maligne Tumor des Ösophagus. Nicht nur die dramatische Zunahme der Inzidenz des Barrett-Ösophagus und des mit ihm assoziierten Adenokarzinoms, sondern auch die rasante Entwicklung in der Endoskopietechnologie hin zu hochauflösenden Videoendoskopen, das bessere Training von Endoskopikern und Pathologen, die zunehmende Kenntnis der pathophysiologischen Zusammenhänge zwischen chronischer Refluxkrankheit, Barrett-Metaplasie und Adenokarzinom und ein hohes Maß an Enthusiasmus trugen zu dieser Entwicklung bei [2].

Bei etwa 10–30% der Ösophagogastroskopien wird die Diagnose eines Barrett-Ösophagus gestellt. Das Risiko, ein Adenokarzinom in einem Barrett-Ösophagus zu entwickeln, ist im Vergleich zur Normalbevölkerung um das 30- bis 125fache erhöht. Die Karzinomhäufigkeit scheint mit der Dauer und der Intensität der Refluxsymptomatik zu korrelieren. Patienten mit nächtlichem Reflux haben ein 11fach erhöhtes, Patienten mit langjährigem starkem Reflux ein 44fach erhöhtes Risiko, an einem Adenokarzinom zu erkranken. Obwohl die Daten noch nicht eindeutig sind, muss auch der Short-Barrett-Ösophagus (<3 cm) als Präkanzerose angesehen werden und bedarf der gleichen Überwachungsstrategie wie der Long-Segment-Barrett-Ösophagus [2].

Obwohl die radikale Ösophagusresektion mit einer hohen Morbidität und Letalität behaftet ist, stellt sie noch den Goldstandard bei frühen ösophagealen Malignomen dar. Da das Risiko von Lymphknotenmetastasen bei intraepithelialen Neoplasien (IN) und mukosalen Karzinomen im Barrett-Ösophagus und von auf die Mukosa limitierten Plattenepithelfrühkarzinomen sehr niedrig [3, 4], erscheint der Trend zu minimal-invasiven Therapieverfahren durchaus sinnvoll.

Diagnostik von Dysplasien und Frühkarzinomen

Bei Patienten mit chronischer Refluxsymptomatik sollte immer eine Ösophagogastroduodenoskopie (ÖGD) durchgeführt werden. Weist man im Rahmen dieser Untersuchung einen Barrett-Ösophagus nach, ist eine Vier-Quadranten-Biopsie alle 2 cm über das gesamte Barrett-Segment und die Biopsie von auffälligen Arealen obligat. Bei Fehlen von IN reicht eine endoskopische Kontrolle mit Biopsie alle 2 Jahre. Wird in den Biosien eine niedriggradige IN nachgewiesen, sollte im Zeitraum von 6 Monaten 2-mal, danach jährlich 1 Kontrollendoskopie durchgeführt werden. Im Falle von hochgradigen IN sollte die Diagnose durch einen Referenzpathologen bestätigt werden. Im Anschluss muss eine engmaschige Kontrolle alle 3 Monate oder die Therapie erfolgen [5].

Bei der Diagnostik von frühen malignen Läsionen des Ösophagus bringt die hochauflösende Videoendoskopie entscheidende Vorteile und sollte als Standard angesehen werden. Da die obligatorische Randombiopsie nicht immer repräsentativ ist, gewinnen neue endoskopische Methoden im Sinne einer speziellen, optisch geführten Diagnostik zunehmend an Bedeutung. Vielversprechende Verfahren zur Detektion von frühen ösophagealen Malignomen scheinen die Chromoendoskopie, Fluoreszenzdiagnostik, Vergrößerungsendoskopie und die hochauflösende Minisondenendosonographie darzustellen.

Die *Fluoreszenzdetektion* wird nur in der Diagnostik von Malignomen im Barrett-Ösophagus eingesetzt. Das Prinzip der photodynamische Diagnostik beruht auf der selektiven Anreicherung von Protoporphyrin IX in neoplastischer Schleimhaut nach exogener Gabe von 5-Aminolävulinsäure. Dieser endogene Farbstoff wird anschließend durch die Bestrahlung mit einer nicht kohärenten Lichtquelle (Xenon-Dampflampe) im blauen Bereich angeregt. Bei hochgradigen IN oder Karzinomen wird typischerweise eine ausgeprägte Rotfluoreszenz im Sinne einer Porphyrinfluoreszenz beobachtet [6].

Eine weitere Methode zur Verbesserung der Diagnostik ist die *Chromoendoskopie*. Für die Diagnostik von Barrett- oder Plattenepithelfrühkarzinomen werden unterschiedliche Farbstoffe verwendet. *Methylenblau* wird erfolgreich in der Diagnostik des Barrett-Ösophagus eingesetzt. Vor der Applikation des Farbstoffs muss eine Mukolyse im zu färbenden Areal mit einer N-Acetylcystein-Lösung durchgeführt werden. Erst nach einer Wartezeit von 2 min kann Methylenblau mit Hilfe eines speziellen Sprühkatheters appliziert werden. Nach nochmaligen 2 min wird die überschüssige Farbe abgespült. Methylenblau färbt spezialisiertes Zylinderepithel mit einer Sensitivität von etwa 90% an. Der Farbstoff wird von Becherzellen der intestinalen Mukosa aktiv aufgenommen und erzeugt eine reversible Anfärbung der Barrett-Schleimhaut. Inhomogene und schwächere Färbung sprechen für das Vorliegen einer IN oder eines Frühkarzinoms [7, 8].

Zur Diagnostik von frühen plattenepithelialen Neoplasien wird die *Lugol'sche Färbung* angewandt, welche weitaus weniger aufwändig als die Methylenblaufärbung ist. Lugol'sche Lösung färbt den intrazellulären Glykogengehalt, der bei prämalignen oder malignen Zellen vermindert ist. Daher bleiben neoplastische Schleimhautabschnitte ungefärbt. Die Lugol'sche Färbung ermöglicht eine sichere Abgrenzung des Plattenepithels von metaplastischem Zylinderepithel und eine Differenzierung neoplastischer Strukturen. Erst mit diesem Verfahren kann in vielen Fällen die tatsächliche Ausdehnung des Karzinoms abgeschätzt oder makroskopisch unauffällige metachrone Karzinome im übrigen Ösophagus detektiert werden [9, 10].

Weitere angewandte Farbstoffe sind Chrisylviolett und Indigokarmin. Durch sie kann die Reliefierung der gefärbten Schleimhaut verstärkt und somit die Beurteilung erleichtert werden. Beide Farbstoffe spielen im Ösophagus jedoch eine untergeordnete Rolle.
Die genannten Verfahren ergänzen die üblichen Quadrantenbiopsien beim Mapping des Barrett-Ösophagus sinnvoll und effektiv. Gerade makroskopische nicht detektierbare IN oder kleine Frühkarzinome können durch diese Verfahren frühzeitig erkannt und einer Lokaltherapie zugeführt werden.
Eine wichtige Rolle in der Diagnostik und im Staging von Ösophaguskarzinomen spielt die Endosonographie. Der Vorteil der *Minisondenendosonographie* gegenüber der obligaten Computertomographie beim Staging von ösophagealen Malignomen ist die hohe Auflösung der einzelnen Wandschichten des Ösophagus und der angrenzenden Lymphknoten. Durch dieses Verfahren können die lokale Tumorausbreitung exakt beschrieben und das Staging dem TNM-Schema angepasst werden. Für die Lymphknotendiagnostik werden vor allem 360°-Sonden mit einer Frequenz zwischen 7,5 und 12 MHz mit einer Tiefenpenetration bis 10 cm verwendet. Für die Feindiagnostik im Mukosa- und Submukosabereich sind kleine 15–20-MHz-Sonden mit hoher Feinauflösung Standard. Diese Sonden können prograd in den Arbeitskanal der Endoskope eingeführt werden und ermöglichen bei der Beurteilung von Frühkarzinomen eine Unterscheidung in Mukosa- (T1m) oder Submukosainvasion (T1sm) bei 90% der Fälle. Die Treffsicherheit für den Lymphknotenstatus wird mit bis zu 80% angegeben [11, 12].
Probleme in der korrekten Beurteilung stellen Karzinome mit beginnender Submukosainfiltration (T1sm1) dar. Allerdings scheint in diesen Fällen keine erhöhte Lymphknotenmetastasierungsrate vorzuliegen, sodass sich das therapeutische Konzept hinsichtlich einer lokalen Therapie nicht ändert [13, 14]. Eigene und in der Literatur publizierte Erfahrungen zeigen außerdem, dass das Risiko eines Overstagings mit etwa 20% deutlich höher liegt als das des Understagings mit <5%.
Das rasche Fortschreiten der Endoskoptechnologie ermöglicht eine immer genauere Beurteilung der Mukosa des Ösophagus und somit auch eine Detektion von diskreten mucosalen Läsionen bei nur geringfügigen Oberflächenveränderungen. Im Barrett-Ösophagus sind z.B. kleine Erhabenheiten und Mulden, Dyskolorationen und feingranulierte Oberflächen (Orangenschalencharakter) typisch für hochgradige IN und Frühkarzinome und verleihen dem Barrett-Segment vor allem bei multifokalem Auftreten ein landkartenartiges Muster.
Die Weiterentwicklung der Videoendoskopietechnik mit Breitwandbild und 140°-Optik (high resolution endoscopy) ermöglicht eine detaillierte Aufsicht, so genannte Magnifikations-Endoskope erlauben z.B. nach Färbung mit Indigokarmin eine bis zu 35fache Vergrößerung und eine damit ganz erheblich verbesserte Epithelaufsicht. Neoplastische Bezirke könnten daher zukünftig leichter einer endoskopischen Diagnostik zugänglich gemacht werden.

Endoskopische Lokaltherapie

Neben den weit verbreiteten Thermokoagulationsverfahren (Argon-Plama-Koagulation, KTP- und Nd:YAG-Laserkoagulation, multi- oder monopolare Elektrokoagulation) stehen inzwischen vielversprechendere Verfahren zur endoluminären Therapie von ösophagealen Malignomen, wie die endoskopische Mukosaresektion (EMR) und die photodynamische Therapie (PDT) zur Verfügung.
Das lokale Therapieverfahren der ersten Wahl bei hochgradigen Dysplasien oder mukosalen Karzinomen ist zweifelsohne die *EMR*. Nur mit diesem Verfahren ist eine pathologisch-histologische Überprüfung der prätherapeutisch erhobenen Befunde bezüglich der Tiefeninfiltration möglich. Im Falle des Vorliegens einer fortgeschrittenen Submukosainfiltration (T1sm2, T1sm3) eines Barrett- oder Plattenepithelkarzinoms, bei der mit positiven Lymphknoten in 20–25% bzw. 40–60% der Fälle gerechnet werden muss, kann der Patient noch immer der chirurgischen Therapie zugeführt werden.
Die konventionelle *Schlingenresektion* mit oder ohne Unterspritzung der Zielläsion ist die einfachste Variante der EMR. Die *Suck-and-cut-Technik* mit oder ohne vorangegangene Ligatur macht eine großflächige Abtragung unter Mitnahme der Submukosa auch unter schwierigen Verhältnissen im Ösophagus möglich. Die Technik der *Saugmukosektomie* wird entweder mit Ligatur oder mithilfe einer am proximalen Ende des Endoskops aufgesetzten Kappe durchgeführt.
Eigene publizierte Erfahrungen zeigen, dass die EMR von IN oder auf die Mukosa beschränkten Barrett-Karzinomen ein sehr effektives und in erfahrenen Händen sicheres Therapieverfahren darstellt, mit dem eine komplette Remission in 97 bzw. 59% der Fälle in Abhängigkeit von Differenzierungsgrad, makroskopischem Typ, Größe der Läsion sowie der Tiefeninfiltration erzielt werden kann [15].
Die geringe Morbidität und Letalität betonen im Vergleich zu den chirurgischen Verfahren den minimal-invasiven Charakter dieser Methode, die derzeit jedoch erfahrenen Zentren mit allen diagnostischen und therapeutischen Möglichkeiten vorbehalten bleiben sollte. Eine abschließende Bewertung im Vergleich zur Ösophagusresektion kann allerdings erst bei Vorliegen von Langzeitergebnissen getroffen werden.
Die *PDT* ist ein endoskopisch kontrolliertes, athermisches, minimal-invasives Therapieverfahren, das in den letzten Jahren ständig weiterentwickelt wurde und erfolgreich bei IN und Frühkarzinomen des Ösophagus eingesetzt wurde.
Für die PDT stehen eine Vielzahl von Photosensibilisatoren zur Verfügung. Die am häufigsten eingesetzten sind jedoch das Dihämatoporphyrin (DHE), ein Photosensibilisator der ersten Generation, das meta-Tetra(Hydroxyphenyl)-Chlorin (mTHPC) und das durch 5-Aminolävulinsäure induzierte Protoporophyrin IX (ALA-PpIX).
Das Prinzip der PDT beruht auf der selektiven Photosensibilisierung der Zielläsion durch einen intravenös oder oral verabreichten Photosensibilisator und dessen anschließende Akti-

vierung durch endoskopisch appliziertes Licht einer spezifischen Wellenlänge. Die dadurch entstehenden Sauerstoffradikale führen zu einer Destruktion des behandelten Gewebes.
Die PDT wird mittlerweile von vielen Zentren auf der ganzen Welt zur Therapie von frühen Neoplasien des Ösophagus erfolgreich eingesetzt. Das Verfahren hat bei multilokulären, großflächigen oder nicht scharf abzugrenzenden Läsionen Vorteile gegenüber der EMR und findet vorrangig in diesen Fällen seine Anwendung.
Trotz der höheren Potenz der Photosensibilisatoren der ersten und zweiten Generation wird bei der PDT zunehmend ALA-PpIX eingesetzt. Neben der Möglichkeit der oralen Verabreichung weist 5-Aminolävulinsäure eine höhere Mukosa- und Tumorspezifität sowie eine deutlich schnellere Abbaukinetik auf, sodass phototoxische Nebenwirkungen der Haut äußerst selten auftreten. Das Fehlen von Komplikationen wird durch eine verminderte Tiefenwirkung und damit unzureichender Effektivität bei Karzinomen mit einer Dicke >2 mm erkauft. Bei hochgradigen IN kann mit Verwendung von ALA-PpIX eine komplette Remission in allen Fällen ohne eine wesentliche methodenbedingte Morbidität und Letalität erzielt werden. Bei Frühkarzinomen ist in Abhängigkeit von der Dicke eine komplette Remission in 50–80% der Fälle möglich [16]. In diesen Fällen können mit Photosensibilisatoren der ersten und zweiten Generation, wie z.B. DHE und mTHPC, bessere Ergebnisse erzielt werden, deren Verwendung allerdings eine hohe Komplikationsrate bedingt. Hier sind als Komplikationen vor allem posttherapeutische Stenosen, eine begleitende Mediastinitis oder Pleuraergüsse zu nennen [17].
Die grundsätzlichen Nachteile der PDT liegen in der eingeschränkten Verfügbarkeit des Verfahrens, seinen hohen Kosten und noch nicht vollständig gelösten methodischen Problemen. Diese betreffen die Dosimetrie, die verschiedenen in Erprobung befindlichen Photosensibilisatoren und die homogene Lichtapplikation. Durch die Destruktion der Zielläsion ist eine histologische Aufarbeitung nicht möglich.
Thermische Verfahren spielen in der Therapie von ösophagealen Neoplasien eine untergeordnete Rolle. Bislang existieren für die KTP-Lasertherapie und die Argon-Plasma-Koagulation nur einzelne kasuistische Mitteilungen oder Publikationen mit geringen Patientenzahlen [18, 19]. Ein wichtiger Nachteil der thermischen Verfahren ist die Destruktion der Zielläsion ohne die Möglichkeit einer histologischen Untersuchung des betroffenen Gewebes. Ihren Haupteinsatz finden diese Techniken bei der Ablation von nicht neoplastischer Barrett-Schleimhaut, die in diesen Fällen erfolgreich angewandt werden.
In der Therapie der von Frühkarzinomen werden die beiden Verfahren nur ergänzend zur EMR oder PDT eingesetzt. An den Resektionsrändern nach EMR verbleibende Karzinomreste können gut mit diesen Verfahren koaguliert werden.

Schlusskommentar

Die lokalendoskopische Therapie von frühen ösophagealen Neoplasien ist aufgrund der jetzigen Datenlage im Falle von IN oder mukosalen Karzinomen in erfahrenen Händen eine sichere und effektive Therapie und wird wohl die radikale Ösophagusresektion als bisherigen therapeutischen Goldstandard ablösen. Aufgrund der bereits erwähnten Vorteile sollte als Primärtherapie immer eine EMR angestrebt werden. Bei großflächigen oder nicht lokalisierbaren Neoplasien findet die PDT ihren Einsatz.
Im Fallen von Plattenepithelkarzinomen sollte die Indikation zur Lokaltherapie aufgrund der höheren Lymphknotenmetastasierungsrate strenger gestellt werden. Eine Submukosainfiltration stellt bei gegebener Operabilität eine Indikation zur Ösophagusresektion dar; bei mukosalen Karzinomen ist die Lokaltherapie nur bei kleinen, flachen Plattenepithelkarzinomen gerechtfertigt [20]. Demgegenüber scheint das Barrett-Adenokarzinom auch bei beginnender Submukosainfiltration (pT1sm1) eine sehr niedrige Metastasierungsrate aufzuweisen.
Ein Problem der Lokaltherapie des Ösophaguskarzinoms ist die hohe Rate an metachronen Neoplasien. Aus diesem Grund ist ein strenges Nachsorgeprotokoll unerlässlich. Ob nach erfolgreicher Therapie eine Ablation des Barrett-Epithels die Rate der metachronen Läsionen verringert, ist noch nicht vollständig geklärt. Dieses Vorgehen sollte nur im Rahmen kontrollierter Studien Anwendung finden.

Literatur

1 Messmann H: Squamous cell cancer of the oesophagus. Best Pract Clin Res Gastroenterol 2001;15: 249–265.
2 Pech O, Gossner L, May A, Ell C: Management of Barrett's oesophagus, dysplasia and early adenocarcinoma. Best Pract Clin Res Gastroenterol 2001;15: 267–284.
3 Hölscher AH, Bollschweiler E, Schneider PM, Siewert JR: Early adenocarcinoma in Barrett's oesophagus. Br J Surg 1997;224:66–71.
4 Endo M, Yoshino K, Takeshita K: Analysis of 1125 cases of early esophageal carcinoma in Japan. Dis Esophag 1991;2:71–76.
5 Sampliner RE: Practice guidelines on the diagnosis, surveillance, and therapy of Barrett's esophagus. The Practice Parameters Committee of the American College of Gastroenterology. Am J Gastroenterol 1998;93:1028–1032.
6 Gossner L, Sroka R, Stepp H, Ell C: Photodynamic diagnosis versus random biopsies for dysplasia and invible mucosal cancer in Barrett's esophagus. Gastroenterology 1999;116:G0763.
7 Canto MI, Setrakia S, Petras RE: Methylen blue selectively stains intestinal metaplasia in Barrett's esophagus. Gastrointest Endosc 1996;44:1–7.
8 Gossner L, Pech O, May A, Ell C: Methylen blue staining for the detection of dysplasia or mucosal cancer in Barrett's esophagus. Gastroenterology 1999;116:G1812.
9 Meyer V, Burtin P, Bour B: Endoscopic detection of early esophageal cancer in a high risk population: Does Lugol staining improve videoendoscopy? Gastrointest Endosc 1997;45:480–484.
10 Dawsey SM, Fleischer DE, Wang GQ: Mucosal iodine staining improves endoscopic visualisation of squamous dysplasia and squamous cell carcinoma of the esophagus in Linxian, China. Cancer 1998; 83:220–231.

11 Akahoshi K, Chijiwa Y, Hamada S: Pretreatment staging of endoscopically early gastric cancer with a 15 MHz ultrasound catheter probe. Gastrointest Endosc 1998; 48:470–476.

12 Natsugoe S, Yoshinaka H, Morinage T: Ultrasonographic detection of lymph-node metastases in superficial carcinoma of the esophagus. Endoscopy 1996; 28:674–679.

13 Nigro JJ, Hagen JA, DeMeester TR, DeMeester SR, Theisen J, Peters JH, Kiyabu M: Occult esophageal adenocarcinoma: Extent of disease and implications for effective therapy. Ann Surg 1999; 230:433–438.

14 Tajima Y, Nakanishi Y, Ochiai A, Tachimori Y, Kato H, Watanabe H, Yamaguchi H, Yoshimura K, Kusano M, Shimoda T: Histopathologic findings predicting lymph node metastasis and prognosis of patients with superficial esophageal carcinoma: Analysis of 240 surgically resected tumors. Cancer 2000;88:1285–1293.

15 Ell C, May A, Gossner L, Pech O, Günter E, Mayer G, Henrich R, Vieth M, Müller H, Seitz G, Stolte G: Endoscopic mucosal resection of early cancer and high grade dysplasia in Barrett's esophagus. Gastroenterology 2000;118:670–677.

16 Gossner L, Stolte M, Sroka R, Rick K, May A, Hahne EG, Ell C: Photodynamic ablation of high-grade dysplasia by means of 5-aminolevulinic acid. Gastroenterology 1998;114:448–455.

17 Overholt BF, Panjepour M, Haydek JM: Photodynamic therapy for Barrett's esophagus: Follow-up in 100 patients. Gastrointest Endosc 1999;49:1–7.

18 May A, Gossner L, Günter E, Stolte M, Ell C: Local treatment of early cancer in short Barrett's esophagus by means of argon plasma coagulation: Initial experience. Endoscopy 1999;31:497–500.

19 Gossner L, May A, Stolte M, Seitz G, Hahn EG, Ell C: KTP laser destruction of dysplasia and early cancer in columnar-lined Barrett's esophagus. Gastrointest Endosc 1999;49:8–12.

20 Pech O, Abdollahnia R, Gossner L, May A, Stolte M, Ell C: Endoscopic mucosal resection of superficial esophageal squamous cell carcinoma and high-grade intraepithelial neoplasia – European experiences. Endosk Heute 2002; 13:25.

Chirurgische Gastroenterologie Interdisziplinär

Hauptthema · Main Topic

Chir Gastroenterol 2002;18:110–117

Chirurgische Konzepte zu Prävention und Therapie von Präkanzerosen und Frühkarzinomen des Ösophagus

K.-H. Fuchs J. Maroske H. Tigges M. Fein

Chirurgische Universitätsklinik und Poliklinik, Würzburg

Schlüsselwörter
Gastroösophageale Refluxkrankheit · Barrett-Ösophagus · Präkanzerose · Adenokarzinom des Ösophagus

Zusammenfassung
Präkanzerosen und Frühkarzinome in der Speiseröhre und am gastroösophagealen Übergang haben in den letzten Jahren eine besondere Aktualität erfahren. Nicht nur bezüglich der Epidemiologie und Diagnostik haben sich gravierende Veränderungen eingestellt, sondern auch in den therapeutischen Konzepten. Aufgrund der gegenwärtigen Erkenntnisse ist bekannt, dass eine pathologische Exposition mit toxischem Refluat für mindestens 5–10 Jahre in die Speiseröhre bestehen muss, bevor sich eine Metaplasie ausbildet. Denkbare Gründe für die Weiterentwicklung zur intestinalen Metaplasie und letztendlich zum Karzinom könnten die aus dem Duodenum stammenden Refluatanteile wie Gallen- und Pankreassaft Komponenten sein. Therapiestandard beim nicht dysplastischen Barrett-Ösophagus ist eine konservative Therapie mit Protonenpumpenblockern oder eine Antirefluxoperation. Beide Therapieformen können die Progression zum Karzinom nicht zuverlässig verhindern. Zur Therapie von intraepithelialen Neoplasien stehen verschiedene Alternativen zur Verfügung: von modernen endoskopischen Mukosaresektionstechniken bis hin zur radikalen subtotalen Ösophagusresektion mit Lymphadenektomie.

Key Words
Gastro-esophageal reflux · Barrett's esophagus · Precancerosis · Esophageal adenocarcinoma

Summary
Surgical Concepts for Prevention and Therapy of Precanceroses and Early Carcinomas of the Esophagus
Recently, precancerosis and early stage carcinoma of the esophagus and the cardia gained popularity. It is not only the epidemiology and diagnostic procedures which have changed, but also the therapeutic options and concepts. Meanwhile it is known that 5–10 years of pathologic exposition to toxic reflux are necessary to cause intestinal metaplasia. Basic thoughts for the development from intestinal metaplasia to carcinoma might be gall – and pancreatic juice refluxing into the esophagus. Gold treatment standard for the non-dysplastic Barrett's esophagus is either medical by proton pump inhibitors or surgical by antireflux surgery. None of the named therapeutic concepts can prevent development from metaplasia into malignancy definitely. In the treatment of intraepithelial neoplasia, various alternatives, from modern endoscopic mucosa resection up to the radical subtotal esophageal resection followed by lymphadenectomy, are well described.

KARGER
Fax +49 761 4 52 07 14
E-mail Information@Karger.de
www.karger.com

Accessible online at:
www.karger.com/journals/cga

Prof. Dr. K.-H. Fuchs
Chirurgische Universitätsklinik und Poliklinik
Josef-Schneider-Straße 2
D-97080 Würzburg (Deutschland)
Tel. +49 931 201-31202, Fax -31425
E-mail fuchs@chirurgie.uni-wuerzburg.de

Einführung

Präkanzerosen und Frühkarzinome im Gastrointestinaltrakt haben gegenwärtig eine besondere Aktualität, weil sie in den letzten 5 Jahren bezüglich Epidemiologie, Diagnostik und Therapiekonzepte erhebliche Veränderungen erfahren haben. Dies gilt besonders für die Präkanzerosen und Frühkarzinome in der Speiseröhre und am gastroösophagealen Übergang für den Barrett-Ösophagus und das Barrett-Karzinom[1–4]. Zwei Beobachtungen sind hier von besonderer Bedeutung: Vor etwa 10 Jahren wurde festgestellt, dass die Inzidenz des Adenokarzinoms der Speiseröhre und des gastroösophagealen Übergangs deutlich zunimmt. Die gastroösophageale Refluxkrankheit, eine gutartige Funktionsstörung mit einer hohen Prävalenz in der westlichen Welt, scheint ein wesentlicher Faktor bei der Entwicklung der Adenokarzinome der Speiseröhre zu sein [5, 6].

Die Sequenz von intaktem Plattenepithel der Speiseröhre über die Exposition mit Mageninhalt durch Reflux über die intestinale Metaplasie und Dysplasie oder intraepitheliale Neoplasie bis hin zum Karzinom kann sich in den genannten Schritten vollziehen [7–11]. Ob diese Entwicklung jedoch immer so ablaufen muss und ob immer Reflux involviert ist, darf gegenwärtig bezweifelt werden, da durchaus auch Patienten mit Adenokarzinomen der Speiseröhre gefunden werden, bei denen kein Reflux in der Vorgeschichte festzustellen ist. Der Prozess vom intakten Plattenepithel über die Metaplasie bis hin zum Adenokarzinom der Speiseröhre ist also multifaktoriell bestimmt. Gegenwärtig liegen weder präzise Erkenntnisse auf klinischer noch auf molekularer und funktioneller Ebene vor, die eine genaue Identifikation eines Risikopatienten ermöglichen [11]. Dementsprechend sind der Prävention Grenzen gesetzt. Einzige fassbare Vorbedingung für diese Entwicklung scheint gegenwärtig die gastroösophageale Refluxkrankheit zu sein.

Besondere Aspekte beim nicht dysplastischen Barrett-Ösophagus

Typischerweise haben Patienten mit Refluxkrankheit und Barrett-Ösophagus klassische Symptome der gastroösophagealen Refluxkrankheit mit Sodbrennen, Regurgitation und gegebenenfalls auch Schluckbeschwerden [12]. Bezüglich der Intensität der Symptome fällt jedoch bei vergleichbarem Entzündungsausmaß eine herabgesetzte Sensibilität für den Schmerz bzw. das schmerzhafte Brennen in der Speiseröhre auf, da wahrscheinlich die metaplastische Schleimhaut weniger empfindlich gegen den Säurereiz ist [13]. Funktionell zeigen Patienten mit Barrett-Ösophagus häufiger schwerwiegende Defekte wie eine vollständige Inkompetenz des unteren ösophagealen Sphinkters, insuffiziente Ösophagusperistaltik mit herabgesetzter Clearance und eine hohe Inzidenz an Mischreflux als Resultat des duodenogastroösophagealen Refluxes [14, 15].

Tab. 1. Anzahl der Regressionen nach Antirefluxoperationen in ausgewählten Publikationen

Autoren	Jahr	Antirefluxoperation	Regressionen
Radigan et al. [17]	1977	Nissen	1/13
Brand et al. [18]	1980	Nissen/Hill	4/10
Ransom et al. [19]	1982	Nissen	4/6
Sprung et al. [20]	1984	Fundoplicatio	4/15
Pollara et al. [21]	1987	partielle Fundoplicatio Roux-Y	2/22
Wellinger et al. [22]	1988	Antirefluxoperation	0/39
Ovaska et al. [23]	1989	Nissen	3/10
Ollyo et al. [24]	1990	Nissen	1/40
Williamson et al. [25]	1990	Antirefluxoperation	4/37
DeMeester et al. [26]	1990	Nissen	0/35
Attwood et al. [27]	1992	Nissen	2/19
Pateron et al. [28]	1992	transversale Antrektomie	7/31
Sagar et al. [29]	1995	Nissen/Lind/Belsey	24/56
Ortiz et al [30]	1996	Nissen	8/32
Hölscher et al. [31]	1997	Nissen	3/48
Salo et al. [32]	1998	Antirefluxoperation + Lasertherapie	10/10
Tigges et al. [33]	2001	EAPC + Nissen	20/22

Es ist unklar, unter welchen Bedingungen die Reflux-Metaplasie-Karzinom-Sequenz in Gang gesetzt wird. Legt man die spärlichen Informationen aus den Publikationen hierzu zugrunde, ist nach gegenwärtigen Erkenntnissen davon auszugehen, dass mindestens 5–10 Jahre eine pathologische Exposition der Speiseröhre mit entsprechend toxischem Refluat bestehen muss, bevor sich eine intestinale Metaplasie in der distalen Speiseröhre herausbildet [11]. Denkbare Gründe für eine Progression der intestinalen Metaplasie zur Entwicklung einer intraepithelialen Neoplasie und schließlich zum Karzinom könnten die aus dem Duodenum stammenden Refluatanteile wie Gallen- und Pankreassaftkomponenten sein, die beim duodenogastroösophagealen Reflux mit Säure vermischt in die Speiseröhre gelangen [14, 16]. Deswegen schien für die Chirurgen eine interessante therapeutische Perspektive darin zu liegen, den gastroösophagealen Übergang mechanisch durch eine Fundoplicatio zu verstärken und dadurch das Gemisch aus der Speiseröhre fernzuhalten. Dass dieses Prinzip aber nicht in vollem Umfang funktioniert, zeigen die Berichte über Karzinomentwicklung nach Antirefluxoperation [6]. Dieser Sachverhalt wird immer wieder kontrovers zwischen Gastroenterologen und Chirurgen diskutiert. Eine Übersicht über die Erfolgsraten zur Regression des Barrett-Epithels nach Antirefluxoperation gibt Tabelle 1 wieder.

Weder für die konservative Therapie des Refluxkranken mit Barrett-Ösophagus mit Protonenpumpeninhibitoren noch mit einer Antirefluxoperation lässt sich die Weiterentwicklung von der Metaplasie zur Dysplasie und zum Karzinom eindeutig verhindern, auch wenn in einzelnen Studien immer wieder auf eine mögliche Perspektive der chirurgischen Therapie hingewiesen wird [34–38]. Andere Untersuchungen können diesen Trend nicht bestätigen [6].

Bei Patienten mit metaplastischem Barrett-Ösophagus muss also bezüglich der Indikation zur Antirefluxoperation die Behandlung des pathologischen gastroösophagealen Refluxes im Vordergrund stehen und nicht die Prävention der Weiterentwicklung zur epithelialen Neoplasie oder zum Karzinom, denn hierfür gibt es keine gesicherten Daten. Die gegenwärtige Standardtherapie für den pathologischen Reflux besteht in einer laparoskopischen Fundoplicatio. Diese kann sowohl in der Vollmanschettentechnik nach Nissen als auch in der Teilmanschettentechnik wie z. B. nach Toupet vorgenommen werden. Von einigen Chirurgen wird grundsätzlich bei Vorliegen einer Metaplasie ein besonderer Schutz der Speiseröhre durch eine Fundoplicatio gefordert [11]. Dieses Konzept bedarf jedoch noch des nachhaltigen wissenschaftlichen Beweises. Ähnlich kontrovers kann auch die konservative Haltung gesehen werden, dass bei asymptomatischen Barrett-Patienten keine Therapie erforderlich ist. Aufgrund der Tatsache, dass Barrett-Patienten eine herabgesetzte Schmerzsensibilität in der Speiseröhre haben, besteht bei einigen asymptomatischen Patienten sicher eine pathologische Säure- und Duodenalsaftexposition in der Speiseröhre, die aber möglicherweise die Reflux-Dysplasie-Karzinom-Sequenz ungünstig beeinflussen kann. Deswegen erscheint eine funktionsdiagnostische Absicherung dieser Situation unbedingt erforderlich, bevor langfristig dem Patienten empfohlen wird, keine Antirefluxtherapie, weder konservativ noch operativ, durchführen zu lassen. Bei asymptomatischen Patienten und dem Vorliegen einer pathologischen Säure- oder Bilirubinexposition, wie sie bei diesen Patienten häufig festgestellt werden kann, sollte eine Therapie erfolgen.

Eine besondere Variante der kombinierten Therapie beim Barrett-Ösophagus stellt die Ablation unter Protonenpumpeninhibitorentherapie dar [33, 39, 40]. Gegenwärtig wird bei intestinaler Metaplasie von einigen chirurgischen Arbeitsgruppen die thermische Argonplasmabeamer-Ablation des spezialisierten Epithels vorgenommen. Die durchgeführte Pilotstudie in Kombination von Ablationstherapie und laparoskopischer Antirefluxoperation zeigt vielversprechende Ergebnisse mit nahezu vollständiger Regression des spezialisierten Epithels. Dies stellt jedoch eine invasive und teure Behandlungsalternative dar, deren Vorteil keinesweg bewiesen ist. Langzeitergebnisse müssen abgewartet werden und randomisierte Studien folgen, die uns wichtige Informationen über Entartungsmöglichkeiten und Langzeitkomplikationen liefern können [33].

Intraepitheliale Neoplasie und Frühkarzinom

Die intraepitheliale Neoplasie (früher Dysplasie) in der niedrig- und hochgradigen Form sowie die Frühkarzinome stellen eine besondere Herausforderung an alle beteiligten Therapeuten dar. Einerseits ist die Läsion so begrenzt, dass man zwangsläufig die Invasivität eines ausgedehnten chirurgischen Eingriffs im Lichte der Erfahrungen mit modernen endoskopischen und endoskopisch assistierten Verfahren kritisch sehen muss. Andererseits zwingt besonders das Frühkarzinom zu einer radikalen Entfernung, und an alle involvierten Behandlungsmaßnahmen muss der Anspruch gestellt werden, eine Heilung für den Patienten herbeizuführen. Aufgrund der Datenlage kann bei der niedriggradigen intraepithelialen Neoplasie, wenn kein Zweifel an dieser Diagnose besteht, eine abwartende und beobachtende Haltung eingenommen werden, wobei wir gegenwärtig eine Ablationstherapie unter Studienbedingungen vorziehen würden.

Die chirurgischen Erfahrungen der letzten 10 Jahre haben eindeutig gezeigt, dass Patienten mit Frühkarzinomformen nach radikaler chirurgischer Resektion eine beachtliche 5-Jahres-Überlebensrate erreichen können [41–43]. Diese Größenordnung liegt bei der Frühform des Plattenepithelkarzinoms in der Speiseröhre bei etwa 60–70% und beim Adenofrühkarzinom zwischen 70 und 80%. Bei vielen dieser Studien lässt sich nachweisen, dass die drei wichtigsten unabhängigen Prognosefaktoren die radikale Resektion des Tumors, die Präsenz von Lymphknotenmetastasen und die Tumortiefeninfiltration sind. Wenn das Karzinom auf die Mukosa beschränkt ist, besteht keine lymphatische Ausbreitung in die Submukosa und die Patienten weisen eine 5-Jahres-Überlebensrate von 94,4–99,7% auf. Reicht der Tumor an die Lamina propria heran, so ist mit einer Lymphgefäßinfiltration und Lymphknotenmetastasierung von 8,3–8,6% zu rechnen, was sich in einer 5-Jahres-Überlebensrate von 97,7–93,3% niederschlägt [44]. Handelt es sich um einen invasiven Tumor, der die Muscularis mucosae und die Submukosa erreicht, so können Lymphknotenmetastasen bei 32,5–39% der Patienten gesehen werden und die 5-Jahres-Überlebensrate reduziert sich auf 63,6–76,1% [44]. Offenbar haben nicht nur die Penetrationstiefe, sondern auch die Tumorentität und -lokalisation einen Einfluss, denn Natsugoe et al. [45] konnten bereits 1995 feststellen, dass bei einem Kollektiv von 77 Patienten mit Frühkarzinom der Speiseröhre und 192 Patienten mit Frühkarzinom des Magens bezüglich des Zusammenhangs zwischen Penetrationstiefe und Lymphgefäßinvasion bzw. Lymphknotenmetastasierung ein deutlicher Unterschied festzustellen war. Bei Tumoren, die bis in die Submukosa reichten, war sowohl die Lymphgefäßinvasion als auch -metastasierungsrate für das Ösophagusfrühkarzinom deutlich höher im Vergleich zum Magenfrühkarzinom.

Neben den modernen Techniken zur endoskopischen Mukosaresektion (EMR) steht bei der Behandlung des Plattenepithelfrühkarzinoms die radikale subtotale Ösophagusresektion mit Lymphadenektomie als Alternative zur Verfügung [46–48]. Diese Operation, sei sie transthorakal oder transmediastinal durchgeführt, ist gegebenenfalls auch bei Multizentrizität des Tumors und bei bereits eingetretener Lymphknotenmetastasierung eine radikale kurative Behandlung. Bei Vorliegen einer hochgradigen Neoplasie und eines Mukosa-

Tab. 2. Vergleich zwischen transthorakaler und transhiataler Ösophagusresektion bei Ösophagusfrühkarzinom [nach 49]

Kriterium	Transthorakale Ösophagektomie (n = 14)	Transhiatale Ösophagektomie (n = 19)	p-Wert
Operationsdauer, min (Mittelwert ± SD)	350 ± 73	275 ± 80	0,001
Intraoperativer Blutverlust, ml (Mittelwert ± SD)	515 ± 336	486 ± 776	0,117
Postoperative Komplikationen			
Pulmonal	3	2	
Andere	1	2	0,672
Keine	10	15	
Stationäre Mortalität	3	3	0,678

karzinoms stellt sie eher eine Übertherapie dar. Die Genauigkeit der präoperativen Bestimmung von Tumorinfiltration und möglicher Lymphknotenmetastasierung hängt ganz wesentlich von den eingesetzten Methoden und der Erfahrung der Untersucher ab. Es sei deswegen besonders betont, dass der Einsatz begrenzter Therapieverfahren bei Patienten mit Verdacht auf ein Frühkarzinom mit einer fundierten Verantwortung des Therapeuten nur dann übernommen werden kann, wenn dieser auf eine exzellente bildgebende und endoskopische Diagnostik zurückgreifen kann. Die Anwendung von geeigneten modernen endoskopischen Verfahren, z.B. hochauflösende Videoendoskope und der Chromoendoskopie, muss obligat sein. Bei der Darstellung der Lymphknoten sind derzeit die bildgebenden Verfahren in der diagnostischen Wertigkeit noch eingeschränkt. Daher muss das Wissen um den Zusammenhang zwischen Penetrationstiefe und der Wahrscheinlichkeit auftretender Lymphknoten bekannt sein. Die Ermittlung der Penetrationstiefe ist wiederum die Aufgabe der speziellen hochauflösendem Endosonographie.

Nachteil der Ösophagektomie, die eine vollständige Entfernung des Frühkarzinoms in allen Fällen gewährleistet, ist die damit verbundene Morbidität und Mortalität. Hölscher et al. [43] berichteten bei 65 Patienten in einem Zeitraum von mehr als 10 Jahren über eine Morbidität von 49,2%, eine postoperative 30-Tage-Letalität von 6,1% und eine 90-Tage-Letalität von 10,7%. In einem kürzlich publizierten Vergleich zwischen der transthorakalen und der transhiatalen Ösophagektomie aus Japan wurden bezüglich der Komplikationsrate und Letalität keine Unterschiede für beide Therapieformen festgestellt [49] (Tab. 2).

Bei Patienten mit Plattenepithelfrühkarzinom der Speiseröhre zeigt sich eine 5-Jahres-Überlebensrate für den Mukosatyp von 62–100%, während sie für den Submukosatyp 54–69% beträgt [42]. Zu beachten ist, dass beim Plattenepithelkarzinom der Speiseröhre die Patienten regelhaft in einem reduzierten Allgemeinzustand sind, manchmal auch aufgrund der Alkoholkrankheit und der damit verbundenen Begleitumstände in einem reduzierten Ernährungszustand. Umso bedeutsamer dürfte in diesen Fällen die Rolle der möglichen lokalen endoskopischen Maßnahmen sein, um einen größeren chirurgischen Zwei-Höhlen-Eingriff zu vermeiden. Bei diesen Patienten sollte auch beim Frühkarzinom streng nach den entsprechenden Risikokriterien vorgegangen werden [50]. Eine ausgeprägte Leberzirrhose weist auf ein zu hohes perioperatives Risiko hin, und es sollte von einem ausgedehnten chirurgischen Eingriff Abstand genommen werden.

Die Entscheidung über transmediastinale oder transthorakale Vorgehen kann nicht aufgrund von Ergebnissen randomisierter Studien gefällt werden, da diese für das Frühkarzinom nicht vorliegen. Während einige Zentren beim distalen Tumorsitz eher ein transmediastinales Vorgehen vorziehen, bei dem transhiatal eine Lymphadenektomie im unteren Mediastinalbereich möglich ist, führen andere eine systematische En-bloc-Resektion mit Mediastinektomie durch, um eine höchstmögliche Sicherheit zu gewährleisten. Gerade beim Frühkarzinom sollen alle Lymphknoten sicher entfernt werden, da hier eine durchaus beachtliche Chance auf Heilung auch beim Tumor besteht, der in die Submukosa vorgedrungen ist und eine Lymphknotenmetastasierung in bis zu 30–40% der Fälle aufweisen kann. In geübten Händen hat die transthorakale Operation perioperativ eine unwesentlich höhere Morbidität, verglichen mit der transmediastinalen Resektion, zumal bei letzterer kollare Anastomosen häufig Durchblutungsstörungen und Schleimfisteln, d.h. Anastomoseninsuffizienzen, zeigen. Die narbigen Folgen der Anastomoseninsuffizienz sowie das kurze Ösophagussegment verursachen langfristig Schluckstörungen, die die Lebensqualität des Patienten trotz seines frühen Tumorstadiums und der radikalen Resektion entscheidend einschränken können. Deswegen ziehen andere Zentren die transthorakale Resektion mit der Möglichkeit der intrathorakalen Anastomose und dem Verbleib eines längeren proximalen Ösophagussegments vor. Letzteres hat die Perspektive einer besseren postoperativen Schluckfunktion und einer geringeren Rate von Anastomoseninsuffizienzen, die bei ihrem Eintreten allerdings ein größeres Risiko für den Patienten und die Notwendigkeit eines raschen Reeingriffs beinhalten.

Der Barrett-Ösophagus, d.h. der Ersatz des Plattenepithels in der distalen Speiseröhre durch ein spezialisiertes Zylinderepithel mit intestinaler Metaplasie, stellt ein erhöhtes Risiko für die Entwicklung eines Adenokarzinoms dar [2–4, 11]. Dieses Risiko wird eher kontrovers eingeschätzt und die vorliegen-

Tab. 3. Übersehenes Adenokarzinom und intraoperative Mortalität aller ösophagektomierten Patienten mit erst in der präoperativen Ösophagoskopie diagnostizierter hochgradiger Dysplasie

Autoren	Jahr	Patienten	Übersehenes Adenokarzinom		Mortalität	
			n	%	n	%
Hamilton und Smith [51]	1987	5	3	60	0	
Altorki et al. [52]	1991	8	3	38	0	
Pera et al. [53]	1992	18	9	50	0	
Levine et al. [54]	1993	7	0	0	1	14
Rice et al. [55]	1993	16	6	38	1	6
Streitz et al. [56]	1993	9	2	22	0	
Wright et al. [57]	1994	15	7	47	0	
Peters et al. [58]	1994	9	5	55	0	
Edwards et al. [59]	1996	11	8	73	0	
Heitmiller et al. [60]	1996	30	13	43	1	3,3
Ferguson und Naunheim [61]	1997	15	11	73	0	
Cameron und Carpenter [62]	1997	19	2	10	0	
Falk et al. [63]	1999	12	4	33	0	

den Zahlen zeigen eine 40- bis 120-mal höheres Risiko für den Barrett-Mukosaträger. Auch wenn das Barrett-Karzinom z. B. im Vergleich zum Kolonkarzinom weiterhin eine untergeordnete Rolle spielt, so bedeutet die Inzidenzzunahme in den letzten 10–15 Jahren durchaus eine beunruhigende Entwicklung. Inzwischen ist auch deutlich geworden, dass nicht nur Träger des sogenannten Long-segment-Barretts dieses Risiko haben, sondern auch solche Patienten mit einem so genannten Short-segment-Barrett, d.h. ein intestinales Metaplasiesegment von <3 cm. . Eine Anzahl von retrospektiven Studien hat gezeigt, dass eine intraepitheliale Neoplasie (Dysplasie) bei 35–91% der Tumorresektate der Speiseröhre zu finden war. Andererseits zeigen Übersichten, dass bei der Diagnose hochgradige Dysplasie im Resektat bereits in über 40% der Fälle ein Adenokarzinom histologisch nachzuweisen ist (Tab. 3).

Bei der hochgradigen intraepithelialen Neoplasie im Barrett-Ösophagus besteht das diagnostische Dilemma, dass alle vorhandenen Datenanalysen zeigen, dass in vielen Fällen das Adenokarzinom bereits vorhanden ist [59, 60]. Spezielle Untersuchungstechniken wurden herangezogen, um die diagnostische Treffsicherheit bei der intraepithelialen Neoplasie zu erhöhen, wie die Flow-Zytometrie und immunhistochemische Techniken, und um nach spezifischen chromosomalen Veränderungen zu forschen. Auch wenn diese verschiedenen Untersuchungsmethoden auf molekularer Basis interessante Einblicke in die Progression der Läsion und die Karzinogenese zum Barrett-Karzinom geben, so lässt sich daraus jedoch keine diagnostische Sicherheit für den einzelnen Patienten zeigen, da keiner dieser Tests spezifischer ist als der histologische Nachweis einer hochgradigen Dysplasie. Deswegen muss in der Diagnostik neben der sorgfältigen Endoskopie mit modernen Färbetechniken auch die Endosonographie mit hochspezialisierten Geräten durchgeführt werden, um prätherapeutisch ein Höchstmaß an Informationen zu gewinnen.

Grundsätzlich ist für die hochgradige intraepithelialen Neoplasie im Barrett-Ösophagus zu fordern, dass ein Therapiezwang besteht. Selbstverständlich ist es unter spezialisierten Endoskopieprotokollen möglich, die Verantwortung zu übernehmen, diese Patienten sorgfältig nachzubeobachten und eine abwartende Haltung einzunehmen. Dies darf jedoch nicht außerhalb von Studienprotokollen stattfinden, da die Wahrscheinlichkeit eines okkulten Adenokarzinoms bis zu 50% beträgt [59, 60]. Gegenwärtig wird die optimale Therapie der hochgradigen intraepithelialen Neoplasie kontrovers diskutiert, da mehrere Behandlungsalternativen sowohl von gastroenterologischer und endoskopischer als auch von chirurgischer Seite bestehen. Die guten Ergebnisse der EMR, besonders bei fokalen Läsionen, mit der Gewinnung eines Präparats, das histologisch untersucht werden kann, ist eine hervorragende Methode, um diese limitierte Therapie durchzuführen [48]. Die EMR hat jedoch auch Grenzen. Bei onkologischen Resektionen ist eine R0-Radikalität zu fordern. Bei multifokalen Läsionen muss die Abtragung stückweise erfolgen, was höchste technische Anforderungen und ein hohes Verantwortungsgefühl vom Endoskopiker fordert. Nach neuesten Erkenntnissen ist die sichere R0-Klassifizierung des Pathologen am lateralen Schnittrand des mit Hilfe der EMR gewonnenen Präparats in der Hälfte der Fälle problematisch. In 30% der EMR-behandelten Fälle werden metachrone Läsionen beschrieben, die entweder nachtherapiert werden müssen, oder man hofft, über eine Kombination mit photodynamischer Therapie einen besseren therapeutischen Effekt zu erzielen. Die vielversprechenden Ergebnisse der ersten Serie von Ell et al. [48] mit der EMR stellen ein Zentrumsergebnis dar, was sich nicht zwangsläufig ohne Lernkurve übertragen lässt.

Das chirurgische Behandlungsverfahren der Wahl war bisher die subtotale Ösophagektomie, häufig als transmediastinale Ösophagusresektion oder als En-bloc-Ösophagektomie, um eine radikale Lymphadenektomie zu gewährleisten. Dieses

Tab. 4. Ergebnisse der limitierten Kardiaresektion (Merendino-Operation) im Zeitraum von Juli 1997 bis Dezember 1999 [nach 65]

	Ösophagektomie	Limitierte Resektion
Komplette (R0-) Tumorresektion	15/15 (100%)	24/24 (100%)
Komplette Resektion des gesamten Areals mit intestinaler Metaplasie	15/15 (100%)	24/24 (100%)
pT1a/pT1b	10/5	17/6
Anzahl der entfernten Lymphknoten		
Durchschnitt	22	19
Bereich	11–37	9–30
pN0	14/15	24/24
pT1a	10/10	17/17
pT1b	5/5	6/6
pN1	1/5	0/24
pT1a	0/10	0/17
pT1b	1/5	0/6
Komplikationen, n/%	6/40,0	5/20,8
30-Tage-Letalität, n/%	1/6,7	0
Stationiäre Letalität, n/%	1/6,7	0

Verfahren hat selbst in geübten Händen eine Letalität von 2–5% und eine Morbidität von 20–30% sowie eine langfristige Einschränkung der Lebensqualität durch den Reservoirverlust des Magens und die Folgen der Vagotomie. Hölscher et al. [43] publizierten eine Komplikationsrate bei Frühformen des Adenokarzinoms und Barrett-Ösophagus von 41 Patienten, wobei 1 Patient innerhalb der ersten 30 Tage (2,1%) und ein weiterer innerhalb von 90 Tagen (4,8%) starben. Um die Morbidität einer subtotalen Ösophagusresektion zu reduzieren, verwendet DeMeester das von Akijama et al. [64] beschriebene Ösophagus-Stripping, bei dem die Vagusnerven geschont werden. Bei dieser Technik, die nur für die hochgradige Dysplasie sowie auf die Mukosa beschränkte Frühform des Adenokarzinoms in Frage kommen kann, weil keine Lymphadenektomie durchgeführt wird, wird der Ösophagus an der Kardia über einen Oberbauchzugang abgesetzt. Über einen kollaren Schnitt wird die Ösophagusschleimhaut durchtrennt und an einen Venenstripper fixiert. Auf diese Weise wird die gesamte Mukosaschicht aus dem Ösophagus entfernt und der Muskelmantel des Ösophagus und ebenso die vagale Versorgung bleiben intakt. Um die Kontinuität zwischen kollarem Ösophagusstumpf und dem Magen wiederherzustellen, kommt ein Koloninterponat zur Anwendung, das in den gestrippten Ösophagusmantel hochgezogen wird. DeMeester berichtet über eine Nullletalität und geringe Morbidität von 15–20% [11]. Den Pathologen steht das Ösophagusmukosaexzisat zur Verfügung, um ein invasives Adenokarzinome auszuschließen.

Als Alternative zum vaguserhaltenden Ösophagusschleimhaut-Stripping kann die Kardiaresektion mit Dünndarminterponat angesehen werden. Dieses Verfahren wurde von einigen Autoren aufgegriffen, um eine limitierte Resektion des betroffenen Areals am gastroösophagealen Übergang zu erreichen, wenn auf eine formale Ösophagektomie verzichtet werden kann. Stein et al. [65] haben kürzlich über den Einsatz dieses Verfahrens bei der Behandlung des Adenofrühkarzinoms im Barrett-Ösophagus berichtet. Bei der publizierten Methode handelt es sich um eine Kardiaresektion unter Mitnahme des proximalen Magenanteils und des distalen Ösophagus sowie eine formale Lymphadenektomie im Gebiet der Gastrica sinistra, der Lienalis und im unteren Mediastinum. Bei diesem Verfahren wird im Rahmen der Lymphadenektomie der Vagus mitreseziert. Hierdurch können einerseits die Vorzüge einer Lymphadenektomie erhalten bleiben, wenn diese auch im Vergleich zur subtotalen Ösophagektomie und mediastinalen Ausräumung vermutlich eingeschränkt ist, andererseits können durch Vagotomie funktionelle Einbußen und Langzeitprobleme entstehen. Ergebnisse dieser Studie sind in Tabelle 4 dargestellt. Die Autoren berichten, dass keine signifikanten Unterschiede bezüglich der medianen Anzahl entfernter Lymphknoten zwischen der radikalen und der limitierten Resektion bestanden haben. Mit einem medianen Follow-up von 15 Monaten waren keine Tumorrezidive oder Todesfälle nach limitierter Resektion und Dünndarminterposition festzustellen. Allerdings hatte der Befall von Lymphknotenmetastasen einen signifikanten Einfluss auf das Überleben. Die Autoren berichten über eine Nullletalität und eine perioperative Morbidität von 21%.

Die Kardiaresektion und Jejunuminterposition (Merendino-Operation) stellt eine Alternative dar, die ebenfalls der kritischen Prüfung bedarf. Gegenwärtig scheint sie eine gute Wahlmöglichkeit gegenüber der EMR bei multifokalen ausgedehnten Barrett-Läsionen oder bei Patienten nach EMR-Vorbehandlungen, bei denen eine erneute EMR technisch schwierig erscheint und neben dem Wunsch nach kompletter Entfernung des Areals auch eine Antirefluxkomponente des Jejunuminterponats wünschenswert ist, zu sein.

Die Diskussion über die Möglichkeiten und Probleme der Diagnostik und besonders der chirurgischen Therapie als Alternative zu den endoskopischen Verfahren bei der Behandlung der hochgradigen Dysplasie, des Frühkarzinoms bei Barrett-Ösophagus und Adenofrühkarzinom der Speiseröhre sind zweifellos kontrovers. Die ersten Ergebnisse der EMR und photodynamischen Therapie sind durchaus vielversprechend und sie werden die Chirurgen dazu zwingen, die Indikation für eine radikale subtotale Ösophagektomie bei diesen Formen der Dysplasie und des Frühkarzinoms kritisch zu überprüfen. Genauso kritisch muss aber auch ggeprüft werden, inwieweit die endoskopischen Verfahren beim invasiven Adenokarzinom der Speiseröhre vertretbar sind, wenn einerseits die diagnostischen Möglichkeiten nicht flächendeckend vorhanden sind, um eine Invasion der Submukosa auszuschließen, und andererseits in den publizierten Ergebnissen Rezidivraten von 20–30% berichtet werden. So besteht gegenwärtig ein großer Studienbedarf zur Überprüfung der verschiedenen Therapieformen.

Die moderne Behandlung der hochgradigen Dysplasie und der Adenofühkarzinome im Barrett-Ösophagus beruht also auf einem differenzierten Vorgehen. Bei hochgradiger Dysplasie, besonders bei fokalen Läsionen, ist die EMR anzuwenden. Eine abwartende Haltung unter endoskopischer Überwachung erscheint nur in speziellen Studienprotokollen verantwortbar zu sein. Wenn präoperativ nicht eindeutig eine Submukosainvasion ausgeschlossen werden kann, so empfiehlt sich bei Patienten mit akzeptablem Allgemeinzustand eine limitierte Resektion der Kardia, die bei Beschränkung der Läsion auf die Mukosa vaguserhaltend durchgeführt werden kann, bei Invasion der Submukosa mit einer Lymphadenektomie kombiniert werden muss. Kann die präzise präoperative Diagnostik eine Beschränkung der Tumorinvasion auf Mukosa und Submukosa nicht eindeutig geklärt werden, so ist weiterhin eine radikale subtotale Ösophagektomie zu fordern.

Literatur

1 Hameeteman W, Tytgat GNJ, Houthoff HJ, van Den Tweel JG: Barrett's esophagus: Development of dysplasia and adenocarcinoma. Gastroenterology 1989;96:1249–1256.

2 Blot WJ, Devesa SS, Kneller RW, Fraumeni JR Jr: Rising incidence of adenocarcinoma of the esophagus and gastric cardia. JAMA 1991;265:1287–1289.

3 Pera M, Cameron AJ, Trastek VF, Carpenter HA, Zinsmeister AR: Increasing incidence of adenocarinoma of the esophagus and esophagogastric junction. Gastroenterology 1993;104:510–513.

4 Spechler SJ, Goyal RK: The columnar-lined esophagus, intestinal metaplasia, and normal Barrett. Gastroenterology 1996;110:614–621.

5 Lagergren J, Bergström R, Lindgren A, Nyrén O: Symptomatic gastroesophageal reflux as a risk factor for esophageal adenocarcinoma. N Engl J Med 1999;340: 825–831.

6 Ye W, Chow WH, Lagergren J, Yin L, Nyren O: Risk of adenocarcinomas of the esophagus and gastric cardia in patients with gastroesophageal reflux diseases and after antireflux surgery. Gastroenterology 2001;121:1286-1293.

7 Schnell TG, Sonntag SJ, Chejfec A: Adenocarinomas arising in tongues or short segments of Barrett's esophagus. Dig Dis 1992;37:137–143.

8 Clark GMB, Smyrk TC, Burdiles P, et al: Is Barrett`s metaplasia the source of adenocarcinomas of the cardia? Arch Surg 1994;129:609–614.

9 Pera M, Trastek VF, Pairolero PC, Cardesa A, Allen MS, Deschamps C: Barrett's disease: Pathophysiology of metaplasie and adenocarinoma. Ann Thorac Surg 1993;56:1191–1197.

10 Cameron AJ, Lomboy CT, Pera M, Carpenter HA: Adenocarinoma of the esophagogastric junction and Barrett's esophagus. Gastroenterology 1995; 1909:1541–1546.

11 DeMeester SR, DeMeester TR: Columnar mucosa and intestinal metaplasia of the esophagus. Ann Surg 2000;231:303–321.

12 Fuchs KH, Engemann R, Thiede A: Chirurgische oder konservative Therapie des Barrett-Ösophagus? Chirurg 1994;65:88–95.

13 Öberg S, Johansson J, Weenner J, et al: Endoscopic surveillance of columnar lined esophagus. Ann Surg 2001;234:619–626.

14 Fuchs KH, Freys SM, Heimbucher J, Fein M, Thiede A: Pathophysiologic spectrum in patients with gastroosophageal reflux disease in a surgical GI-function laboratory. Dis Esophagus 1985;8:211–217.

15 Wetscher FJ, Profanter C, Gadenstätter M, et al: Medical treatment of gastroesophageal reflux disease does not prevent the development of Barrett's metaplasia and poor esophageal body motility. Langenbecks Arch Chir 1997;382:95–99.

16 Pera M, Trastek VF, Carpenter HA, Fernandez PL, Cardesa A, Mohr U, Pairolero PC: Influence of pancreatic and biliary reflux on the development of esophageal carcinoma. Ann Thorac Surg 1993;55: 1386–1393.

17 Radigan RL, Glover JL, Shipley FE, Shoemaker RE: Barrett's esophagus. Arch Surg 1977;112:486–491.

18 Brand DL, Ylvisaker JT, Gelfand M, Pope CE: Regresseion of columnar esophagus (Barrett's) epithelium after antireflux surgery. N Engl J Med 1980;102:844–888.

19 Ransom JM, Patel GK, Clift SA, Womble NE, Read RC: Extended and limited types of Barrett's esophagus in the adult. Ann Thorac Surg 1982;33: 19–27.

20 Sprung DJ, Ellis FH, Gibb SP: Regression of Barrett's epithelium after antireflux surgery. Ann J Gastroenterol 1984;79:817.

21 Pollara WM Zilberstein B, Cecconello I, Vencon FE, Parada AA, Pinotti HW: Barrett's esophagus. Late results of conservative management; in Siewert JR, Hölcher AH (eds): Diseases of the Esophagus. Berlin, Springer, 1988, pp 545–549.

22 Wellinger J, Ollyo JB, Savary M, Fontolliet CH, Chapuis G: Le traitement chirurgical de l'endobrachy-oesophage. Helv Chir Acta 1988;55:695–698.

23 Ovaska J, Miettinen M, Kivilaakso E: Adenocarinoma arising in Barrett's esophagus. Dig Dis Sci 1989;34:1336–1339.

24 Ollyo JB, Gonvers JJ, Froehlich R, Restellini A, Monnier P, Fontolliet C, Savary M: L`endobrachyoesophage regresse-t-il apres traitement efficace du reflux gastro-oesophagien? Schweiz Med Wochenschr 1990;120:716–720.

25 Williamson WA, Ellis FH, Gipp SP, Shahian DM, Aretz HAT: Effect of antireflux operation on Barrett's mucosa. Ann Thorac Surg 1990;49:537–542.

26 DeMeester TR, Attwood SEA, Smyrk TC, Therkildsen DH, Hinder RA: Surgical therapy in Barrett's esophagus. Ann Surg 1990;212:528–540.

27 Attwood SEA, Barlow AP, Norris TL, Watson A. Barrett`s oesophagus: Effects of antireflux surgery on symptom control an development of complications. Br J Surg 1992;79:1050–1053.

28 Pateron D: What is the place of antrectomy with Roux-en-Y in the treatment of reflux disease? Experimence with 83 total duodenal diversions. World J Surg 1992;16:349–353.

29 Sagar PM, Ackroyd R, Hosie KB, Patterson JE, Stoddard CJ, Kingsnorth AN: Regression and progression of Barrett's esophagus after antireflux surgery. Br J Surg 1995;82:806–810.

30 Ortiz A, Martinez de Haro LF, Parrilla P, Morales G, Molina F, Bermejo J, Liron R, Aguilar J: Conservative treatment versus antireflux surgery in Barrett's esophagus: Long-term results of a prospective study. Br J Surg 1996;83:274–278.

31 Hölscher A, Gutschow KTE, Schneider P: What is the evolution of Barrett's mucosa after antireflux surgery? In The Esophagogastric Junction ealy R. Guili, OESO, Paris, John Libbey Eurotext, 1998, pp 1047–1052.

32 Salo JA, Salminen JT, Kiviluoto TA, Nemlander AT, Rämö OJ, Färkkilä MA, Kivilaakso EO, Mattila SP: Treatment of Barrett's esophagus by endoscopic laser ablation and antireflux surgery. Ann Surg 1998;227:40–44.

33 Tigges H, Fuchs KH, Maroske J, Fein M, Freys SM, Müller J, Thiede A: Combination of endoscopic argon plasma coagulation (EAPC) and antireflux surgery for treatment of Barrett's esophagus. J Gastrointest Surg 2001;5:251–259.

34 Hatlebakk JG, Berstad A, Carling L, Svedberg LE, Unge P, Ekstrom P, Halvorsen L, Stallemo A, Hovdenak N, Trondstad R, et al: Lansoprazole versus omeprazole in short-term treatment of reflux oesophagitis. Results of a Scandinavian multicentre trial. Scand J Gastroenterol 1993;28:224–228.

35 Dent J, Yeomans ND, Mackinnon M, Reed W, Narielvala FM, Hetzel DJ: Omeprazole vs ranitidine for prevention of relapse in reflux oesohagitis. A controlled double-blind trial of their efficacy and safety. Gut 1994;35:590–598.
36 Vigneri S, Termini R, Leandro G, Badalamenti S, et al: A comparison of five maintenance therapies for reflux esophagitis. N Engl J Med 1995;333:1106–1110.
37 Klinkenberg-Knol EC, Nelis F, Dent J, et al: Long-term Omeprazole treatment in resistant gastroesophageal reflux disease: Efficacy, safety, and influence on gastric mucosa. Gastroenterology 2000;118: 661–669.
38 Wetscher GJ, Gadenstaetter M, Klingler PJ, Weiss H, Obrist P, Wykypiel H, Klaus A, Profanter C: Efficacy of medical therapy and antireflux surgery to prevent Barrett's metaplasia in patients with gastroesophageal reflux disease. Ann Surg 2001;234: 627-632.
39 Sampliner RE, Faigel D, Fennerty MB, Lieberman D, Ippoliti A, Lewin K, Weinstein WM: Effective and safe endoscopic reversal of nondysplastic Barrett's esophagus with thermal electrocoagulation combined with high-dose acid inhibition: A multicenter study. Gastrointest Endosc 2001;53:554–558.
40 Schulz H, Miehlke S, Stolte M, et al: Ablation of Barrett's epithelium by endoscopic argon plasma coagulation in combination with high-dose omeprazole. Gastrointest Endosc 2000;51:659–663.
41 Siewert JR, Hölscher AH, Bollschweiler E, Stein HJ, Fink U: Chirurgie des Barrett-Carcinoms. Chirurg 1994;65:102–109.
42 Hölscher AH, Becker K, Höfler H, Fink U, Siewert R: Plattenepithel-Frühcarcinom des Ösophagus – Multizentrizität, Metastasierungsmuster und Prognose. Chirurg 1996;67:357–361.
43 Hölscher AH, Bollschweiler E, Schneider PM, Siewert RJ: Early adenocarcinoma in Barrett's oesophagus. Br J Surg 1997;84:1470–1473.
44 Chen LQ, Hu CY, Ghadirian P, Duranceau A: Early detection of esophageal squamous cell carcinoma and its effects on therapy: An overview. Dis Esophagus 1999;12:161–167.
45 Natsugoe S, Aikou T, Yoshinaka H, et al: Lymph node metastasis of early stage carcinoma of the esophagus and of the stomach. J Clin Gastroenterol 1995;20:325–328.
46 Gossner L, Stolte M, Sroka R, Rick K, May A, Hahn EG, Ell C: Photodynamic ablation of high-grade dysplasia and early cancer in Barrett's esophagus by means of 5-aminolevulinic acid. Gastroenterology 1998;114:448-455.
47 Overholt BF, Panjehpour M, Haydek JM: Photodynamic therapy for Barrett's esphagus: Follow-up in 100 patients. Gastrointest Endosc 1999;49:1–7.
48 Gossner L, May A, Ell C: Endoskopische Lokaltherapie von hochgradigen Dysplasien und Frühkarzinomen bei Barrett-Ösophagus. Chir Gastroenterol 2001;17:57–64.
49 Ikeguchi M, Maeta M, Kaibara N: Limited operation for patients with T1 esophageal cancer. Langenbecks Arch Surg 2000;385:454–458.
50 Bollschweiler E, Schroder W, Holscher AH, Siewert JR: Preoperative risk analysis in patients with adenocarcinoma or squamous cell carcinoma of the oesophagus. Br J Surg 2000;87:1106-1110.
51 Hamilton SR, Smith RR: The relationship between columnar epithelial dysplasia and invasive adebicarcubina arising in Barrett's esophagus. Am J Clin Pathol 1997;87:301–312.
52 Altorki NK, Sunagawa M, Little AG, Skinner DB: High-grade dysplasia in the columnar-lined esophagus. Am J Surg 1991;161:97–100.
53 Pera M, Trastek VF, Carpentier HA, Allen MS, Deschamps C, Pairolero PC: Barrett's esophagus with high-grade dysplasia: An indication for esophagectomy? Ann Thorac Surg 1992;54:199–204.
54 Levine DS, Haggitt RC, Blount PL, Rabinovitch PS, Rusch VW, Reid BR: An endoscopic biopsy protocol can differentiate highgrade dysplasia from early adenocarcinoma in Barrett's esophagus. Gastroenterology 1993;105:40–50.
55 Rice TW, Falk GW, Achkar E, Petras RE: Surgical management of high-grade dysplasia in Barrett's esophagus. Am J Gastroenterol 1993;88:1832–1836.
56 Streitz JM Jr, Andrews CW Jr, Ellis FH Jr: Endoscopic surveillance of Barrett's esophagus. Does it help? J Thorac Cardiovasc Surg 1993;105:383-387; discussion 387-388.
57 Wright T, et al: High grade dysplasia in Barrett's esophagus. How should it be managed? Gut 1994; 35:S22.
58 Peters JH, Clark G, Ireland A, et al: Outcome of adenocarcinoma arising in Barrett's esophagus in endoscopically surveyed and nonsurveyed patients. J Thorac Cardiovasc Surg 1994;108:813–822.
59 Edwards MJ, Gable DR, Lentsch AB, Richardson DJ: The rationale for esophagectomy as the optimal therapy for Barrett's esophagus with high-grade dysplasia. Ann Surg 1996;223:585–591.
60 Heitmiller RF, Redmond M, Hamilton SR: Barrett's esophagus with high-grade dysplasia. An indication for prophylactic esophagectomy. Ann Surg 1996;224:66–71.
61 Ferguson MK, Naunheim KS. Resection for Barrett's mucosa with high-grade dysplasia: Implications for prophylactic photodynamic therapy. J Thorac Cardiovasc Surg 1997;114:824–829.
62 Cameron AJ, Carpenter HC, Trastek VF: Barrett's esophagus with high-grade dyplasia: Is resection required? Gastroenterology 1997;106:375.
63 Falk GW, Rice TW, Goldblum JR, Richter JE: Jumbo biopsy forceps protocol still misses unsuspected cancer in Barrett's esophagus with high-grade dysplasia. Gastrointest Endosc 1999;49:170–176.
64 Akiyama H, Tsurumaru M, Ono Y, et al: Esophagectomy without thoracotomy with vagal preservation. J Am Coll Surg 1994;178:83–85.
65 Stein HJ, Feith M, Mueller J, Werner M, Siewert JR: Limited resection for early adenocarcinoma in Barrett's esophagus. Ann Surg 2000;232:733–742.

Chirurgische Gastroenterologie Interdisziplinär

Hauptthema · Main Topic

Chir Gastroenterol 2002;18:118–121

Früherkennung und lokale endoskopische Behandlung von Magenfrühkarzinomen

D. Werk A. May C. Ell

Innere Medizin II, HSK Wiesbaden

Schlüsselwörter
Magenfrühkarzinome · Adenome mit intraepitheliale Neoplasien · Chromoendoskopie · Endoskopische Mukosarsektion

Zusammenfassung
Durch die hochauflösende Videoendoskopie und Chromoendoskopie hat sich die Diagnostik von frühen malignen und prämalignen Läsionen des Magens entscheidend verbessert. Die Endosonographie mittels Minisonde (20 MHz) ist ein Verfahren zur Bestimmung der Eindringtiefe des Tumors, mit der eine Einstufung bezüglich der Tumorinfiltration in die Mukosa bzw. Submukosa möglich ist. Lokale endoskopische Therapieverfahren, vor allem die endoskopische Mukosaresektion, gewinnen in den letzten Jahren zunehmend auch in der westlichen Hemisphäre an Bedeutung. Bei der Entscheidung für eine endoskopische Lokaltherapie ist das Lymphknotenmetastasierungsrisiko gegenüber der Letalität einer Operation im Sinne einer Gastrektomie oder Zweidrittel- bis Vierfünftelresektion des Magens abzuwägen. Endoskopische Interventionen zur Behandlung einer intraepithelialen Neoplasie bzw. eines Frühkarzinoms des Magens sollten primär erfahrenen endoskopischen Zentren vorbehalten sein.

Key Words
Early gastric cancer · Adenoma with intraepithelial neoplasia · Chromoendoscopy · Endoscopic mucosal resection

Summary
Early Detection and Local Endoscopic Treatment of Early Gastric Cancer
High resolution endoscopy and chromoendoscopy substantially improved diagnosis of premalign lesions and early stomach cancer. Endoscopic ultrasound, especially with the mini probe (20 MHz), allows the assessment of the depth of tumor infiltration in the mucosa and submucosa. Over the last years, local endoscopic treatment – especially endoscopic mucosal resection – of early gastric cancer gained importance in the western hemisphere. The decision for endoscopic treatment depends on the risk of nodal metastases in relation to mortality of surgical resection. Endoscopic treatment of premalign lesions and early gastric cancer should be reserved to centers with extensive experience.

Einleitung

Die Diagnose eines Magenfrühkarzinoms kann heutzutage durch den Einsatz von hochauflösender Videoendoskopie und Chromoendoskopie erleichtert und verbessert werden [1, 2]. Die Therapie der Wahl beim Magenfrühkarzinom ist in der westlichen Hemisphäre immer noch die chirurgische Intervention, je nach Lokalisation des Tumors im Sinne einer radikalen Gastrektomie oder Zweidrittel- bis Vierfünftelresektion mit Lymphadenektomie. Als sinnvolles, weniger invasives Therapieverfahren gewinnt die endoskopische Lokaltherapie, insbesondere die endoskopische Mukosaresektion (EMR), zunehmend an Bedeutung. Die weltweit größte Erfahrung hinsichtlich der EMR besteht in Japan [3–9]. Aus diesem Grund stammen auch fast alle Publikationen, vor allem mit großer Patientenzahl und Langzeitbeobachtung, aus dem asia-

KARGER

Fax +49 761 4 52 07 14
E-mail Information@Karger.de
www.karger.com

Accessible online at:
www.karger.com/journals/cga

Dr. D. Werk
Innere Medizin II
HSK Wiesbaden
Ludwig-Erhard-Straße 100, D-65199 Wiesbaden (Deutschland)
Tel. +49 611 43 24-20, Fax -18,
E-mail med2.hsk-Wiesbaden@knuut.de

tischen Raum, insbesondere aus Japan. Bei intramukosalen Tumoren muss mit einem geringen Lymphknotenmetastasierungsrisiko von etwa 2% ausgegangen werden, bei Infiltration der Submukosa steigt dieses Risiko auf knapp 20% [9]. Dies gilt es im Vergleich zur Morbidität und Letalität einer Operation abzuwägen. Die Letalität beträgt auch in erfahrenen Zentren immer noch bis zu etwa 6% [10, 11].

Diagnosik von Adenomen mit intraepithelialer Neoplasie und Frühkarzinomen des Magens

Die Chromoendoskopie und der Gebrauch von hochauflösenden Videoendoskopen verbessern entscheidend Detektierbarkeit und makroskopische Beurteilbarkeit vor allem kleiner flacher Läsionen und erleichtern die gezielte Biopsie bei Verdacht auf ein Adenom oder ein Magenfrühkarzinom. Zu berücksichtigen ist, dass immer nach Zweit- oder Mehrfachläsionen gesucht werden muss, da bei bis zu 10% aller Patienten mit Frühkarzinomen des Magens mit synchronen Herden zu rechnen ist.

Für die chromoendoskopische Diagnostik von Magenfrühkarzinomen und intraepithelialen Neoplasien wird hauptsächlich Indigokarmin (0,1–0,5%ig) eingesetzt. Hierbei handelt es sich um eine Kontrastfärbung und nicht wie bei der Chromoendoskopie im Ösophagus mit Lugol'scher Lösung oder Methylenblau um eine echte Vitalfärbung [2]. Indigokarmin wird mit einem Sprühkatheter auf die Magenschleimhaut appliziert und verstärkt den Kontrast, sodass Schleimhautirregularitäten besser visualisiert werden können. Somit kann die Ausdehnung besser bestimmt und makroskopisch primär nicht sichtbare Läsionen können zu einem höheren Prozentsatz detektiert werden.

Die endosonographische Diagnostik [11–13] kommt bei frühen Neoplasien dann in Frage, wenn eine Lokaltherapie diskutiert wird. Neben der konventionellen Endosonographie zur Einschätzung der Lymphknoten hat sich die so genannte Minisondenendosonographie mit Radioscannersonden und 20-MHz-Frequenz bewährt. Diese etwa 2 mm dicke Sonden können über den Instrumentierkanal eines Endoskops eingebracht werden. Unter endoskopischer direkter Kontrolle erfolgt dann vor Ort die Sonographie, die als Ziel die Bestimmung der exakten Tiefenausdehnung hat. Am effektivsten ist die Miniendosonographie mittels Zwei-Kanal-Endoskopen durchzuführen, da dann über den zweiten Instrumentierkanal die nötige Wassermenge als Vorlaufstrecke eingebracht werden kann. Durch Kombination der endoskopischen Beurteilung und des endosonographischen Befunds lässt sich eine Treffsicherheit von etwa 90% hinsichtlich der Eindringtiefe und insbesondere der Differenzierung zwischen mukosalem Befall und Submukosainfiltration erreichen [13, eigene Erfahrung]. Voraussetzung ist hier allerdings auch, dass eine ausreichende Erfahrung mit Frühkarzinomen und den entsprechenden Methoden besteht.

Endoskopische Lokaltherapie

Bei allen lokalisierbaren intraepithelialen Neoplasien oder Frühkarzinomen ist die endoskopische Abtragung mittels Mukosaresektion (EMR) als Verfahren der Wahl anzusehen. Aufgrund der Erfahrungen an großen Patientenzahlen wurden von japanischen Gastroenterologen die Low-risk-Kriterien für das Magenfrühkarziom, bei denen eine lokale endoskopische Therapie adäquat und ausreichend ist, wie folgt definiert:

- maximale Tumorgröße von 20–30 mm
- Begrenzung auf die Mukosa (T1m)
- intestinaler Zelltyp
- histologisch eine gute bis mäßiggradige Differenzierung (G1–G2)
- makroskopisch ein polypoider (Typ I) oder flacher Tumor (IIa, IIb).

Die Definition der makroskopischen Klassifikation von Frühkarzinomen des Magens sind in Tabelle 1 angegeben. Ist eines dieser Kriterien nicht erfüllt, so muss von einem höheren Risiko für die Entwicklung von Lympknotenmetastasen ausgegangen werden, das in Relation zu dem Operationsrisiko gesetzt werden muss. Eine neuere japanische Studie von Gotoda et al. [9] scheint allerdings eine Ausdehnung der bisher gültigen Low-risk-Kriterien (Tab. 2, 3) zu erlauben.

Eine endoskopische Lokaltherapie sollte bei Vorliegen einer Hochrisikosituation nur bei inoperablen Patienten oder Patienten mit deutlich erhöhtem Operationsrisiko aufgrund von Alter und/oder Begleiterkrankungen erfolgen. Der Vorteil in der lokalen Resektion des Tumors im Vergleich zu den thermischen Verfahren [14–16] besteht in der Gewinnung eines Präparats zur histologisch-pathologischen Aufarbeitung. Hierbei kann neben der Aussage über die R0-Resektion die Beurteilung der Tiefenausdehnung (Mukosa- und Submukosainfiltration) und eventueller Lymphgefäß- und Veneneinbrüche erfolgen. Somit besteht beim operablen Patienten die Möglichkeit, bei Infiltration der Submukosa (pT1sm2–3) oder Nachweis von Lymphgefäßeinbrüchen (pL1) eine chirurgische Therapie anzuschließen.

Bei der Durchführung der EMR sind mehrere Variationen möglich. Geläufig ist seit Jahren schon die konventionelle Schlingenabtragung mit großen adaptierten Polypektomieschlingen, gegebenenfalls auch in mehreren Schritten (so genannte Piece-meal-Resektion). Eine großflächige Abtragung unter Mitnahme der Submukosa mittels Suck-and-cut-Technik (Saugmukosektomie) wird mittels Ligatursystem wie bei der Ösophagusvarizenligatur oder einer am proximalen Ende des Endoskops aufgesetzten Kappe durchgeführt. Eine vorherige Unterspritzung mit einem Kochsalz-Suprarenin-Gemisch zur Senkung des Blutungs- und Perforationsrisiko ist sinnvoll.

In mehreren größeren, japanischen, z.T. auch multizentrischen Studien konnte gezeigt werden, dass für Patienten, die einer Niedrigrisikogruppe angehörten, mit der endoskopischen Mukosaresektion eine 5-Jahres-Überlebensrate von über 90% er-

Tab. 1. Makroskopische Klassifikation von Frühkarzinomen (entsprechend der Japanischen Gesellschaft für Gastroenterologie)

Typ	Definition
I	polypoider Typ
II	flacher Typ
IIa	flach erhaben
IIb	im Schleimhautniveau
IIc	leicht eingesenkt
III	exulzerierter Typ

Tab. 2. Entscheidende Kriterien für eine Lymphknotenmetastasierung [aus 9]

Lymphgefäßinfiltration (pL0 oder pL1)
Infiltration von Mukosa und Submukosa
Bei der Submukosainfiltration Abgrenzung von sm1-Typ (lediglich oberes Drittel der Submukosa betroffen) gegenüber sm2- und sm3-Typ

Tab. 3. Erweiterung der Low-risk-Kriterien anhand einer Studie von über 5000 Patienten mit Gastrektomie und Lymphknotendissektion wegen Magenfrühkarzinom, das heißt, in diesen Patientengruppen wurden keine Lymphknotenmetastasen gefunden) [aus 9]

Intramukosale Tumoren ohne Lymphgefäßeinbrüche und ohne Größenbegrenzung; eine Größenbegrenzung auf 20 mm ist nur bei schlechter Differenzierung (G3) und auf 30 mm nur bei Vorliegen einer Ulzeration (Typ III) erforderlich
Submukosale Tumoren, wenn ein sm1-Typ mit guter bis mäßiger Differenzierung (G1–G2) und fehlender Lymphgefäßinfiltration (pL0) vorliegt

reicht werden konnte. Als wesentliche Komplikationen der Mukosaresektion sind die Perforation und die Blutung nach Abtragung zu nennen, die in den Händen eines erfahrenen Endoskopikers selten auftreten (etwa 5%). Unsere eigenen Erfahrungen mit der EMR bei Magenfrühkarzinomen entsprechen im Wesentlichen denen der großen japanischen Studien.

Aufgrund der geringen bis fehlenden methodenspezifischen Mortalität und Morbidität bei gleichzeitigem Organerhalt im Vergleich zu den chirurgischen Verfahren muss der minimal invasive Charakter dieser Methode hervorgehoben werden.

Alternative endoskopische Verfahren wie die thermischen Ablationsverfahren [14] und die so genannte photodynamische Therapie (PDT) [15–17] sollten nur dann zum Einsatz kommen, wenn eine Mukosaresektion nicht möglich ist und auch eine chirurgische Resektion aus anderen Gründen ausscheidet.

Bei der PDT handelt es sich um ein minimal invasives Verfahren zur Behandlung von prämalignen und frühen malignen Veränderungen. Dieses Verfahren wurde insbesondere bei intraepithelialen Neoplasien und Frühkarzinomen des Ösophagus, aber auch anderer Organe (Lunge, Blase), in den letzten Jahren vermehrt eingesetzt. Größere randomisierte Studien sind jedoch nicht bekannt, sodass die PDT zur Behandlung von Magenfrühkarzinomen zur Zeit noch als experimentelles Verfahren angesehen werden muss. Das Prinzip der PDT beruht auf einer chemisch-toxischen Gewebedestruktion durch semiselektive Photosensibilisierung der Zielläsion mittels eines oral oder intravenös gegebenen Photosensibilisators und endoskopischer Lichtapplikation einer bestimmten Wellenlänge.

Im Gegensatz zur EMR besteht der Nachteil dieses Verfahrens darin, dass man das destruierte Gewebe nicht histopathologisch aufarbeiten lassen kann. Andererseits ermöglicht die PDT die Abtragung großflächiger und endoskopisch schwer zugänglicher Tumoren (z.B. im Gebiet der kleinen Kurvatur) im Bereich des Magens. Auch lokale endoskopische Komplikationen in Form von Perforationen und Blutungen sind beim Einsatz der «Zweitgenerationphotosensibilisatoren» gering oder fehlen. Es muss jedoch berücksichtigt werden, dass durch die Anreicherung des Photosensibilators in der Haut für einen gewissen Zeitraum eine Lichtprotektion (z.B. bei Aminolävulinsäure für 36 h und beim meta-Tetrahydroxyphenylchlorin (mTPHC) für etwa 4 Wochen) einzuhalten ist, da bei Lichtexposition phototoxische Nebenwirkungen in Form von Verbrennungen (Sonnenbrand) auftreten können. Weitere Begleiterscheinungen sind Übelkeit, lokaler Wundschmerz sowie Erbrechen, die mit Antiemetika und Analgetika symptomatisch gut zu therapieren sind.

Abgesehen von einigen präliminären Arbeiten aus Japan, liegt zur PDT des Magenfrühkarzinoms bisher nur eine größere Studie vor [15]. Hier wurde nach Durchführung einer PDT mit mTHPC in 73% der Fälle eine komplette Remission erreicht. Bei Anwendung der Low-risk-Kriterien lag die komplette Remissionsrate bei >90%.

Bei den thermischen Verfahren handelt es um die bekannten Lasersysteme (Nd:YAG und Potassium-Tetanylphosphat, KTP) und die Argon-Plasmakoagulation (APC). Bei der APC wird Hochfrequenzstrom über einen flexiblen, teflonbeschichteten Katheter durch ionosiertes Argongas auf das Gewebe appliziert und dort eine thermische Koagulation und Desikkation bewirkt. Eine Vaporisation des Gewebes wie bei Lasersystemen tritt nicht auf. Wegen des physikalischen Prinzips ist die Eindringtiefe des thermischen Effekts begrenzt, so dass tiefer liegende Gewebeschichten nicht miterfasst werden. Die begrenzte Eindringtiefe verringert das Perforationsrisiko, schließt es aber nicht aus. Bei den Festkörperlasersystemen müssen KTP- und Nd:YAG-Laser unterschieden werden. Der Nd:YAG-Laser ist aus der palliativen endoskopischen Tumortherapie gut bekannt. Das System arbeitet mit einer Wellenlänge von 1064 nm, und es können hohe Energiedichten von 40–100 Watt appliziert werden.

Beim KTP-Laser liegt die Wellenlänge bei 532 nm und die Energiedichte bei maximal 20 W, was zu einer begrenzten

Eindringtiefe mit konsekutiv vermindertem Perforationsrisiko führt.

Ein großer Nachteil dieser Verfahren wie auch bei der PDT ist, dass eine histologische Aufarbeitung der thermisch destruierten Zellen nicht erfolgen kann. Durch die punktförmige Applikation müssen im Gegensatz zur PDT mehrere Therapiesitzungen durchgeführt werden. Dennoch liegen aus Japan inzwischen zahlreiche Studien zur Lokaltherapie mit guten Langzeitergebnissen (Überleben >90% in 5 Jahren) bei minimaler Morbidität und Nachletalität vor. Insbesondere bei hochbetagten multimorbiden Patienten, bei denen eine chirurgische Therapie und auch die etwas risikoreichere EMR vermieden werden sollen, stellt die Nd:YAG-Lasertherapie eine gute alternative Therapie dar.

Bei inkompletter Abtragung mittels EMR oder PDT können die lateralen Resektionsränder zwecks Therapieoptimierung gut mittels KTP-Laser oder APC-Therapie nachbehandelt werden, um eine gezielte Destruktion verbleibender Karzinomreste zu erreichen.

Zusammenfassend gilt:

1. Die EMR stellt in erfahrenden Händen eine sichere, komplikationsarme und effektive minimal invasive Methode in der Behandlung der Magenfrühkarzinome dar.
2. Die EMR ist der chirurgischen Therapie vorzuziehen, wenn die Low-risk-Kriterien erfüllt sind.
3. Die PDT ist eine experimentelle Alternative, wenn die chirurgische Resektion nicht möglich/erwünscht ist und eine EMR technisch nicht durchführbar ist.
4. Die thermischen Verfahren sollen generell nicht als primäre Verfahren mit kurativem Ansatz eingesetzt werden, sondern dienen als auxiliäre Verfahren nach EMR bzw. mit palliativer Intention bei Hochrisiko- oder inoperablen Patienten, falls eine EMR nicht möglich ist.
5. In Anbetracht der differenzierten Diagnostik vor lokaler Therapie, der insgesamt geringen Fallzahlen in den europäischen Ländern und der in den westlichen Ländern nur begrenzten Erfahrung sollen lokale Therapien nur in erfahrenen Endoskopieeinheiten im Rahmen von prospektiven Studien erfolgen.

Literatur

1 Acosta M, Boyce HW: Chromoendoscopy – where is it useful? J Clin Gastroenterol 1998;27:13–20.

2 Canto M: Staining in gastrointestinal endoscopy: The basics review. Endoscopy 1999;31:479–486.

3 Kazunori I, Saburo N, Yoshiki H, Minoru K, Junji Y, Masahiro T, Hitoshi S, Takahiro K, Hirofumi N, Takao S.: A prospectiv study on endoscopic treatment for early gastric cancer in Japan: An interim report. Dig Endosc 2000;12:19–24.

4 Miyata M, Yokoyama Y, Okoyama N, Joh T, Seno K, Sasaki M, Ohara H, Nomura T, Kasugai K, Itoh M: What are the appropriate indications for endoscopic mucosal resection for early gastric cancer? Analysis of 256 endoscopically resected lesions. Endoscopy 2000;323:773–778.

5 Ono H, Kondo H, Gotoda T, Shirao K, Yamaguchi H, Saito D, Hosokawa K, Shimoda T, Yoshida S: Endoscopic mucosal resection for treatment of early gastric cancer. Gut 2001;48:225–229.

6 Takeshita K, Tani M, Inoue H, Saeki I, Hayashi S, Honda T, Kando F, Saito N, Endo M: Endoscopic treatment of early oesophageal or gastric cancer. Gut 1997;40:123–127.

7 Takeshita K, Tani M, Inoue H: A new method of endoscopic mucosal resection of neoplastic lesions in the stomach: its technical features and result. Hepatogastroenterology 1997;44:1602–1611.

8 Inoue H: Endoscopic mucosal resection for oesophageal and gastric mucosal resection. Can J Gastroenterol 1998;12:355–359.

9 Gotoda T, Yanagisawa A, Sasako M, Ono H, Nakanish Y, Shimoda T, Kato Y: Incidence of lymph node metastasis from early gastric cancer: Estimation with a large number of cases at two large centers. Gastric Cancer 2000;3:219–225

10 Axon A: Review – early gastric cancer in Europe. Gut 1997;41:142–150.

11 Everett S, Axon A: Early gastric cancer in Europe. Gut 1997;41:142–150.

12 Yanai H, Yoshida T, Harada T, Matsumoto Y, Nishiaki M, Shigemitsu T, Tada M, Okita K, Kawano T, Nagasaki S: Endoscopic ultrasonography of superficial esophageal cancers using a thin ultrasound probe system equipped with switchable radial and Linear scanning modes. Gastrointest Endosc 1996;44:578–582.

13 Ohashi S, Segawa K, Okamura S, Mitake M, Urano H, Shimodaira M, Takeda T, Kanamori S, Naito T, Takeda K, Itoh B, Goto H, Niwa Y, Hayakawa T: The utility of endoscopic ultrasonography and endoscopy in the endoscopic mucosal resection of early gastric cancer. Gut 1999;45:599–604.

14 Bourke MJ, Hope RL, Chu G, Gillespie PE, Bull C, O Rourke I, Williams SJ: Laser palliation of inoperable malignant dysphagia: Initial and at death. Gastrointest Endosc 1996;43:29–32.

15 Ell C, Gossner L, May A, Schneider HT, Hahn EG, Stolte M, Sroka R: Photodynamic ablation of early cancer of the stomach by means of mTHPC and laser irradation: Preliminary clinical experience. Gut 1998;43:345–349.

16 Gossner L, Ell C: Photodynamic therapy of gastric cancer. Gastrointestinal Endosc Clin North Am 2000;10:461–480.

17 Stepp H, Sroka R, Baumgartner R: Fluorescence endoscopy of gastrointestinal disease: Basic principles, techniques, and clinical experience. Endoscopy 1998;30:379–386.

Chirurgische Gastroenterologie Interdisziplinär

Hauptthema · Main Topic

Chir Gastroenterol 2002;18:122–127

Moderne Chirurgie des Magenfrühkarzinoms

H.-J. Meyer G.J. Opitz H.-R. Zachert

Klinik für Allgemein- und Viszeralchirurgie, Städtisches Klinikum Solingen

Schüsselwörter
Magenfrühkarzinom: chirurgische Therapie, lokale Resektionsverfahren

Zusammenfassung
Das Magenfrühkarzinom wird in der westlichen Welt weiterhin mit einer Häufigkeit von nur 15–25% diagnostiziert, während dieser Anteil in Japan bei ansteigender Inzidenz 50% und mehr ausmacht. Im Gegensatz zu fortgeschrittenen Tumorstadien zeichnet sich das Magenfrühkarzinom generell durch eine außerordentlich gute Prognose mit 5-Jahres-Überlebensraten von >90% aus, was unter anderem durch eine geringe lymphogene Metastasierung mitbedingt ist. Die Häufigkeit einer tumorösen Lymphknoteninfiltration beträgt beim Mukosakarzinom bis zu 10% und beim Submukosakarzinom 10 bis >25%. Bei gewissen Tumorkonstellationen des Mukosatyps kann sogar eine Lymphknotenmetastasierung mit hoher Wahrscheinlichkeit ausgeschlossen werden, so dass in Japan vermehrt eingeschränkte Resektionsverfahren mit kurativem Ansatz wie die endoskopische Mukosaresektion oder kombinierte laparoskopisch-endoskopische Verfahren zur Anwendung kommen. In den westlichen Industrieländern ist allerdings nur in etwa 5–10% der Fälle ein solches Vorgehen indiziert. Weiterhin müssen auch bei individueller Abwägung der jeweiligen Differentialindikationen in der überwiegenden Mehrzahl der Fälle konventionelle radikale Resektionen einschließlich der Lymphadenektomie durchgeführt werden, um die beim Magenfrühkarzinom nach kompletter Tumorentfernung für die Patienten bestehende Heilungschance zu gewährleisten.

Key Words
Early gastric cancer: surgical therapy, limited resective procedures

Summary
Surgical Strategies in Early Gastric Cancer
Early gastric cancer represents only 15–25% of all gastric malignancies in the Western world. In contrast, in Japan an increasing incidence of this tumor up to 50% and more could be achieved. In comparison to advanced tumor stages, the prognosis of patients suffering from early gastric cancer is excellent in general, with a 5-year survival rate of up to more than 90%, in particular caused by limited lymphatic spread. The rate of lymph node metastases ranged between 0 and 10% or 10 and 25% and more, respectively, in mucosal or submucosal carcinomas. Furthermore, some subtypes of the mucosal cancer probably may have no infiltration of regional lymph nodes; therefore, curative local resective therapy, as endoscopic mucosal resection or combined laparoscopic-endoscopic procedures, is carried out with increased efforts, above all in Japan. But limited local therapy is indicated only in about 5–10% in Western countries. Although taking into account individual and stage-oriented gastric cancer treatment, radical surgical resection including lymph node dissection has to be performed in the majority of patients, to achieve the chance of excellent long-term results after complete tumor resection.

KARGER

Fax +49 761 4 52 07 14
E-mail Information@Karger.de
www.karger.com

Accessible online at:
www.karger.com/journals/cga

Prof. Dr. H.-J. Meyer
Klinik für Allgemein- und Viszeralchirurgie
Städtisches Klinikum Solingen
Gotenstraße 1, 42653 Solingen
Tel. +49 212 54 72-400, Fax -682
E-mail meyer@kleinikumsolingen.de

Eine moderne chirurgische Onkologie zeichnet sich vor allem dadurch aus, dass individuell für jeden Patienten eine Therapie nach Maß anzustreben ist. Dies gilt für die verschiedenste Tumorentitäten und hat auch für das Magenkarzinom, insbesondere für das Magenfrühkarzinom, in den letzten Jahren zunehmend an Bedeutung gewonnen. Bei stadien- oder histologieorientiertem Vorgehen stehen hier vor allem die Berechtigung und Bedeutung lokal eingeschränkter Verfahren mit kurativer Intention den so genannten klassischen Resektionsverfahren gegenüber. Die Differentialindikation zu diesen verschiedenen operativen Verfahren wird neben der Beachtung von klinischen Parametern entscheidend von der Histomorphologie sowie der Ausbreitung des Tumors bestimmt. Somit ist ein exaktes prätherapeutisches Staging unabdingbar. Durch den Einsatz der Endoskopie mit Vitalfärbungen der Magenschleimhaut sowie der Endosonographie unter Verwendung von hochfrequenten Ultraschallsonden gelingt es in bis zu 90% der Fälle, Tumoren der uT1-Kategorie zu diagnostizieren, wobei zur weiteren Differenzierung der Infiltrationstiefe als Mukosa- oder Submukosakarzinom auch die makroskopischen Wachstumsmuster zur Beurteilung mit herangezogen werden können. Wesentlich schwieriger gestaltet sich die prätherapeutische Diagnostik zur Beschreibung möglicher Lymphknotenmetastasen, auch wenn durch die Endosonographie Genauigkeiten in der Aussage bis zu 80% angegeben werden. Das Problem liegt vor allem in der schwierigen Beurteilung von metastatisch befallenen Lymphknoten mit einem Durchmesser <1 cm [1–4].
Insgesamt kann trotz sehr genauem Staging präoperativ lediglich die Verdachtsdiagnose auf das Vorliegen eines Magenfrühkarzinoms geäußert werden, denn die definitive Diagnose eines Magenkarzinoms mit alleiniger Infiltration der Mukosa und/oder Submukosa, unabhängig vom Lymphknotenstatus oder Vorliegen von Fernmetastasen, verlangt eine pathohistologische Beurteilung des Resektats [5].

Aktuelle klinische Situation

Die derzeitige klinische Situation mit dem jeweils angestrebten individuellen therapeutischen Vorgehen ist dadurch gekennzeichnet, dass neben klassischen Resektionsverfahren beim Magenfrühkarzinom vermehrt eingeschränkte kurative Therapieverfahren an Bedeutung gewinnen, vor allem in den asiatischen Ländern, in denen zur Zeit der Anteil der Magenfrühkarzinome >50% aller diagnostizierten Magenkarzinome ausmacht. In den westlichen Industrieländern hingegen beträgt der Anteil der Magenfrühkarzinome weiterhin etwa 15 bis maximal 25%. So wurden z. B. in der deutschen Magenkarzinomstudie unter 1654 kurativen (R0-)Resektionen 279 Patienten mit einem Magenfrühkarzinom operiert, das entspricht einem Anteil von 16,9% [6].
Die bisher vorliegenden Ergebnisse der konventionellen chirurgischen Therapie beim Magenfrühkarzinom können als exzellent bezeichnet werden. Nach einer japanischen Sammelstatistik mit mehr als 12 000 Operationen wegen eines Magenfrühkarzinoms, überwiegend im Stadium UICC-IA, liegt die 5-Jahres-Überlebensrate zwischen 85 und 97% [2]. Aber auch in der westlichen Welt, allerdings bei wesentlich geringeren Patientenzahlen, können Überlebensraten bis zu 98% erreicht werden [3]. Unter den konventionellen Resektionsverfahren kam dabei in der deutschen Magenkarzinomstudie in etwa 40% der Fälle eine subtotale distale Resektion zur Anwendung. Bei 56% der Patienten erfolgte eine Gastrektomie und bei 3,1% wurden andere bzw. eingeschränkte Verfahren eingesetzt. Beim extraluminären Resektionsausmaß wurde in knapp 60% der kurativ operierten Patienten eine systematische oder erweiterte Lymphknotendissektion mit Entfernung von >25 Lymphknoten vorgenommen. Nach diesen Eingriffen traten bei etwa 25% der Fälle Komplikationen auf, wobei die Nahtinsuffizienzen mit 5,4% im Vordergrund standen. Die 30-Tage-Letalität betrug 2,9% und entspricht den Mitteilungen anderer Zentren in Europa [6]. Diese Ergebnisse werden noch durch die Daten japanischer Studien übertroffen: Hier betragen die Komplikationsraten 5–30,3% und die 30-Tage-Letalität liegt bei 0,4–2,9% [2].
Während beim Magenfrühkarzinom in gewissen Tumorkonstellationen limitierte lokale Resektionen in kurativer Absicht eine etablierte Methode darstellen können, dies gilt vor allem für die endoskopische Mukosaresektion mit den verschiedenen Techniken, sollten in der westlichen Welt, nicht zuletzt auch aufgrund der deutlich geringeren Fallzahlen, lokale Therapiemaßnahmen des Magenfrühkarzinoms in ihrer Indikationsstellung kritisch und sehr genau gegenüber radikalen Resektionen abgewogen und verschiedene Gesichtspunkte berücksichtigen werden [3, 7–9]. Als Kriterien sind unter anderem anzuführen: die teilweise weiterhin schwierige Differenzierung einer endosonographischen uT1a- (Mukosakarzinom) oder uT1b-Kategorie (Submukosakarzinom). Ferner sind die Lokalisation bzw. das multizentrische Auftreten der Tumoren zu beachten, ebenso die Häufigkeit von Lymphknotenmetastasen sowie mögliche Rezidive eines Magenfrühkarzinoms bzw. der Nachweis von syn- oder metachronen Zweittumoren.
Multizentrisches Tumorwachstum kann bei exakter endoskopischer Untersuchung mit routinemäßiger Anwendung von Vitalfärbungen der Magenschleimhaut in bis zu 18,7% der Fälle nachgewiesen werden, wobei neben einem synchronen Frühkarzinom auch fortgeschrittene Tumorstadien vorliegen können [10].
Generell ist eine *Zunahme von Tumoren* im proximalen Magendrittel bzw. ösophagogastralen Übergang zu verzeichnen. Diese Lokalisation kommt für alle Tumorstadien in den westlichen Industrienationen bei bis zu 50%, in Japan bei bis zu 30% der Patienten vor. In der prospektiv durchgeführten deutschen Magenkarzinomstudie lag der Anteil von Magenfrühkarzinomen im proximalen Magendrittel bei 15,4%. Zu berücksichtigen ist dabei, dass die Patientenrekrutierung schon im Zeitraum von 1986 bis 1989 erfolgte [2–4, 6].

Eine Vielzahl von Publikationen beschäftigt sich mit der Inzidenz von Lymphknotenmetastasen beim Magenfrühkarzinom. Dabei wird festgestellt, dass die *Häufigkeit der Lymphknotenmetastasierung* ganz entscheidend durch die Tumorgröße bzw. den Tumordurchmesser bestimmt wird, ebenso von der Infiltrationstiefe, dem Differenzierungsgrad des Tumors bzw. der histomorphologischen Klassifikation nach Lauren. Besonderes Augenmerk wird derzeit auch auf den Einfluss der unterschiedlichen makroskopischen Tumortypen gerichtet. Gerade bei Durchführung lokaler Therapiemaßnahmen mit kurativer Intention unter Belassung der regionären Lymphabflussgebiete bzw. bei Durchführung einer eingeschränkten Lymphadenektomie ist dieses von entscheidender Bedeutung. Auch wenn die überwiegende Mehrzahl etwaiger Lymphknotenmetastasen perigastrisch lokalisiert ist, muss auch mit einer Metastasierung in das so genannte Kompartment II gerechnet werden. Zudem findet der Nachweis isolierter Tumorzellen in den Lymphknoten mittels immunhistochemischer Untersuchungen zunehmendes Interesse. Beim Mukosakarzinom ist insgesamt in bis zu 10%, beim Submukosakarzinom in mehr als 25% der Fälle mit dem Auftreten von Lymphknotenmetastasen zu rechnen, wobei auch infiltrierte Lymphknoten im Kompartment II in einer Häufigkeit bis zu etwa 10% nachzuweisen sind. Verschiedene, vor allem europäische Untersuchungen zeigen eine weitere Steigerung der Zahl der Lymphknotenmetastasen [1, 3, 8, 11–13]. Die Untersuchungen der deutschen Magenkarzinomstudie ergaben eine Häufigkeit der Lymphknotenmetastasierung beim Mukosatyp von 4,9% und beim Submukosatyp von 28,5%. Nach multivariater Analyse wurde die Lymphknotenmetastasierung signifikant von der Tumorinfiltrationstiefe, dem Alter der Patienten (Häufigkeitsgipfel zwischen dem 30. und 40. Lebensjahr) sowie dem Differenzierungsgrad des Tumors beeinflusst [6]. Demgegenüber weisen pathohistologische Auswertungen aus Japan darauf hin, dass beim histologisch gut differenzierten Mukosakarzinom bzw. Intestinaltyp nach Lauren mit einem Durchmesser von <1 bzw. 2 cm, beim makroskopisch gering erhabenem oder eingesunkenem Typ ohne Narbe bzw. Ulkus eine Lympknotenmetastasierung fehlen kann oder nur sehr selten auftritt. Bei einer solchen Subpopulation der Patienten ist dann der Einsatz lokaler kurativer Therapieverfahren indiziert [14, 15].
Auch nach konventionellen onkologischen Eingriffen ist in bis zu 15% der Fälle mit dem *Auftreten eines Magenfrühkarzinomrezidivs* zu rechnen, besonders bei Vorliegen eines Submukosakarzinoms bzw. bei primär stattgehabter Lymphknotenmetastasierung. Die Rezidive treten in aller Regel nach einem intermediären oder langen krankheitsfreien Intervall auf, wobei etwa die Hälfte der Patienten asymptomatisch sind und lediglich im Rahmen von Nachuntersuchungen der erneute Tumornachweis möglich ist [16–18].
Bei Patienten mit deutlich erhöhtem Operationsrisiko bzw. relevanter Komorbidität können verschiedene lokal limitierte Verfahren, auch unter nur eingeschränktem kurativem Aspekt, zur Anwendung kommen, vor allem ablative Methoden in Form von Laser- oder photodynamischer Therapie.

Differenzierte chirurgische Therapie beim Magenfrühkarzinom

Ziel der chirurgischen Therapie muss auch beim Magenfrühkarzinom sein, den tumortragenden Anteil des Magens einschließlich der entsprechenden Lymphabflussgebiete komplett zu entfernen (R0-Resektion). Unter dieser Zielstellung wurde in Japan bis Ende der 80er Jahre, in den westlichen Industrieländern bis zum heutigen Zeitpunkt die Durchführung klassischer konventioneller Resektionsverfahren einschließlich einer systematischen Lymphadenektomie als Verfahren der Wahl angesehen, nicht zuletzt auch aufgrund der genannten Argumente. Während in Japan, besonders wegen des hohen Anteils an diagnostizierten Magenfrühkarzinomen, lokal limitierte Resektionen vermehrt zur Anwendung gekommen sind, zeigte sich auch in der westlichen Welt zunehmend ein Abweichen von den so genannten Regeloperationen oder Standardeingriffen hin zu differenzierten Therapieverfahren mit kurativem Ansatz unter Berücksichtigung von so genannte oralen Sicherheitsabständen. Voraussetzung dafür war die Kenntnis des histomorphologischen Karzinomtypen nach Lauren. Bei der Wahl der oralen Resektionsebene am Magen ist beim Frühkarzinom, sowohl beim intestinalen als auch diffusen Typ, in situ ein Sicherheitsabstand von mindestens 5 cm einzuhalten. Abhängig von der Lokalisation des Tumors sind individuell resezierende Verfahren gegenüber anderen Methoden, vorrangig einer Gastrektomie, abzuwägen [1, 3, 4].

Subtotale distale Magenresektion

In der westlichen Welt ist die Häufigkeit der durchgeführten distalen Magenresektionen, bedingt durch den hohen Anteil fortgeschrittener Tumorstadien sowie die gleichzeitige Zunahme von Tumoren des ösophagogastralen Übergangs, unter den resezierenden Verfahren eher abnehmend, während in Japan eine distale Resektion einschließlich einer Rekonstruktion als Gastroduodenostomie deutlich häufiger vorgenommen wird. Beim Magenfrühkarzinom hingegen wird auch in den westlichen Ländern unter Berücksichtigung des oralen Sicherheitsabstands zunehmend die subtotale distale Resektion favorisiert, unabhängig von dem nachfolgend gewählten Rekonstruktionsverfahren. Verschiedene Studien mit Untersuchungen zur Lebensqualität haben gezeigt, dass bei Erhalt eines proximalen Magenrestes im Vergleich zur Gastrektomie auch signifikant bessere funktionelle Langzeitergebnisse erreicht werden konnten [19]. Der Beweis einer weiteren funktionellen Ergebnisverbesserung bei Erhalt des Pylorus, wie von verschiedenen japanischen Autoren angeführt, steht derzeit noch aus [20].

Gastrektomie

Bei Lokalisation des Magenfrühkarzinoms am Übergang vom mittleren zum oberen Magendrittel bzw. im proximalen Magenabschnitt erscheint die Durchführung einer Gastrektomie, vor allem, wenn die Beachtung der oralen Sicherheitsabstände nicht möglich ist, notwendig und weiterhin gerechtfertigt. Aufgrund der operativen Erfahrung in entsprechenden Zentren weisen auch die postoperativen Komplikations- und Letalitätsraten nach resezierenden Verfahren bzw. Gastrektomie keine signifikanten Unterschiede auf [1, 3, 4]. Alternativ zur Gastrektomie werden in verschiedenen japanischen Kliniken segmentale Resektionen des Magens oder Manschettenresektionen, dabei auch unter Erhalt der Vagusstämme usw., durchgeführt. Größere Fallzahlen bzw. Langzeitergebnisse liegen allerdings nicht vor [21, 22].

Proximale Magenresektion

Bei Lokalisation des Magenfrühkarzinoms im proximalen Magendrittel können die onkologischen Forderungen auch durch eine orale subtotale Resektion erfüllt werden. Dieses Vorgehen wurde allerdings aufgrund hoher Morbidität mit erheblichen Refluxbeschwerden nach Anlage einer intraabdominalen Ösophagogastrostomie in der westlichen Welt als funktionell ungünstig angesehen. Bei generell zunehmender Häufigkeit von Tumoren des ösophagogastralen Übergangs sowie nach Etablierung verschiedener effektiver Rekonstruktionsverfahren mit Vermeidung eines ausgeprägten gastroösophagealen Refluxes hat dieses Operationsverfahren wieder an Bedeutung gewinnen können. Sowohl in Japan als auch in der westlichen Welt wird in verschiedenen Zentren zur Zeit einer proximalen Resektion der Vorzug gegenüber der (erweiterten) Gastrektomie gegeben, auch aufgrund der meist geringeren postoperativen Komplikationsraten [23, 24]. Die Rekonstruktion des oberen Gastrointestinaltrakts kann durch die isoperistaltische Interposition einer langen Jejunalschlinge erfolgen [25], alternativ auch durch ein vaskulär gestieltes Segment des ileokolischen Übergangs. Langzeitergebnisse sowohl hinsichtlich des rezidivfreien Überlebens sowie der funktionellen Ergebnisse müssen noch abgewartet werden.

Laparoskopisch assistierte Verfahren bei der distalen Resektion wie auch Gastrektomie wurden ebenfalls in den letzten Jahren in einigen Institutionen durchgeführt. Dabei sind die Fallzahlen jeweils relativ klein, und entsprechende Langzeitbeobachtungen im Vergleich zu den konventionellen Verfahren liegen nicht vor [26, 27]. Wie bei anderen Tumorentitäten sollte ein solches Vorgehen allerdings möglichst unter Studienbedingungen erfolgen, um nicht nur den direkt postoperativ zu erwartenden Benefit für den Patienten, sondern auch die Erfüllung onkologischer Forderungen aufzeigen zu können.

Ausmaß der Lymphknotendissektion

Auch bei weitgehender Akzeptanz der angestrebten Ziele der chirurgischen Therapie, eine R0-Situation zu erreichen, sind Notwendigkeit und Nutzen einer systematischen Lymphadenektomie beim fortgeschrittenen – besonders aber beim Magenfrühkarzinom – erneut in die Diskussion gekommen. Entgegen den Erfahrungen zahlreicher japanischer Arbeitsgruppen, die allerdings meist nur bei retrospektiver Analyse der Behandlungsergebnisse eine Verbesserung der Überlebenszeiten nach systematischer Lymphadenektomie aufzeigen konnten, gelang dies bei zwei in Europa durchgeführten prospektiv randomisierten Multizenterstudien nicht. Unabhängig von den anzuführenden Kritikpunkten dieser Studien – jeweils sehr kleine unizentrische Fallzahlen bzw. obligate Resektionserweiterung durch Splenektomie oder distale Pankreasresektion – waren die Komplikations- und Letalitätsraten nach systematischer (D2-)Lymphadenektomie im Vergleich zur eingeschränkten (D1-)Lymphadenektomie signifikant erhöht. Die Überlebenszeiten konnten nicht gesteigert werden; allerdings deutet sich in einer Studie eine Verbesserung des rezidivfreien Überlebens an. In der prospektiv durchgeführten deutschen Magenkarzinomstudie zeigten sich keine signifikanten Unterschiede hinsichtlich Morbidität und Letalität bei unterschiedlichem Ausmaß der Lymphknotendissektion. Besonders bei beginnender Lymphknotenmetastasierung bzw. geringer Zahl von Lymphknotenmetastasen, z.B. im Stadium II, konnte eine signifikante Verbesserung der 5- bzw. 10-Jahres-Überlebensrate nach ausgedehnter (D2-) im Vergleich zur eingeschränkten (D1-)Lymphadenektomie nachgewiesen werden [1, 3, 4, 13, 28].

Speziell beim Magenfrühkarzinom mit einem im Vergleich zu fortgeschrittenen Stadien deutlich geringerem Auftreten von Lymphknotenmetastasen sollte ein prognoseverbessernder Effekt der systematischen Lymphknotendissektion erwartet werden, was auch durch verschiedene japanische Untersuchungen, besonders beim Vorliegen eines Submukosakarzinoms, aufgezeigt werden konnte [2, 11, 29]. Somit wird in Europa wie in Japan in entsprechenden Zentren beim Magenfrühkarzinom der Wert einer systematischen Lymphadenektomie genutzt, besonders auch bei zunehmender Bedeutung des Nachweises von Mikrometastasen oder isolierten Tumorzellen in den Lymphknoten, die bei konventionellen pathohistologischen Untersuchungsverfahren als tumorfrei eingestuft worden waren [29]. Eine Selektion oder Einschränkung der Lymphknotenausräumung konnte bisher auch bei Darstellung des so genannten «sentinel lymph node» nicht abgeleitet werden und bedarf weiterer Untersuchungen [12]. Beim Mukosakarzinom erscheint ein sehr viel differenzierteres Vorgehen unter Berücksichtigung von makroskopischem Tumortyp, Differenzierungsgrad und der Tumorgröße gerechtfertigt.

Eine Splenektomie, ohnehin nicht obligater Bestandteil der systematischen Lymphadenektomie, ist beim Vorliegen eines Magenfrühkarzinoms in aller Regel nicht notwendig. Auch bei

Durchführung einer proximalen Magenresektion bzw. Gastrektomie ist ein Milzerhalt möglich. Verschiedene multivariate Analysen haben zeigen können, dass die Splenektomie einen relevanten Risikofaktor bezüglich gesteigerter postoperativer Komplikations- und Letalitätsraten darstellt, teilweise auch mit Einschränkung der Prognose [1, 3, 4, 28].

Lokal eingeschränkte resezierende Verfahren

Die Indikation zur Durchführung lokaler kurativer Therapiemaßnahmen ist bei Vorliegen verschiedener Konstellationen des Mukosakarzinoms (s. oben) individuell gegeben. Neben der endoskopischen Mukosaresektion werden kombinierte laparoskopisch-endoskopische Techniken angewandt. Letztere können abhängig von der Tumorlokalisation laparoskopisch als tangentiale Resektion der Magenwand (Wedge-Resektion) oder als intragastrale Mukosaresektion durchgeführt werden. Während für die endoskopische Mukosaresektion bereits hinreichend große Erfahrungen vorliegen, fehlen für die kombiniert durchgeführten Resektionen noch entsprechende Fallzahlen mit ausreichend langem postoperativem Intervall [2, 14, 15, 30].

Laparoskopische tangentiale Resektion der Magenwand

Dieses Verfahren kann unter anderem bei Vorliegen von Mukosakarzinomen der Magenvorderwand oder der kleinen bzw. großen Magenkurvatur gewählt werden. Nachdem endoskopisch eine Markierung der Resektionsgrenzen des Tumors mit Clips erfolgt ist, wird nach Anlage eines Pneumoperitoneums laparoskopisch der Magen gestreckt und unter Diaphanoskopie eine Nadel mit einem Metalldraht durch die Bauchdecken nach intragastral eingebracht, ohne dass dabei die tumoröse Läsion selbst tangiert wird. Bei nachfolgendem Anheben der Magenvorderwand (lesion-lifting) wird der Tumor durch ein laparoskopisch eingesetztes lineares Nahtgerät mit entsprechendem Sicherheitsabstand als Vollwandexzidat reseziert. Relevante Deformationen des Magens bzw. Lumeneinengungen nach einer solchen Resektion können dabei direkt endoskopisch oder laparoskopisch kontrolliert und vermieden werden [9, 14].

Laparoskopische intragastrale Mukosaresektion

Bei Vorliegen eines Mukosakarzinoms im Bereich der Hinterwand des Magens, der Kardia oder präpylorisch kann die laparoskopische intragastrale Mukosaresektion vorgenommen werden. Nach endoskopischer Luftinsufflation in den Magen unter Verschluss des Pylorus werden perkutan drei Ballontrokare intragastral platziert, ohne dass es zu einer Verletzung der Magenhinterwand kommt. Nach Einbringen des Laparoskops kann über die weiteren Arbeitstrokare intragastral die Mukosaläsion nach Unterspritzung mit einem Elektrokauter oder Ultraschalldissektor reseziert werden. Das Resektat wird meistens gastroskopisch peroral geborgen. Der Schleimhautdefekt wird übernäht, gegebenenfalls auch durch Aufbringen eines Fibrinklebers versorgt. Der Verschluss der Trokareinstichstellen erfolgt durch Einzelknopfnähte oder Nahtgeräte [14, 30].

Diskussion

Das Konzept einer individuellen und sehr differenzierten chirurgischen Therapie beim Magenkarzinom kann heute durch eine erweiterte präoperative Diagnostik mit Einsatz der Endosonographie bzw. der explorativen Laparoskopie verfolgt werden. Neben der Durchführung einer präresektionellen Vorbehandlung im fortgeschrittenen Tumorstadium gilt dies auch oder gerade für das Magenfrühkarzinom. Bei Diagnosestellung eines Mukosa- oder Submukosakarzinoms konnte mit diesem Konzept eine ausgezeichnete Prognose mit 5-Jahres-Überlebensraten von bis zu 98% erreicht werden. Im Gegensatz zu asiatischen Untersuchungen hat sich in der westlichen Welt die Häufigkeit der diagnostizierten Magenfrühkarzinome in einen Bereich zwischen 15 bis zu maximal 25% eingestellt. Anteile dieser Tumorentität an allen diagnostizierten Magenkarzinomen in einer Höhe von 60% und mehr sind dabei nicht zu erreichen und nur wenig realistisch. Die bisher erzielten Langzeitergebnisse basieren primär auf denen einer konventionellen klassischen Resektion des Magenfrühkarzinoms einschließlich der zumindest in Zentren durchgeführten systematischen Lymphadenektomie. Die Indikation für solche onkologisch definierten Operationsverfahren hat weiterhin, dies gilt auch für Japan, vorrangige Bedeutung bei Vorliegen eines Submukosakarzinoms mit möglicher lymphogener Metastasierung von ≥20%, auch in das Kompartment II. Die Frage, ob dabei in allen Fällen eine ausgedehnte systematische Lymphknotendissektion notwendig ist, bleibt zukünftigen Untersuchungen vorbehalten [1, 3–5, 13, 28].

Der Wert und die Bedeutung lokaler resezierender Therapieverfahren mit kurativem Ansatz steht somit nur beim Magenfrühkarzinom vom Mukosatyp zur Diskussion. Unter Berücksichtigung verschiedener Tumorparameter ist dabei eine weitgehend exakte präoperative Abschätzung zum möglichen Auftreten von Lymphknotenmetastasen notwendig bzw. prätherapeutisch muss die Vorhersage einer weitgehend fehlenden Lymphknotenmetastasierung angestrebt werden. In diesem Fall, bestätigt durch die in hinreichender Zahl vorliegenden japanischen Erfahrungen, ist die Durchführung kurativer lokaler Resektionsverfahren indiziert. Zu berücksichtigen ist aber, dass bei der endoskopischen Mukosaresektion in etwa 25% der Fälle mit einer unvollständigen Resektion gerechnet werden muss. Bei Einsatz kombinierter endoskopisch-laparoskopischer Verfahren gelingt hingegen in aller Regel eine vollständige Tumorresektion. Nach bisherigen Ergebnissen werden aber auch bei den lokalen Resektionsverfahren exzellente Langzeitergebnisse ohne relevante Steigerung der Rezidivraten im Vergleich zum konventionellen Vorgehen erzielt. Die postoperative Morbidität ist im Vergleich zur radikalen Resektion sicherlich deutlich geringer und zudem sind hinsichtlich der Funktionalität bessere Ergebnisse nach lokal eingeschränkten Verfahren zu erwarten [2, 9, 14, 15, 21].

Auch wenn der Verzicht auf eine Lymphadenektomie nach japanischen Erfahrungen der letzten Jahre bei einer Lymphknotenmetastasenhäufigkeit von <1% vertretbar ist, werden teilweise weitere eingeschränkte Therapieverfahren auch bei Vorliegen eines oberflächlichen Submukosakarzinoms diskutiert und unter Beachtung eines entsprechenden Algorithmus zunehmend praktiziert [9, 14, 30]. Ein solcher therapeutischer Entscheidungsweg ist aber nur dann zu akzeptieren, wenn eine Überprüfung unter kontrollierten Studienbedingungen mit ausreichend großer Fallzahl erfolgen kann. Für das japanische Krankengut mag dieses zutreffen, nicht jedoch für die westliche Welt, in denen lediglich in bis zu 10% der diagnostizierten Magenfrühkarzinome der Einsatz limitierter Resektionen zur Diskussion steht. Die Heilungschance, die in einem solchen Tumorstadium als chirurgisch kurable Erkrankung bei Durchführung konventioneller onkologischer Chirurgie mit optimaler Behandlungsqualität erreicht werden kann, sollte sicherlich nicht durch fraglich kurative lokale Resektionsverfahren eingeschränkt werden.

Literatur

1 Hermanek P: Differenziertes chirurgisches Vorgehen bei der kurativen Therapie des Magenkarzinoms. Leber Magen Darm 1996;26:66–72.
2 Fujii M, Sasaki J, Nakajima T: State of the art in the treatment of gastric cancer: From the 71st Japanese Gastric Cancer Congress. Gastric Cancer 1999;2: 151–157.
3 Schröder W, Hölscher AH: Aktuelle Therapiestrategien beim Magenfrühkarzinom. Onkologe 2001;7: 610–622.
4 Meyer HJ, Wilke H: Kommentar: Diagnostik und Therapie des Magenkarzinoms; in Junginger T, Hossfeld DK, Müller RP (Hrsg): Leitlinien zur Diagnostik und Therapie von Tumoren des Gastrointestinaltraktes und der Schilddrüse. Stuttgart, Demeter, 1999, pp 55–62.
5 Wanebo HJ: The challenge of early gastric cancer: The need to optimize microstaging and therapy. Gastric Cancer 2000;3:121–122.
6 Böttcher K, Siewert JR, Roder JD, Busch R, Hermanek P, Meyer HJ: Risiko der chirurgischen Therapie des Magenkarzinoms in Deutschland. Ergebnisse der deutschen Magenkarzinomstudie. Chirurg 1994;65:298–306.
7 Seto Y, Shimoyama S, Kitayama J, Mafune K, Kaminishi M, et al: Lymph node metastasis and preoperative diagnosis of depth of invasion in early gastric cancer. Gastric Cancer 2001;4:34–38.
8 Nakamura K, Morisaki T, Sugitani A, Ogawa T, Uchiyama A, et al: An early gastric carcinoma treatment strategy based on analysis of lymph node metastasis. Cancer 1999;85:1500–1505.
9 Park CH, Park SM, Kim IC: Treatment strategies of early gastric cancer; in Siewert JR, Roder JD (eds): Progress in Gastric Cancer Research. Bologna, Monduzzi, 1997, pp 841–844.
10 Takeshita K, Tani M, Honda T, Saeki I, Kando F, et al: Treatment of primary multiple early gastric cancer: From the viewpoint of clinicopathologic features. World J Surg 1997;21:832–836.
11 Ohgaki M, Toshio T, Akeo H, Yamasaki J, Togawa T: Effect of extensive lymph node dissection on the survival of early gastric cancer. Hepatogastroenterology 1999;46:2096–2099.
12 Maruyama K, Sasako M, Kinoshita T, Sono T, Katai H: Can sentinel node biopsy indicate rational extent of lymphadenectomy in gastric cancer surgery? Langenbecks Arch Surg 1999;384:149–157.
13 Hochwald SN, Brennan MF, Klimstra DS, Kim S, Karpeh MS: Is lymphadenectomy necessary for early gastric cancer? Ann Surg Oncol 1999;6:664–670.
14 Hiki Y, Sakuramoto S, Katada N, Shimao H: Kombiniertes laparoskopisch-endoskopisches Vorgehen beim Magencarcinom. Chirurg 2000;71:1193–1201.
15 Ono H, Kondo H, Gotoda T, Shirao K, Yamaguchi H, et al: Endoscopic mucosal resection for treatment of early gastric cancer. Gut 2001;48:225–229.
16 Suzuki S, Kosugi S, Kuwabara S, Ueki K, Oko Y, et al: Tumor recurrence in patients with early gastric cancer: A clinicopathologic evaluation. J Exp Clin Cancer Res 1998;17:187–191.
17 Isozaki H, Tanaka N, Okajima K: General and specific prognostic factors of early gastric carcinoma treated with curative surgery. Hepatogastroenterology 1999;46:1800–1808.
18 Guadagni S, Catarci M, Kinoshitá T, Valenti M, De Bernardinis G, et al: Causes of death and recurrence after surgery for early gastric cancer. World J Surg 1997;21:434–439.
19 Meyer HJ, Opitz GJ: Magencarcinom – Optimierung durch Rekonstruktion eines Magenersatzes oder subtotale Resektion? Zentralbl Chir 1999;124: 381–386.
20 Inomata M, Arita T, Shimoda K, Morii Y, Kitano S: Postoperative evaluation of pylorus-preserving gastrectomy (PPG) for early gastric cancer; in Siewert JR, Roder JD (eds): Progress in Gastric Cancer Research. Bologna, Monduzii, 1997, pp 531–534.
21 Tomita R, Fujisaki S, Tanjoh K, Fukuzawa S: Operative technique on nearly total gastrectomy reconstructed by interposition of a jejunal J pouch with preservation of vagal nerve, lower esophageal sphincter, and pyloric sphincter of early gastric cancer. World J Surg 2001;25:1524–1531.
22 Ohwada S, Nakamura S, Ogawa T, Izumi M, Tanahashi Y, et al: Segmental gastrectomy for early cancer in the mid-stomach. Hepatogastroenterology 1999;46:1229–1233.
23 Ichikawa D, Ueshima Y, Shirono K, Kan K, Shioaki Y, et al: Esophagogastrostomy reconstruction after limited proximal gastrectomy. Hepatogastroenterology 2001;48:1797–1801.
24 Furukawa H, Hiratsuka M, Imaoka S, Ishikawa, Kabuto T, et al: Limited surgery for early gastric cancer in cardia. Ann Surg Oncol 1998;5:338–341.
25 Merendino KA, Dilard DH: The concept of sphincter substitution by an interposed jejunal segment for anatomic and physiologic abnormalities at the esophagogastric junction. Ann Surg 1955;142:486–509.
26 Asao T, Hosouchi T, Nakabayashi N, Haga E, Mochiki E, et al: Laparoscopically assisted total or distal gastrectomy with lymph node dissection for early gastric cancer. Br J Surg 2001;88:128–132.
27 Hallissey MT: Laparoscopically assisted gastric resections: A word of caution. Gastric Cancer 2001;4: 53.
28 Meyer HJ, Zachert HR, Jähne J: Magenkarzinom: Stellenwert der Lymphknotendissektion. Viszeralchirurgie 2000;35:257–264.
29 Cai J, Ikeguchi M, Tsujitani S, Maeta M, Kaibara N: Micrometastasis in lymph nodes of mucosal gastric cancer. Gastric Cancer 2000;3:91–96.
30 Ohgami M, Otani Y, Kumai K, Kubota T, Kim Y, et al: Curative laparoscopic surgery of early gastric cancer: five years experience. World J Surg 1999;23: 187–193.

Chirurgische Gastroenterologie Interdisziplinär

Hauptthema · Main Topic

Chir Gastroenterol 2002;18:128–133

Maligne Lebertumoren – Früherkennung und lokale Behandlung

J. Leßke G. Hübner E. Lotterer W. E. Fleig

Universitätsklinik und Poliklinik für Innere Medizin I, Martin-Luther-Universität Halle-Wittenberg, Halle/Saale

Schlüsselwörter
Hepatozelluläres Karzinom: Früherkennung, lokale Therapie, RFTA, PEI, TACE

Zusammenfassung
Das hepatozelluläre Karzinom (HCC) ist einer der fünf häufigsten Tumoren weltweit. Es tritt hauptsächlich bei Patienten mit Zirrhose auf. Unbehandelt hat das HCC eine schlechte Prognose mit einem mittleren Überleben von 3–6 Monaten nach Auftreten von Symptomen. Die therapeutischen Optionen bestehen in der Leberteilresektion und der orthotopen Lebertransplantation in einem ausgewählten Patientengut. Leider kann bei Diagnosestellung der überwiegende Teil der Patienten aufgrund von Tumorausdehnung, eingeschränkter Leberfunktion und Begleiterkrankungen nicht mehr einer operativen Therapie zugeführt werden. Aus diesem Grund ist eine rechtzeitige Diagnose insbesondere in den Risikogruppen wichtig. Bei fehlender chirurgischer Option kommen lokale Therapieverfahren wie perkutane Ethanolinjektion, transarterielle Chemoembolisation oder Radiofrequenzablation zum Einsatz. Systemische Therapieverfahren haben sich bisher in ihrer Wirksamkeit noch nicht eindeutig belegen lassen oder befinden sich wie das Oktreotid oder die immunmodulatorische Therapie mit Thymostimulin in der klinischen Testung.

Key Words
Hepatocellular carcinoma: Early detection, local treatment, RFTA, PEI, TACE

Summary
Malignant Liver Tumors – Early Detection and Local Treatment
Hepatocellular carcinoma (HCC) is one of the five most common malignancies world-wide. In the Western world, it is predominantly found in patients with cirrhosis. The prognosis of untreated HCC is poor. In patients with overt symptoms of HCC, mean survival does not exceed 3–6 months. Surgical resection and orthotopic liver transplantation are the current options for curative treatment. Unfortunately, most lesions are not amenable to surgical treatment because of tumor size and location, impaired liver function, and co-morbidity. Therefore, early diagnosis of HCC is crucial, especially in populations at high risk. If a surgical option does no longer exist, local ablative therapies such as transarterial chemoembolization, percutaneous ethanol injection and radiofrequency ablation are alternatives. Until now, systemic drug treatment failed to prove its effectiveness or, much like octreotide and thymostimulin, is still in the phase of clinical testing.

Einleitung

Der mit Abstand häufigste maligne, von der Leber ausgehende Tumor ist das hepatozelluläre Karzinom (HCC). Das HCC macht in Deutschland bei Männern 2,8% (Westdeutschland) bzw. 2,6% (Ostdeutschland) und bei Frauen 1,6% (Westdeutschland) und 2,4% (Ostdeutschland) aller Karzinome aus [1]. Das männliche Geschlecht ist somit mit einem Verhältnis von 3:1 häufiger betroffen als das weibliche; der Häufigkeitsgipfel liegt im 5.–6. Lebensjahrzehnt. In Afrika und Asien ist das HCC mit einer Inzidenz von 100 auf 100 000 Einwohner pro Jahr das häufigste Malignom bei Männern (Häufigkeits-

KARGER

Fax +49 761 4 52 07 14
E-mail Information@Karger.de
www.karger.com

Accessible online at:
www.karger.com/journals/cga

Prof. Dr. W. E. Fleig
Universitätsklinik und Poliklinik für Innere Medizin I
Martin-Luther-Universität Halle-Wittenberg
Ernst-Grube-Straße 40, D-06114 Halle/Saale (Deutschland)
Tel. +49 345 55 72-661, Fax 253
E-mail wolfgang.fleig@medizin.uni-halle.de

gipfel im 3.–4. Lebensjahrzehnt). Die Unterschiede der Inzidenz zwischen der westlichen Welt und Afrika bzw. Asien werden unter anderem auf die deutlich höhere Inzidenz von Hepatitis-B- und -C-Infektionen sowie die höhere Belastung der Nahrung mit Aflatoxin B1, das durch den Schimmelpilz *Aspergillus flavus* gebildet wird, zurückgeführt.
Das höchste Risiko für das Entstehen eines HCC haben Patienten mit einer Leberzirrhose auf dem Boden einer chronischen viralen Hepatitis. Die Inzidenz des HCC bei Leberzirrhose infolge einer Hepatitis-C-Infektion beträgt etwa 3,7%, bei Hepatitis-B-Infektion 2% und bei einer Doppelinfektion 6,4% [2]. Ein hohes Risiko für ein HCC findet sich auch bei einer Zirrhose infolge einer Hämochromatose [3] und einer ethylischen Genese [4]. Bei Zirrhosen, die durch einen Morbus Wilson [5], eine primäre biliäre Zirrhose [6] oder eine Autoimmunhepatitis [7] hervorgerufen werden, ist die Karzinomhäufigkeit geringer.
Neben dem HCC sind als maligne Lebertumoren noch das Angiosarkom, das gehäuft nach Exposition mit Vinylchlorid, Arsen oder Thorotrast auftritt, und das embryonale Hepatoblastom zu nennen. Die beiden letzteren Tumoren sollen aufgrund ihrer geringeren Bedeutung nicht im Zentrum der vorliegenden Abhandlung stehen.

Früherkennung

Die Zweckmäßigkeit von Früherkennungsmaßnahmen wird derzeit insbesondere im Hinblick auf eine akzeptable Kosten-Nutzen-Relation widersprüchlich diskutiert. Trotzdem wird von der Deutschen Gesellschaft für Verdauungs- und Stoffwechselkrankheiten (DGVS) für Risikogruppen, also im Wesentlichen Patienten mit einer Leberzirrhose, die regelmäßige, halbjährliche Sonographie, kombiniert mit der Bestimmung des α-Fetoproteins (AFP), empfohlen [8].
AFP wird vor der Geburt in der fetalen Leber und im Dottersack synthetisiert. Kurz nach der Geburt wird die Synthese des AFP deutlich reduziert und es treten im Anschluss physiologischerweise nur noch Serumkonzentrationen unter 10 ng/ml auf. Eine Erhöhung der Serumkonzentrationen findet sich bei Patienten mit HCC infolge einer Expression im Tumorgewebe in etwa 70% der Fälle [9]. Erhöhte AFP-Konzentrationen können jedoch auch bei anderen, nichtmalignen Lebererkrankungen auftreten, im Einzelfall z.B. bei einer akuten Hepatitis oder bei Schüben einer chronischen Hepatitis mit Werten bis 3000 ng/ml [10]. Weitere Ursachen einer AFP-Erhöhung können nichtseminomatöse Hodentumoren sowie gelegentlich Bronchialkarzinome und andere gastrointestinale Tumoren sein.
Eine prospektive Studie von Oka et al. [11] untersuchte die Aussagekraft einer AFP-Erhöhung zur Früherkennung von HCC bei Leberzirrhotikern. Bei einem Grenzwert von 20 ng/ml betrugen die Sensitivität (Richtigpositive unter den Erkrankten) 39% und die Spezifität (Richtignegative unter den Gesunden) 76%. Der Vorhersagewert eines positiven Testergebnisses liegt bei 32%, der eines negativen bei 82%. Wird der Grenzwert für einen HCC-Verdacht auf 100 ng/ml angehoben, kann eine Spezifität des Tests auf 97% auf Kosten eines Abfalls der Sensitivität auf 13% gesteigert werden. Der Vorhersagewert eines positiven Testergebnisses steigt dadurch auf 54%, der eines negativen Testergebnisses bleibt mit 80% nahezu unverändert.
Auch die Sensitivität eines weiteren zum Screening verwendeten Verfahrens, die abdominale Sonographie, wurde bei Leberzirrhotikern hinsichtlich Sensitivität (78%), Spezifität (93%) und positiven Vorhersagewert (73%) überprüft [12]. Durch die Kombination beider Untersuchungsverfahren im Rahmen des Screenings kann in prospektiven Studien ein diagnostischer Zugewinn von 25–60% im Vergleich zur alleinigen AFP-Bestimmung erzielt werden [11–14]. Bei Wahl eines 3-monatigen Überwachungsintervalls wird die Zahl der neu entdeckten kleinen solitären und damit potenziell kurativ behandelbaren Tumoren (<3 cm Durchmesser) deutlich größer als bei 12-monatiger Überwachung [11, 13]. Wenn man eine durchschnittliche mediane Tumorverdopplungszeit kleiner HCC von 117 Tagen [15] annimmt, erscheint für die Praxis ein 6-monatiges Untersuchungsintervall akzeptabel.
Der Erfolg eines regelmäßigen, mindestens halbjährlichen Screenings mittels Ultraschall und AFP, gemessen an einer kurativen Therapie des neu diagnostizierten HCC, wurde von Imberti et al. [16] beschrieben. Bei 200 untersuchten Patienten wurden bei einer jährlichen Inzidenzrate von 5,1% innerhalb eines mittleren Follow-up von 44 Monaten zwei Tumoren entdeckt, die letztendlich einer kurativen Therapie zugeführt werden konnten.
Eine aktuelle italienische Studie untersuchte die Kosten eines halbjährlichen Screenings mittels Ultraschall und AFP bei Leberzirrhotikern (n = 313) und Patienten mit zufällig diagnostizierten HCC [17]. Innerhalb des Beobachtungszeitraums, der im Mittel 56 Monate betrug, wurde bei 61 Patienten (19,5%) ein HCC diagnostiziert, die jährliche Inzidenz betrug damit 4,1%. 42 der 61 Patienten wurden mit Resektion, Transplantation oder einem lokalen Verfahren behandelt. Das Überleben dieser Patienten war signifikant besser als das der Kontrollpersonen mit inzidentell entdecktem HCC. Die Kosten des Programms für die Entdeckung eines HCC wurden mit knapp 18 000 US$ berechnet, ein gewonnenes Lebensjahr mit 113 000 US$.

Diagnostik

Zur Diagnosestellung, Stadieneinteilung und Therapieplanung sind neben der Sonographie des Abdomens und der AFP-Bestimmung noch weitere Untersuchungen erforderlich. Hierzu gehört eine Röntgen- bzw. computertomographische (CT-)Untersuchung des Thorax zum Ausschluss von Lungenfiliae. Die Genese der Zirrhose sollte durch laborchemische

Untersuchungen wie Hepatitisserologie, Autoantikörper, Eisen, Ferritin und Transferrinsättigung, Zöruloplasmin und α1-Antitrypsin abgeklärt werden [8]. Als sensitivste Verfahren zur Differentialdiagnose einer Raumforderung der Leber bei HCC-Verdacht stehen derzeit die 3-Phasen-Spiral-CT nach i.v. Kontrastmittelbolusgabe und die Magnetresonanztomographie (MRT) mit verschiedenen Kontrastmitteln (z.B. superparamagnetischen Eisenoxidpartikeln, SPIO, und Gadolinium) zur Verfügung. Durch die 3-Phasen-Spiral-CT kann die Leber innerhalb von 25–30 s bei Atemstillstand komplett untersucht werden mit der Möglichkeit, nachträglich beliebige Schichten zu berechnen. Die Untersuchung erbringt neben der Nativdarstellung auch die Darstellung der arteriellen und portalvenösen Phase. In der arteriellen Phase lassen sich insbesondere hyperperfundierte Areale identifizieren, wie sie bei einem gut vaskularisiertem Tumor wie dem HCC vorkommen. Hypodensitäten stellen sich wiederum in der portalvenösen Phase deutlicher dar [18]. Ein diagnostisches Problem ist bekanntermaßen der Tumornachweis in einer zirrhotischen Leber bei ausgedehnter Regeneratknotenbildung. In diesem Fall erweist sich die MRT mit SPIO häufig als hilfreich. Die SPIO werden durch die Kupffer-Sternzellen in der Leber phagozytiert, was zu einem Signalverlust in der gesunden Leber führt. Das HCC, in dem keine Kupffer-Zellen vorkommen, hebt sich dadurch mit einem deutlicherem Signal von dem umgebenden Gewebe ab [19].

Ein für die MRT-Diagnostik des HCC ebenfalls verwendetes Kontrastmittel ist Gadolinium. Paulett et al. [20] beschrieben eine bessere Sensitivität bei der Detektion von kleinen Tumoren (>1,5 cm) im Gadolinum-verstärkten MRT im Vergleich zum Eisenoxid-verstärkten MRT. Bei Tumoren, die einen Durchmesser >1,5 cm hatten, konnte allerdings kein Unterschied zwischen den beiden Verfahren festgestellt werden. Durch eine Kombination beider Kontrastmittel in einem Doppelkontrastverfahren wurde eine weitere Verbesserung bei der Diagnosestellung im Vergleich zur alleinigen Verwendung von Eisenoxidpartikeln erreicht [21].

Ähnlich sensitiv wie die MRT mit SPIO ist die CT-Angioportographie, die allerdings ein invasives Untersuchungsverfahren ist. Die Leber wird nach Platzierung eines Katheters in die A. mesenterica superior oder die A. lienalis mit der indirekten Splenoportographie untersucht [22]. Allerdings können auch bei diesem Verfahren durch eine inhomogene Kontrastierung bei ausgeprägter Zirrhose diagnostische Schwierigkeiten in der Abgrenzung des HCC zu Regeneratknoten entstehen. Die Wahl des geeigneten Untersuchungsverfahrens hängt zu einem nicht unwesentlichen Anteil von der Erfahrung und den technischen Möglichkeiten des Radiologen vor Ort ab.

Mit Ultraschallsignalverstärkern kann das typische Perfusionsverhalten des HCC in der arteriellen und portalen Phase ebenfalls zur Diagnostik herangezogen werden. In einer offenen Studie mit 107 Patienten mit Lebertumoren wurde unter Verwendung von Levovist® (Schering, Berlin, Deutschland) und Contrast Harmonic Imaging für das HCC eine Sensitivtät von 92%, eine Spezifität von 90% und ein positiver Vorhersagewert von 96% erzielt [23].

Zur Beurteilung des Therapieerfolgs nach erfolgtem lokal ablativen Verfahren ist neben Kontrastmittel-CT oder MRT auch die Untersuchung mittels Power-Doppler geeignet, um noch vitales Tumorgewebe von erfolgreich therapierten Arealen abzugrenzen. Dies wurde unter anderem in einer prospektiven Studie an 199 konsekutiven Patienten aus Japan belegt [24].

Vor Einleitung einer tumorspezifischen Therapie wird in der Regel eine histologische Sicherung der Raumforderung verlangt. Unter bestimmten Bedingungen kann jedoch auf die Gewinnung einer Histologie etwa durch eine Feinnadelpunktion oder durch eine diagnostische Laparoskopie verzichtet werden. So ist z.B. bei großem Adenom in einer nichtzirrhotischen Leber eine operative Therapie unabhängig von der Dignität der Raumforderung indiziert. Eine Lebertransplantation bei Leberzirrhose mit einer kleinen, HCC-verdächtigen Raumforderung wird ebenfalls nicht von einer histologischen Sicherung des Befunds abhängen. Auch bei fehlender Option zu einer tumorspezifischen Therapie aufgrund eines ungünstigen Allgemeinzustands oder bei charakteristischen Befunden in den bildgebenden Verfahren, gegebenenfalls in Kombination mit diagnostischer AFP-Konstellation, kann auf eine histologische Sicherung verzichtet werden. Die Zurückhaltung in den beschriebenen Fällen wird durch das gelegentliche Auftreten von Stichkanalmetastasen begründet. In einer retrospektiven Studie von Ishii et al. [25] wurde die Frequenz von Stichkanalmetastasen mit 4 von 348 Punktionen bei 177 Patienten (1,1%) innerhalb von 10–46 Monaten nach perkutaner Ethanolinjektion angegeben. Allerdings hatten diese Absiedelungen keinerlei Einfluss auf den Krankheitsverlauf. Eine ähnliche Frequenz von Stichkanalmetastasen bei diagnostischen Punktionen wurde von Durand et al. [26] (1,6% bei 137 Patienten) berichtet.

Lokale Therapieverfahren

Bei nicht kurativ operablen Patienten kommen bei nicht zu großer Tumormasse lokal ablative Verfahren infrage. Durch Weiterentwicklung können sich diese lokalen Therapieverfahren in Zukunft als gleichwertig zur Resektion herausstellen. Die für die Praxis wichtigsten lokalen Therapieverfahren werden im Folgenden vorgestellt.

Perkutane Ethanolinjektion (PEI)

Die PEI ist die am häufigsten genutzte und kostengünstigste Methode zur lokalen Therapie des HCC. Für das unter sonographischer Sicht durchgeführte Verfahren wird 96%iges Ethanol mit einer 21-Gauge-Nadel perkutan in den Tumor instilliert. Üblicherweise werden 2–10 ml pro Therapiesitzung appliziert. In Abhängigkeit von der Größe des Tumors sind mehrere Injektionen (etwa 2–5) pro HCC-Herd erforderlich, die im Abstand von 2–3 Tagen bis wenigen Wochen vorgenommen werden. Mit der fraktionierten Gabe kann eine komplette Nekrose bei Tumoren von maximal 3–4 cm Durchmesser erreicht werden. Einzeitige Verfahren mit Gabe von 50–200 ml 95%igem Ethanol müssen in Allgemeinnarkose durchführgeführt werden [27]. Durch die Ethanolinjektion kommt es im Herd zu einer Zelldehydrierung, Proteindenaturierung, Koagulationsnekrose und Gefäßthrombosierung [28]. Bei kleinen Tumoren konnte durch histologische Aufarbeitung eine mehr als 90%ige Nekrose des HCC-Gewebes gezeigt werden. Insbesondere in HCC-Satelliten, septierten Anteilen und in den Randbereichen der Knoten können vitale Tumoranteile persistieren [29]. Komplikationen werden in etwa 3% der Fälle beschrieben. Sie setzen sich aus lokalen Schmerzempfindungen, Fieber, Alkoholintoxikation, Blutungen, Gallenweg- und Gefäßverletzungen, lokalen Infektionen und Tumorzellverschleppung zusammen [27, 29]. Kontraindikationen sind größere Aszitesmengen und schwere Gerinnungsstörungen.

Für HCC mit geringer Ausdehnung (ein Herd mit einem Durchmesser von ≤5 cm oder höchstens 3 Herden ≤3 cm) kann die PEI eventuell einen kurativen Ansatz bieten [30, 31]. Bei einer mehr palliativen Zielsetzung kann die PEI auch bei großen Tumoren (bis zu 10 cm Durchmesser) angewandt werden [32]. Hier empfiehlt sich jedoch die Kombination mit einem weiteren lokalen Verfahren, z.B. mit der transarteriellen Chemoembolisation (TACE). In einer großen retrospektiven Studie an 746 HCC-Patienten wurden 1-, 3- und 5-Jahres-Überlebensraten nach Therapie mit PEI bei einer Tumorlokalisation von <3 cm von 97, 68 bzw. 40%, zwischen 3 und 5 cm von 94, 57 bzw. 37% und für solitäre Tumoren >5 cm mit 85, 53 und 30% beschrieben. Bei multifokalen HCC mit bis zu 3 Knoten und maximal 3 cm Durchmesser waren die entsprechenden Überlebensraten 94, 47 bzw. 26% [29]. Die erzielten Ergebnisse bei PEI sind somit denen bei Resektion durchaus vergleichbar. Da die Grunderkrankung Zirrhose als Präkanzerose persistiert, treten innerhalb von 5 Jahren bei bis zu 83% der Patienten Rezidiv- oder Zweittumoren auf [28, 29].

Alternativ zur Injektion von 95%igem Ethanol wurden 50%ige Essigsäure [33] oder heiße Kochsalzlösung [34] zur Lokalbehandlung des HCC eingesetzt. Im Vergleich von Ethanol und 50%iger Essigsäure konnten an 60 Patienten in einer randomisierten Studie 1- und 2-Jahres-Überlebensraten von 83 bzw. 63% nach PEI und von 100 bzw. 92% nach Essigsäureinjektion festgestellt ($p < 0{,}01$) werden. Auch die Rezidivrate war nach Essigsäure signifikant geringer als bei PEI. Als Erklärung wurde die günstigere Penetrationsfähigkeit von Essigsäure durch kollagenhaltige Gewebesepten und lipidhaltige Membranen diskutiert [33]. Zu dieser Fragestellung liegt jedoch nur eine Studie vor; die Komplikationsmöglichkeiten erscheinen nicht unerheblich.

Transarterielle Chemoembolisation

Die TACE nutzt die im Gegensatz zum normalen Lebergewebe praktisch ausschließlich arterielle Blutversorgung der Leberzellkarzinoms. Nach superselektiver Kanülierung der tumorversorgenden Arterie wird eine regionale Chemotherapie mit einer transienten Hypoxie durch Okklusion der versorgenden Arterie kombiniert und somit eine hochdosierte und verlängerte Zytostatikawirkung erzielt. Durch Zusatz von Trägersubstanzen wie des öligen Kontrastmittels Lipiodol werden die Zytostatika im interstitiellen Raum angereichert. Die Beimischung von Stärkemikrosphären führt zu einer passageren Gefäßokklusion, da die Mikrosphären mit einer Halbwertszeit von etwa 25 min abgebaut werden. Andere Substanzen wie Gelatinepartikel (Degradationszeit 48–72 h) oder Kollagen (Degradationszeit 2–6 Wochen) können die Okklusionszeit verlängern. Durch die Verlängerung der Okklusionszeit sind die Tumornekroseraten, aber auch die Raten der zum Teil schwerwiegenden Nebenwirkungen erhöht (Post-Embolisationssyndrom, insbesondere Schmerzen im Oberbauch, Übelkeit sowie Fieber aber auch Leberversagen, Leberabszesse, Pankreasinfarkte und Querschnittslähmungen durch Embolien) [35]. Die methodenbedingte Mortalität liegt bei etwa 2%. Als Chemotherapeutika werden häufig Cisplatin oder Mitomycin C, Epirubicin, Doxorubicin oder Famorubicin verwandt. Nach Entspeicherung des Lipiodols und Abbau der okklusiv wirkenden Komponenten wird die Behandlung in der Regel mehrfach, z.B. alle 4 Wochen, etwa 4- bis 6-mal wiederholt. Wesentliche Kontraindikationen für die Therapie sind eine Pfortaderthrombose, intrahepatische arteriovenöse Shunts, eine unzureichende Restfunktion der Leber, Gerinnungsstörungen sowie eine Lage des Tumors zu dicht an der Leberkapsel.

In den letzten Jahren wurden zahlreiche, auch kontrollierte Studien zur TACE durchgeführt und dabei von guten Tumoransprechraten bis zu kompletten Nekrosen berichtet [36]. Die Ergebnisse sind unter anderem signifikant abhängig von der Tumorgröße, der Anzahl der Herde und der Leberfunktion (Child A, B und C). Allerdings haben prospektive, randomisierte Studien für TACE keinen signifikanten Überlebensvorteil gegenüber einer rein konservativen Therapie belegen können [37]. Der Behandlungserfolg am Tumor selbst scheint durch das vermehrte Auftreten eines Leberversagens nivelliert zu werden [38].

Die Kombination von TACE mit PEI erwies sich günstiger als eine alleinige TACE. So konnten Koda et al. [39] bei Patienten mit mehreren kleinen Knoten oder einem einzelnen Konten >3 cm von einer kumulativen Überlebensrate von 100, 82, 53% bei TACE/PEI gegenüber 75, 50, 30% bei alleiniger TACE nach 10, 20 bzw. 30 Monaten berichten [39]. Diese Ergebnisse wurden durch andere Untersucher bestätigt [40, 41].

Radiofrequenz-Thermoablation (RFTA)

Als alternatives Verfahren findet die RFTA in den letzten 2–3 Jahren zunehmende Anwendung. Wurden initial Einzelelektroden verwendet, mit denen nur ein kleineres Areal effektiv abladiert werden konnte, sind inzwischen Clusterelektroden sowie Elektroden, die sich nach der Punktion mit bis zu 9 «Haken» in das Tumorgewebe einspreizen und somit ein größeres Areal erfassen können, entwickelt worden. Diese RFTA wird überwiegend perkutan eingesetzt, kann aber prinzipiell auch laparoskopisch verwendet werden. Wird die Elektrode in der Nähe von größeren Blutgefäßen positioniert, tritt durch den lokalen Kühlungseffekt ein Wirkungsverlust mit insuffizienter Tumornekrose auf. Deshalb erscheint es wichtig, kontinuierlich den Temperaturverlauf im Tumor zu verfolgen. In einer Phase-II-Studie (32 Patienten) wurden Effektivität sowie Häufigkeit von Komplikationen der ultraschallgesteuerten RFTA mit einer singulären, gekühlten Elektrode untersucht [42]. In einigen Fällen wurde zusätzlich eine Ethanolinjektion vorgenommen. Ein komplettes Ansprechen auf die Therapie wurde bei kleinen Tumoren (≤3 cm) in 76%, bei den Tumoren >3 cm in nur 29% der Fälle erreicht. Bei immerhin 4 Patienten wurden bei dieser Vorgehensweise Stichkanalmetastasen beobachtet (innerhalb von 4–18 Monaten), die mit einer subkapsulären Lokalisation und einem schlechten Differenzierungsgrad assoziiert waren. Das Problem der Stichkanalmetastasen versucht man inzwischen dadurch zu vermeiden, dass der Stichkanal beim Entfernen der Elektrode ebenfalls koaguliert wird.
Auch mit der RFTA ist auch bei größeren Tumoren (>5 cm) bislang nur eine palliative Behandlungsoption vorhanden [43]. In einer amerikanischen Studie an 110 Zirrhosepatienten wurden in einem medianen Follow-up von 19 Monaten nach RFTA (69% perkutan, 31% intraoperativ) nur 3,6% Lokalrezidive, aber in 45,5% der Fälle Zweittumoren oder extrahepatische Metastasen beobachtet [44]. In einer deutsch-italienischen, randomisierten Vergleichsstudie zwischen RFTA und PEI konnte zwar keine Verlängerung des Gasamtüberlebens, aber ein verlängertes tumorfreies Überleben nach RFTA belegt werden. Darüber hinaus sind weniger Therapiesitzungen erforderlich [45]. Wie bereits geschildert, bietet sich auch bei diesem Verfahren an, den Therapieerfolg durch eine Levovist-Sonographie zur Detektion von noch perfundierten Tumorarealen zu überprüfen und gegebenenfalls eine Nachbehandlung anzuschließen.

Weitere lokale Therapieverfahren

Weitere Therapieverfahren stehen mit der laserinduzierten Thermoablation (LITT), der Kryoablation [46] und der perkutanen oder laparoskopischen Mikrowellenkoagulation zur Verfügung. Diese Verfahren sind bisher in Deutschland nicht weit verbreitet.
Das vom Laser im Rahmen der sehr aufwändigen LITT emittierte Licht (üblicherweise mit einer Wellenlänge von 1032 nm) wird im Gewebe absorbiert und führt zu der gewünschten Temperaturerhöhung. Auf diese Weise werden Koagulationsnekrosen mit einem Durchmesser von etwa 4 cm induziert. Die Wirksamkeit erscheint also in etwa der RFTA vergleichbar. Die Kombination von LITT und TACE wurde in einer Studie an 30 Patienten mit großem HCC (3,5–9,6 cm Durchmesser) untersucht. Eine komplette Tumornekrose wurde bei 90% der Patienten mit sehr niedrigen lokalen Rezidivraten erzielt [47].
Bei einem kryochirurgischen Eingriff wird eine Nekrose durch Einfrieren (erst bei Temperaturen unter –50 °C ist mit einem sicheren Zelltod zu rechnen) und Wiederauftauen des Tumorgewebes mittels einer mit flüssigem Stickstoff gekühlten Sonde induziert. Die laparoskopische Einführung von großen Sonden (10 mm Durchmesser) erlaubt den effektiven Einsatz auch bei Herden bis zu einem Durchmesser von 8 cm. Durch die Wiederholung des Gefrier-Tau-Vorgangs kann eine deutliche Steigerung der Gewebetoxizität erreicht werden.
Nach kompletter Vereisung kleiner HCC (<5 cm) werden 5-Jahres-Überlebensraten von 48,8% und 10-Jahres-Überlebensraten von 17,1% erreicht [48].

Schlussfolgerung

Die derzeit beste Methode zur Früherkennung des HCC bei Patienten mit bekannter Leberzirrhose besteht in der halbjährlichen Bestimmung des AFP in Kombination mit der Abdomensonographie. Das Kosten-Nutzen-Verhältnis eines solchen Vorgehens ist nach wie vor umstritten.
Die zur Diagnostik des HCC zur Verfügung stehenden bildgebenden Methoden wurden in den letzten Jahren substanziell verbessert. Bei ausgeprägtem zirrhotischem Umbau der Leber kann die exakte Differentialdiagnose eines Leberrundherdes trotz 3-Phasen-Spiral-CT, MRT und Kontrastsonographie auch heute noch Probleme bereiten.
Resektion und Transplantation sind beim kleinen HCC nach wie vor die Therapie der ersten Wahl. Eine Resektion ist jedoch aufgrund der bei vielen Patienten stark eingeschränkten Leberfunktion nur in etwa 20–30% der Fälle möglich. Die Transplantation als kuratives Verfahren leidet unter einem begrenzten Organangebot und demzufolge langen Wartezeiten. Hier stehen mit den neuen lokal ablativen Verfahren wie der RFTA mit kurativer Intention bei kleineren HCC Alternativen zur Verfügung. Randomisierte, prospektive Studien zum Vergleich der Resektion mit den lokal ablativen Verfahren fehlen bislang. Sowohl bei Resektion als auch bei den lokal ablativen Verfahren besteht trotz guter Wirkung auf den primären Tumor wegen der fortbestehenden Zirrhose als präkanzeröse Kondition ein hohes Risiko für das Auftreten von Zweitkarzinomen.

Literatur

1 Becker N, Warendorf J. Krebsatlas der Bundesrepublik Deutschland 1981–1990; Aufl 3. Berlin, Springer, 1998.
2 Bolondi L, Sofia S, Siringo S, Gaiani S, Casali A, Zironi G, Piscaglia F: Surveillance programme of cirrhotic patients for early diagnosis and traetment of hepatocellular carcinoma: A cost effectiveness analysis. Gut 2001;48:251–259.
3 Farigon S, Fracanzani AL, Piperno A, et al: Prognostic factors for hepatozellular carcinoma in genetic hemochromatosis. Hepatology 1994;20:1426–1431.
4 Ikeda K, Saitoh, Koida I, et al: A multivariante analysis of risk factors for hepatocellular carcinogensis: A prospective observation of 795 patients with viral and alcoholic cirrhosis. Hepatology 1993; 18:47–53.
5 Polio J, Enriquez RE, Chow A, Wood WM; Atterbury CE: Hepatocellular carcinoma in Wilson's disease. Case report and review of literature. J Clin Gastroenterol 1989;11:220–224.
6 Jones DE, Metcalf JV, Collier JD, Bassendine MF, James OF: Hepatocellular carcinoma in primary cirrhosis and its impact on outcomes. Hepatology 1997;26:1138–1142.
7 Riegler JL: Preneoplastic conditions of the liver. Semin Gastrointest Dis 1996;7:74–87.
8 Caselmann WH, Blum H, Fleig WE, Huppert PE, Ramadori G, Schirrmacher P, Sauerbruch T: Leitlinien der Deutschen Gesellschaft für Verdauungs- und Stoffwechselkrankheiten zur Diagnostik und Therapie des hepatozellulären Karzinoms. Z Gastroenterol 1999;37:353–365.
9 Seregni E, Botti C, Bombardieri E: Biochemical characteristics and clinical applications of alpha-fetoprotein isoforms. Anticancer Res 1995;15:1491–1499.
10 Collier JSM: Significance of elevated alpha-fetoprotein in the absence of hepatocellular carcinoma in chronic viral hepatits. Viral Hepatitis 1998;4:31–41.
11 Oka H, Kurioka N, Kim K, et al: Prospective study of early detection of hepatocellular carcinoma in patients with cirrhosis. Hepatology 1990;12:680–687.
12 Pateron D, Ganne N, Trinchet JC, et al: Prospective study of screening for hepatocellular carcinoma in Caucasian patients with cirrhosis. J Hepatol 1994; 20:65–71.
13 Sato Y, Nakata K, Kato Y, et al: Early recognition of hepatocellular carcinoma based on altered profiles of alpha-fetoprotein. N Engl J Med 1993;328: 1802–1806.
14 Cottone M, Turri M, Caltagirone M, et al: Screening for hepatocellular carcinoma in patients with Child's A cirrhosis: An 8-year prospective study by ultrasound and alphafetoprotein. J Hepatol 1994; 21:1029–1034.
15 Sheu JC, Sung JL, Chen DS, et al: Growth rate of asymptomatic hepatoceullar carcinoma and is clinical implications. Gastroenterology 1985;89:259–266.
16 Imberti D, Fornari F, Sbolli G, Buscarini E, Squassante L, Buscarini L: Hepatocellular carcinoma in liver cirrhosis. A prospective study. Scand J Gastroenterol 1993;28:540–544.
17 Chiaramonte M, Stroffolini T, Vian A, Stazi MA, Floreani A, Lorenzoni U, Lobello S, Farinati F, Naccarato R: Rate of incidence of hepatocellular carcinoma in patients with compensated viral cirrhosis. Cancer 1999;85:2132–2137.
18 Feuerbach S, Geissler A, Seitz J, Gmeinwieser J: Radiologische Diagnostik von Raumforderungen der Leber. Computertomographie, Magnetresonanztomographie, Angiographie Internist 1997;38: 908–916 (Erratum 1998;39:32).
19 Weissleder R, Hahn PF, Stark DD, et al: Supermagnetic iron oxide: Enhanced detection of focal splenic tumors with MR-imaging. Radiology 19XXXXX;169:399–403.
20 Pauleit D, Textor J, Bachmann R, Conrad R, Flacke S, Layer G, Kreft B, Schild H: Hepatocellular carcinoma: Detection with gadolinium- and ferrunoxides-enhanced MR imaging of the liver. Radiology 2002; 222:73-80.
21 Ward J, Guthrie JA, Scott DJ, et al: Hepatocellular carcinoma in the cirrhotic liver: Double-contrast MR imaging for diagnosis. Radiology 2000;216: 154–162.
22 Seneterre E, Taourel P, Bouvier Y, et al: Detection of hepatic metastases: Ferumoxides-enhanced MR imaging versus unenhanced MR-imaging and CT during arterial portography. Radiology 1996;200: 785–792.
23 Tanaka S, Ioka T, Oshikawa 0, Hamada Y, Yoshioka F: Dynamic sonography of hepatic tumors. AJR 2001;177:799–805.
24 Sato S, Shiratori Y, Imamura M, Teratani T, Obi A, Koike Y, Imai Y, et al: Power Doppler signals after percutaneous ethanol injection therapy for hepatocellular carcioma predict local recurrence of tumors: A prospective study using 199 patients. J Hepatol 2001;35:225–234.
25 Ishii H, Okada S, Okusaka T, et al: Needle tract implantation of hepatocellular carcinoma after percutaneous ethanol injection. Cancer 1998;82:1638–1642.
26 Durand F, Regimbeau JM, Belghiti J, Sauvant A, Vilgrain V, Terris B, Moutardier V, et al: Assessment of the benefits and risks of percutaneous biopsy before surgical resection of hepatocellular carcinoma. J. Hepatol 2001;35:254–258.
27 Giorgio A, Tarantino L, Francica G, et al: One-shot percutaneous ethanol injection of liver tumors under general anesthesia: Preliminary data on efficacy and complications. Cardiovasc Intervent Radiol 1996;19:27–31.
28 Shiina S, Tagawa K, Unuma T, et al: Percutaneous ethanol injection therapy of hepatocellular carcinoma: Analysis of 77 Patients. AJR Am J Roentgenol 1990;155:1221–1226.
29 Livraghi T, Giorgio A, Marin G, et al: Hepatocellular carcinoma and cirrhosis in 746 patients: Long-term results of percutaneous ethanol injection. A trial with a comparison group. Radiology 1995;197: 101–108.
30 Di Stasi M, Buscarini L, Livraghi T, Giorgio A, Salmi A, de Sio I, et al: Percutaneus ethanol injection in the treatment of hepatocellular carcinoma. A multicenter survey of evaluation practices and comlication rates. Scand J Gastroenterol 1997;32: 1168–1173.
31 Kuyvenhoven JPh, Lamers CBHW, van Hoek B: Practical management of hepatocellular carcinoma. Scand J Gastroenterol 2001;36(suppl 234):82–87.
32 Livraghi T, Benedini V, Lazzaroni S, Meloni F, Torzilli G, Vettori C: Long term results of single session percutaneuos ethanol injection in patients with large hepatocellular carcinoma. Cancer 1998; 83:48–57.
33 Ohnishi K, Yoshioka H, Ito S, Fujiwara K: Prospective randomized controlled trial comparing percutaneous acetic acid injection and percutaneous ethanol injection for small hepatocellular carcinoma. Hepatology 1998;27:67–72.
34 Ikeda Y: Percutaneous hot saline injection therapy for hepatocellular carcinoma. Radiology 1994;192: 284.
35 Arnold MM, Kreel L, Wallace AC, Li AK: Distribution of lipiodol and evidence for tumor necrosis in hepatocellular carcinoma. Am J Clin Pathol 1992; 97:405–410.
36 Colleoni M, Audisio RA, De Braud F, Fazio N, Martinelli G, Goldhirsch A: Practical considerations in the treatment of hepatocellular carcinoma. Drugs 1998;55:367–382.
37 Simonetti RG, Liberati A, Angiolini C, Pagliaro L: Treatment of hepatocellular carcinoma: A systematic reveiw of randomized controlled trials. Ann Oncol 1997;8:117–136.
38 Groupe d'Etude et de Taitement du Carcinome hepatocellulaire. A comparison of lipiodol chemoembolization an conservative treatment for unresectable hepatocellular carcinoma. N Engl J Med 1995;332:1256–1261.
39 Koda M, Okamoto K, Miyoshi Y, Kato S, Murawaki Y, Horie Y, Suou T, Kawasaki H: Combination therapy with transcatheter arterial embolization and percutaneous ethanol injection for advanced hepatocellular carcinoma. Hepatogastroenterology 1994;41:25–29.
40 Tateishi H, Kinuta M, Furukawa J, Takata N, Maaruyama H, Oi H, Yayoi E, Okamura J: Follow-up study of combination treatment (TAE and PEIT) for unresectable hepatocellular carcinoma. Cancer chemotherapy and pharmacology 1994;33 (suppl):S119–123.
41 Bartolozzi C, Lencioni R, Caramella D, Vignali C, Cioni r, Mazzeo S, Carrai M, Maltinti G, Capria A, Conte PF: Treatment of large HCC: Transcatheter arterial chemoembolization combined with percutaneous ethanol injection versus repeated transcatheter arterial chemoembolization. Radiology 1995;197:812–818.
42 Liovet JM, Vilana R, Bru C, Bianchi L, Salmeron JM, Boix L, Ganau S, et al: Increaced risk of tumor seeding after percutaneous radiofrequency ablation for single hepatocellular carcinoma. Hepatology 2001;33:1124-1129.
43 Livraghi T, Goldberg SN, Lazzaroni S, Meloni F, Ierace T, Solbiati L, Gazelle GS: Hepatocellular carcinoma: Radiofrequency ablation of medium and large lesions. Radiology 2000;214:761–768.
44 Curley SA, Izzo F, Ellis LM, Vauthey JN, Vallone: Radiofrequency ablation of hepatocellular cancer in 110 patients with cirrhosis. Ann Surg 2000;232: 281–289.
45 Olschewski M, Lenciono R, Allgaier H-P, et al: A randomized comparison of radiofrequency thermal ablation and percutaneous ethanol injection for the treatment of small hepatocellular carcinima. ASCO Proc 2001;20:126a, abstract 500.
46 Liu CL, Fan ST: Nonresectional therapies for hepatocellular carcinoma. Am J Surg 1997;173:358–365.
47 Pascella CM, Bizzarri G, Cecconi P, Caspani B, Magnolfi F, Bianchini A, Anelli V, et al: Hepatocellular carcinoma: Long-term results of combined treatment with laser thermal ablation and transcatheter arterial chemoembolisation. Radiology 2001;219:669–678.
48 Zhou XD, Tang, ZY, Yu YQ, Weng JM, Ma ZC, Zhang BH, Zheng YX: The role of cryosurgery in the treatment of hepatic cancer: A report of 113 cases. J Cancer Res Clin Oncol 1993;120:100–1002.

Chirurgische Gastroenterologie Interdisziplinär

Hauptthema · Main Topic

Chir Gastroenterol 2002;18:134–140

Chirurgische Therapie von Präkanzerosen und frühen Karzinomen der Leber

F. Ulrich S. Jonas T. Steinmüller D. Seehofer S. G. Tullius P. Neuhaus

Klinik für Allgemein-, Viszeral- und Transplantationschirurgie, Charité, Campus Virchow-Klinikum, Humboldt-Universität zu Berlin

Schlüsselwörter
Leberkarzinom · Leberresektion · Lebertransplantation · Präkanzerosen · Primär sklerosierende Cholangitis (PSC) · Caroli-Syndrom

Zusammenfassung
Eine potenziell kurative Therapie von Lebermalignomen ist auch heutzutage auf die chirugischen Verfahren der Leberresektion und -transplantation beschränkt. Da viele Tumoren erst in fortgeschrittenen Stadien entdeckt werden, kommt der Identifikation von Risikogruppen mit präkanzerösen Veränderungen entscheidende Bedeutung zu. Deren sorgfältiges Screening ermöglicht eine frühe Tumordiagnose mit verbesserter längerfristiger Überlebensprognose. Neben Leberzelladenomen, hereditären Stoffwechseldefekten und Dysplasien in Zirrhosen gehören auch die primär sklerosierende Cholangitis (PSC) und die polyzystischen Gallengangerkrankungen zu dieser Gruppe von Erkrankungen. Moderne bildgebende Verfahren erlauben mit hoher Spezifität die Abgrenzung zu benignen Läsionen, bei unsicheren Operationsindikationen kann der bioptische Nachweis von dysplastischen Veränderungen hilfreich sein. Die Ergebnisse der Leberresektion beim hepatozellulären Karzinom (HCC) konnten durch eine standardisierte Patientenselektion deutlich verbessert werden. Vor allem bei nichtzirrhotischen Lebern und Tumoren ≤3 cm betragen die 5-Jahres-Überlebensraten über 50%. Während Leberzelladenome und unilobäre Caroli-Syndrome nach Resektion eine ausgezeichnete Prognose aufweisen, leben nach 5 Jahren nur noch knapp 20% aller Patienten mit einem cholangiozellulären Karzinom (CCC). Die Lebertransplantation eröffnet vor allem für kleine HCC in Zirrhose eine neue Behandlungsoption, da neben einem kurativen Ansatz auch die zugrunde liegende Erkrankung kausal therapiert werden kann. Für Solitärtumoren <5 cm oder bis zu 3 Tumorknoten <3 cm betragen die 5-Jahres-Überlebensraten zwischen 58 und 80%. Fakultative Präkanzerosen wie die PSC, das bilobäre Caroli-Syndrom und hereditäre Stoffwechselerkrankungen weisen im Mittel noch etwas bessere Ergebnisse auf. Durch neoadjuvante Verfahren vor Transplantation konnte auch die Überlebenswahrscheinlichkeit für frühe CCC gesteigert werden. Bedingt durch die weiter bestehende Organknappheit werden die Ergebnisse aber durch einen möglichen Tumorprogress auf der Warteliste limitiert.

Key Words
Liver carcinoma · Liver resection · Liver transplantation · Precancerous conditions · Primary sclerosing cholangitis (PSC) · Caroli's syndrome

Summary
Surgical Therapy of Precancerous Lesions and Early Carcinomas of the Liver
The only potentially curative treatment for liver malignancy is still limited to surgical procedures, i.e. liver resection or transplantation. Since the tumors are often discovered in advanced stages, identification of risk groups with precancerous lesions is of crucial importance. A careful screening allows an early diagnosis of malignancy with an improved long-term prognosis. Dysplastic lesions in liver cirrhosis and other precancerous conditions like hereditary hemochromatosis and liver adenoma increase the risk for the development of hepatocellular carcinoma (HCC). The prevalence of cholangiocellular carcinoma (CCC) is significantly higher in patients with primary sclerosing cholangitis (PSC) and polycystic liver disease. New imaging techniques allow a highly specific discrimination of benign lesions; histopathological evidence of liver cell dysplasia may also be helpful. Due to standardized patient selection, the results of liver resection for HCC have improved especially in non-cirrhotic patients and in patients with tumors ≤3 cm. Thus, 5-year survival rates over 50% can be achieved. Liver resection for adenoma and unilobar Caroli's disease has an excellent prognosis, whereas only 20% of patients with CCC are still alive after 5 years. Liver transplantation is a treatment option for small HCCs in cirrhosis, since beside the curative intention the underlying disease is also cured. For solitary tumors <5 cm or up to three lesions <3 cm, 5-year survival rates are between 58 and 80%. PSC, bilobar Caroli's disease and hereditary metabolic diseases as facultative precancerous disorders have even better results. Survival rates of CCC after transplantation have also increased due to new neoadjuvant treatment options and limitation to early stages. The scarce donor organ resources, however, limit the availability of liver transplantation as a treatment option for many patients, and tumor progress of those on the waiting list remains a major problem. Living-donor liver transplantation may prove to be very beneficial in some of these patients.

KARGER

Fax +49 761 4 52 07 14
E-mail Information@Karger.de
www.karger.com

Accessible online at:
www.karger.com/journals/cga

Prof. Dr. P. Neuhaus
Klinik für Allgemein-, Viszeral- und Transplantationschirurgie
Charité, Campus Virchow-Klinikum
Humboldt-Universität zu Berlin
Augustenburger Platz 1, D-13353 Berlin (Deutschland)
Tel. +49 30 450 552-001, Fax -900, E-mail chirurgie@charite.de

In der Karzinogenese von Lebermalignomen sind Präkanzerosen als heterogene Gruppe noch benigner hepatischer Läsionen von hoher klinischer und therapeutischer Relevanz. Von hereditären Stoffwechseldefekten über chronische Gallengangentzündungen bis zu Dysplasien in Zirrhose wird eine Vielzahl von Erkrankungen unter diesem Begriff zusammengefasst. Screening-Untersuchungen dieser Risikogruppen ermöglichen die Diagnose von frühen Neoplasien der Leber, die eine uneinheitlich definierte Entität epithelialen oder mesenchymalen Ursprungs darstellen und oft nur über den Tumordurchmesser definiert werden. Entscheidende Faktoren wie Gefäßinfiltration und intrahepatische Metastasierung werden dabei zumeist nicht berücksichtigt. Da im klinischen Alltag die Malignomdiagnose häufig erst bei fortgeschritteneren Tumorstadien gestellt wird, gilt es, Risikofaktoren zu identifizieren, die eine zielgerichtete und frühzeitige Diagnostik ermöglichen.

In der Gruppe der primären Lebermalignome überwiegt das hepatozelluläre Karzinom (HCC) weltweit mit über 80% der Fälle [1]. Während die Inzidenz des HCC in westlichen Ländern zwischen 4 und 15/100 000 Einwohner liegt, beträgt sie in Teilen Asiens und Afrikas bis zu 120/100 000 Einwohner und verursacht in diesen Regionen die Mehrzahl Malignom-assoziierter Todesfälle [2]. Die weitaus meisten HCC entstehen auf dem Boden von Leberzirrhosen unterschiedlicher Ätiologie. Neben der herausragenden Rolle der Virushepatitiden in der Zirrhose- und Karzinomentstehung beeinflusst auch die Exposition gegenüber Alkohol, Nikotin und Aflatoxine zumindest als Kofaktoren die Karzinogenese [3]. Hereditäre Stoffwechselerkrankungen wie die Hämochromatose und der Alpha1-Antitrypsinmangel bilden unabhängige Risikofaktoren für die Entstehung eines HCC [4].

Das cholangiozelluläre Karzinom (CCC) stellt mit 10-15% aller Fälle die zweithäufigste Manifestation primärer Lebermalignome dar [5]. Die Inzidenz des vom Gallengangepithel ausgehenden Karzinoms unterscheidet sich vom geografischen Aspekt her weit weniger als die des HCC. Auch besteht keine positive Korrelation zu einem zirrhotischen Umbau der Leber. Chronisch entzündliche Gallengangerkrankungen wie die primär sklerosierende Cholangitis (PSC) [6] oder zystische Lebererkrankungen [7], und hier insbesondere das Caroli-Syndrom, steigern das Karzinomrisiko deutlich. Vor allem bei der Bevölkerung des fernen Ostens führen Leberegel (*Clonorchis sinensis, Opisthorchis viverrini* und *O. felineus)* zu einer erhöhten Inzidenz von CCC [5].

Unter einer Vielzahl von mesenchymalen Tumoren ist das Angiosarkom hervorzuheben, das gehäuft nach Exposition durch Thorotrast oder Vinylchlorid auftritt [4, 8]. In beiden Patientenpopulationen ist allerdings auch eine erhöhte Inzidenz von HCC, CCC oder gemischten Karzinomen zu verzeichnen.

Histopathologische Aspekte

In der histologischen Befundung potenziell präkanzeröser Läsionen ist die Beurteilung des Zirrhosegrads von hoher diagnostischer Bedeutung [9]. Während Leberzelladenome und nodulär-regenerative Hyperplasien fast ausschließlich in nichtzirrhotischen Lebern auftreten, werden adenomatöse Hyperplasien und Leberzelldysplasien vorwiegend in zirrhotischen Lebern gefunden. Vor allem die adenomatöse Hyperplasie Typ 2 mit Kernatypien, aber auch groß- und kleinzellige Leberzelldysplasien, signalisieren als präkanzeröse Läsionen die Transformationsbereitschaft des Lebergewebes.

Leberzelldysplasien können in Leberzirrhosen jeglicher Ätiologie auftreten und sind signifikant mit dem Auftreten von HCC assoziiert [10]. Insbesondere kleine Herde der kleinzelligen und die disseminierte großzellige Leberzelldysplasie zeigen eine hohe Korrelation. Die Untersuchung von 80 Leberexplantaten ohne präoperativen Malignomverdacht erbrachte eine HCC-Prävalenz von 17,5% und einen mittleren Tumordurchmesser von 11,6 mm [11]. Als Risikogruppe konnten Männer im Alter von >50 Jahren identifiziert werden; dies steht im Einklang mit den Ergebnissen anderer Studien [12]. Kleine HCC mit einem Durchmesser <2 cm können in Tumoren mit klar abgrenzbarer nodulärer Struktur und eine weitere Form mit unscharfer Begrenzung zum umgebenden Lebergewebe unterteilt werden [13]. Da der zweitgenannte Typ durch gut differenziertes Tumorgewebe und den Erhalt von Portalfeldern ohne Angioinvasion gekennzeichnet ist, wird sie auch als «carcinoma in situ» gedeutet. Die noduläre Form besteht meist aus mäßig differenzierten Tumorzellen und wird aufgrund der Häufung von Gefäßinfiltrationen und intrahepatischen Metastasen als fortgeschrittenes Karzinom definiert.

Auch bei der Entwicklung des CCC kommt der Diagnostik biliärer Dysplasien große Bedeutung zu. Während die rein histologische Aufarbeitung von Biopsien und Bürstenzytologien eine nur geringe Sensitivität von ungefähr 20% bei allerdings hoher Spezifität erzielen kann [14], ermöglicht die DNA-Zytometrie eine deutliche Steigerung der diagnostischen Genauigkeit [15]. So konnte in einem PSC-Kollektiv eine Aneuploidie bei 80% aller Patienten mit CCC im Vergleich zu 12% der Patienten ohne CCC nachgewiesen werden.

Bildgebende Diagnostik

Die Sonographie als weit verbreitetes Screening-Verfahren kann mit ihrer niedrigen Sensitivität von 45% in zirrhotischen Lebern kleine maligne Läsionen zumeist nicht nachweisen [16]. Eine frühe, arterielle Kontrastmittelaufnahme im Rahmen einer biphasischen Spiral-Computertomographie (CT) mit anschließender rascher Auswaschung in der portalen Phase ist dagegen hochsuspekt auf das Vorliegen eines HCC. Die hohe Spezifität ermöglicht die differenzialdiagnostische Abgrenzung zu benignen Läsionen. Bei Herden ≤1 cm wird

die Aussagekraft allerdings deutlich geringer [17]. Kontrastmittelunterstützte Magnetresonanzverfahren (MRT) mit superparamagnetischen Eisenpartikeln erlauben eine weitere Steigerung der diagnostischen Sicherheit [18].
Der bildgebende Nachweis von CCC bei PSC gestaltet sich häufig schwierig. In einem spezialisierten Zentrum konnte durch eine Kombination von CT, MRT, Sonographie und Cholangiographie eine Sensitivität von 83% erzielt werden [19]. Erfolgsversprechend sind erste Ergebnisse der FDG-Positronenemissionstomographie (PET) [20]. Bei 6 Patienten mit CCC bei PSC konnten jeweils 2–7 «heiße» Areale nachgewiesen werden, während bei Patienten mit PSC ohne CCC und einer Kontrollgruppe keine falsch-positiven Befunde erhoben wurden.

Spezielle Risikogruppen

Leberzelladenom und fokal-noduläre Hyperplasie (FNH)
Während das relative Risiko der Entwicklung eines Leberzelladenoms bei längerfristiger Kontrazeptivaeinnahme auf das 25fache ansteigt, ist dieser Zusammenhang für die FNH nicht zu belegen [21]. Spontane Blutungen der arteriell hypervaskularisierten Leberzelladenome treten in 17–50% aller Fälle auf und können je nach Lokalisation zur freien Ruptur in die Bauchhöhle führen. Die Wahrscheinlichkeit der malignen Transformation ist trotz wiederholter Beschreibungen solcher Fälle in der Literatur noch nicht definitiv geklärt [9, 22]. Aufgrund der beschriebenen Risiken sollte bei der Diagnose eines Leberzelladenoms regelhaft die Indikation zur Resektion gestellt werden. Demgegenüber bedarf nur die symptomatische und größenprogrediente FNH einer chirurgischen Therapie [23].

Hereditäre Hämochromatose
Das Risiko der Entwicklung eines primären Lebermalignoms, und dabei insbesondere eines HCC, ist bei Patienten mit hereditärer Hämochromatose und Zirrhose um über das 200fache erhöht [24]. Die Eisenüberladung scheint aber auch unabhängig von zirrhotischem Umbau zu einem erhöhten Entartungsrisiko zu führen; homozygote Träger einer HFE-Genmutation könnten zu einer Hochrisikogruppe gehören [25]. Eine italienische Vergleichsstudie konnte nachweisen, dass die Karzinominzidenz von Hämochromatosepatienten mit 21% deutlich über der anderer chronischer Lebererkrankungen mit Zirrhose (13%) liegt [26].

Alpha1-Antitrypsinmangel
Der homozygote Alpha1-Antitrypsinmangel stellt die häufigste hereditäre Lebererkrankung im Kindesalter dar, ist aber auch mit chronischer Hepatitis, Zirrhose und dem HCC im Erwachsenenalter assoziiert [27]. Der toxische Effekt scheint dabei durch die Retention der Mutante des Alpha1-Antitrypsinmoleküls im endoplasmatischen Retikulum der Leberzellen verursacht zu sein. Die potenziell resultierende Karzinogenese kann sowohl zur Ausbildung von HCC als auch von CCC und gemischten Karzinomen führen [28]. Dabei tragen offenbar auch heterozygote Formen der Erkrankung ein erhöhtes Risiko.

Thorotrast und Vinylchlorid
Das Kontrastmittel Thorotrast, das aus einer kolloidalen Lösung von Thoriumdioxid besteht, wurde zwischen 1928 und 1955 vor allem für Angiographien verwendet [29]. Dabei wurde der radioaktive α-Strahler ^{232}Th insbesondere im retikuloendothelialen System der Leber gespeichert. In der Deutschen Thorotraststudie entwickelten 454 (19,5%) von 2326 Patienten primäre Lebertumoren wie Hämangiosarkome, HCC und CCC [8]. Die Latenzzeit betrug dabei 16 bis >50 Jahre.
Der karzinogene Effekt des in der Kunststoffherstellung verwendeten Gases Vinylchlorid auf Menschen wurde im Jahre 1974 entdeckt [30]. Die Exposition war insbesondere mit der Entwicklung von Hämangiosarkomen und HCC assoziiert, die in knapp der Hälfte der Fälle Mutationen auf dem *p53*-Gen aufweisen [4].

Primär sklerosierende Cholangitis
Die Prävalenz von CCC auf dem Boden einer PSC liegt je nach untersuchtem Patientenkollektiv zwischen 5 und 30% [4, 5]. In den Vereinigten Staaten und Europa ist diese Gallengangentzündung der Hauptrisikofaktor für die Ausbildung eines CCC. Dabei scheint die chronisch entzündliche Alteration des Gallengangepithels eine wesentliche Rolle zu spielen. Für Subpopulationen mit dysplastischer Colitis ulcerosa, hohem Alkohol- und Nikotinkonsum, einem CA 19-9 >100 U/ml und Gallengangdysplasien erhöht sich das Risiko zusätzlich [31, 32]. Aufgrund der schwierigen bildgebenden und histologischen Frühdiagnose sind die meisten Tumoren zum Diagnosezeitpunkt bereits fortgeschritten. Die mittelfristige Überlebensprognose ist daher massiv verschlechtert [33].

Caroli-Syndrom
In der Gruppe der kongenitalen Leberzysten ist das autosomal-rezessiv vererbte Caroli-Syndrom durch multiple zystische Dilatationen des intrahepatischen Gallengangsystems gekennzeichnet, die uni- oder bilobär auftreten können [34]. Neben dieser isolierten biliären Form ist ein Teil der Fälle zusätzlich mit Leberfibrose und portaler Hypertension assoziiert. Intrahepatische Cholelithiasis und Stase führen zu rezidivierenden Cholangitiden mit bakterieller Persistenz im chronisch alterierten Gallengangepithel [7]. Der chronisch entzündliche Reiz scheint, ähnlich wie bei der PSC, ein Hauptfaktor für die hohe Inzidenz von CCC zu sein. Diese wird in der Literatur mit 7–14% beziffert [5].

Tab. 1. Überlebensraten nach Leberresektion bei HCC

Autor	Anzahl	Überlebensrate nach Jahren, %			
		1	3	5	10
Yamanaka et al., 1990 [38]	295	76	44	31	–
Sasaki et al., 1992 [39]	142	–	–	44	26 (9 J.)
Nagasue et al., 1993 [40]	229	80	51	26	19
Lai et al., 1995 [41]	343	60	33	24	–
Takenaka et al., 1996 [42]	280	88	70	50	–
Hanazaki et al., 2000 [43]	386	–	–	34	11
Poon et al., 2001 [44]	377				
Kanematsu et al., 2002 [45]	303	84	67	51	20
Nichtzirrhotische Lebern					
Sasaki et al., 1992 [39]	57	–	–	68	57 (9 J.)
Bismuth et al., 1995 [46]	68	74	52	40	26
Nagasue et al., 2001 [47]	126	–	–	50	47
Tumordurchmesser ≤3 cm					
Takayama et al., 1998 [48]	70	–	–	93	57
Yamamoto et al., 2001 [49]	58	97	84	62	–

Chirurgische Therapie

Ergebnisse der Leberresektion

In den beiden letzten Jahrzehnten konnte die Mortalität von Leberresektionen in hepatobiliären Zentren auf 2–5% gesenkt werden [35]. Dafür scheinen neben anästhesiologischen und chirurgisch-technischen Fortschritten vor allem die Patientenselektion und ein besseres Verständnis der Segmentanatomie verantwortlich zu sein. Während erweiterte Resektionen (z.B. Trisektionektomien) nur in der nichtzirrhotischen Leber möglich sind, muss die chirurgische Verfahrenswahl bei einer bestehenden Zirrhose an die jeweilige Parenchymreserve angepasst werden [36]. Ohne Hilusokklusion können aber selbst im Child-Pugh-Stadium B noch atypische Keil- oder Wedge-Resektionen durchgeführt werden. Hemihepatektomien sind auf frühe Zirrhosestadien (Child-Pugh-Stadium A) begrenzt. Leider entwickeln diese Patienten mit Leberzirrhose zu einem hohen Prozentsatz Zweitkarzinome.

Trotz intensivierter Screening-Versuche sind zum Zeitpunkt der Diagnose viele Patienten nicht mehr operabel. Je nach Patientenkollektiv variiert die Resektionsrate zwischen 8 und 40% [37]. Die größten publizierten Serien sind in ihrer prognostischen Aussage sehr inhomogen (Tab. 1), was aber zu einem Großteil auf die unterschiedliche Patientenselektion zurückzuführen ist. Resektionsausmaß und der Einsatz neoadjuvanter Verfahren wie die transarterielle Chemoembolisation (TACE) gehen dabei häufig nicht adäquat in die Analyse ein. Daneben beeinflussen vor allem Tumorstadium und Zirrhosegrad die postoperative Prognose. So konnte gezeigt werden, dass in Subpopulationen ohne portale Hypertension und Cholestase 5-Jahres-Überlebensraten von bis zu 74% möglich sind [50]. Obwohl HCC in nichtzirrhotischen Lebern häufiger fortgeschrittene Tumorstadien mit Gefäßinfiltrationen aufweisen, konnte im Vergleich zur zirrhotischen Leber eine günstigere 5-Jahres-Prognose mit einer Überlebenswahrscheinlichkeit von >60% und einer Rezidivfreiheit von knapp 40% belegt werden [51]. Übereinstimmend mit anderen Studien zeigt dies, dass die Zirrhose als unabhängiger Risikofaktor die postoperative Mortalität und das Langzeitüberleben maßgeblich beeinflusst. Frühe Tumorstadien mit einem Tumordurchmesser bis zu 2 cm wachsen seltener disseminiert und haben im Vergleich zu größeren Tumoren eine günstigere 5-Jahresüberlebensrate von 93 versus 54% und eine rezidivfreie Überlebensrate von 47 versus 16% [48].

Über die Rolle der Leberresektion bei CCC existieren nur wenige Literaturdaten. Der detaillierteste Bericht über 32 Resektionen weist auf eine hohe postoperative Mortalität hin [52], wobei über die Hälfte der Eingriffe als Trisektionektomie durchgeführt wurde. Das mediane Überleben lag bei 12,8 Monaten, die 5-Jahres-Überlebensrate erreichte 18%. Durch eine präoperative unilaterale Pfortaderembolisation werden durch Hypertrophie der kontralateralen Segmente auch erweiterte Eingriffe bei primär zu gering eingeschätzter Parenchymreserve möglich [36].

Die chirurgische Therapie des Leberzelladenoms weist im Vergleich zur FNH ein höheres peri- und postoperatives Morbiditätsrisiko auf, das mit bis zu 30% beziffert wird [21, 23]. Ursächlich ist die relativ hohe Rate an Notfalloperationen bei Tumorruptur bzw. -blutung. Zusätzlich werden aufgrund des Malignitätsrisikos oder bei multiplen Adenomen häufiger ausgedehntere Resektionen notwendig [22], während die meisten FNH-Herde mit nichtanatomischen oder Segmentresektionen suffizient therapiert sind. Bei therapierefraktären Cholangitiden und unter Berücksichtigung der deutlich erhöhten CCC-Inzidenz besteht auch beim unilobären Caroli-Syndrom eine klare Indikation zur Leberresektion [34, 53]. Ähnlich dem

Tab. 2. Überlebensraten nach Lebertransplantation bei frühen HCC

Autor	Anzahl	Überlebensrate nach Jahren, %			TACE, %
		1	3	5	
Harnoiset al., 1999 [56]	24	91	84 (2 J.)	–	100
Chui et al., 1999 [57]	24	87	76	–	–
Bismuth et al., 1999 [58]	125	80	65	58	52
Regalia et al., 2001 [59]	122	–	–	80	73
Jonas et al., 2001 [60]	120	90	–	71	–
Figueras et al., 2001 [61]	307	–	67	63	56

TACE = transarterielle Chemoembolisation.

elektiv operierten Leberzelladenom und der FNH haben die Patienten neben einem geringen perioperativen Risiko eine ausgezeichnete Langzeitprognose. Dagegen sind Thorotrastinduzierte Lebermalignome nach erfolgter kurativer Tumorresektion mit einer deutlich reduzierten mittleren Lebenserwartung von ungefähr 21 Monaten belastet [8].

Lebertransplantation als Behandlungsalternative
Entscheidend für die Langzeitprognose nach Lebertransplantation bei HCC ist die klare Definition von Selektionskriterien, da neben extrahepatischen Tumormanifestationen vor allem die Tumorgröße und die Wahrscheinlichkeit einer Gefäßinfiltration die Prognose bestimmen [37]. Viele größere Zentren sehen eine Indikation bei einem Soltärtumor <5 cm oder bei bis zu 3 Tumorknoten <3 cm, wobei keine Gefäßinfiltration nachweisbar sein sollte. Aus verschiedenen Gründen beschränkt sich die Indikation fast ausschließlich auf HCC in zirrhotischem Gewebe. Zum einen ist die Rate resektabler Tumoren in nichtzirrhotischen Lebern mit 10–25% sehr gering und häufig mit fortgeschrittenen Tumorstadien assoziiert [54], zum anderen erlaubt die Transplantation eine kausale Therapie der zugrunde liegenden Zirrhose und verhindert die Entwicklung metachroner Tumoren [55]. Kleinere Tumorbefunde, die aufgrund einer deutlich eingeschränkten Leberfunktion nicht mehr resektabel erscheinen, werden durch die Transplantation einem formal kurativen Therapieansatz zugänglich. Dieser senkt im Vergleich zur Resektion die postoperative Mortalität und Morbidität bei Zirrhoselebern deutlich [37]. Bei standardisierter Indikationsstellung weist die Lebertransplantation mit 5-Jahres-Überlebensraten von 58–80% (Tab. 2) eine ausgeichnete längerfristige Prognose auf. Ein statistisch signifikanter Vorteil der neoadjuvanten TACE konnte bisher nicht belegt werden. Möglicherweise hat sie aber Einfluss auf die rezidivfreie Überlebensrate [56]. In teilweise historischen Vergleichsstudien konnte nachgewiesen werden, dass eine erweiterte Indikationsstellung bei größeren Tumoren mit einer deutlich schlechteren Prognose vergesellschaftet ist [58, 59], was die Relevanz der Patientenselektion unterstreicht. Von verschiedenen Gruppen durchgeführte multivariate Analysen konnten Tumorgröße, Anzahl der Tumorknoten, Gefäßinfiltration, das histopathologische Grading und ein Alphafetoprotein > 300 ng/ml als unabhängige Risikofaktoren herausarbeiten [58, 61]. Es konnte gezeigt werden, dass der maximale Tumordurchmesser und der Differenzierungsgrad der Tumorzellen in hohem Maß mit einer Gefäßinfiltration korrelieren [60]. Perspektivisch wird auch bei Tumorpatienten der Prozentsatz an Leberlebendspenden deutlich ansteigen, da der Überlebensnachteil durch einen Tumorprogress auf der Warteliste entfällt [62, 63]. Auch kleine HCC in nichtzirrhotischer Leber, die aufgrund der limitierten Ressourcen im Normalfall keine Indikation zur Transplantation darstellen würden, können von diesem Verfahren profitieren. Ob die Indikation auch auf fortgeschrittene Tumorstadien mit schlechter Langzeitprognose ausgedehnt werden sollte, ist fraglich und muss bei der Entscheidungsfindung auch das Spenderrisiko im Auge behalten.
Mit durchschnittlichen 3-Jahres-Überlebensraten von 20% wiesen CCC nach Lebertransplantation in der Vergangenheit eine eher ungünstige längerfristige Prognose auf [64]. Durch die Identifikation unabhängiger Prognosefaktoren mit konsekutiver Standardisierung der Patientenselektion und die Einführung von Behandlungsschemata mit neoadjuvanter Radiochemotherapie konnten die Ergebnisse aber deutlich verbessert werden [65]. So berichten aktuelle Studien über ein Patientenüberleben nach 3 Jahren von 35 bis zu 92%. Dabei konnte für Patienten mit einem Solitärtumor <3 cm und dem Fehlen eines Organ überschreitenden Wachstums eine im Durchschnitt günstigere Prognose belegt werden.
Aufgrund der hohen Prävalenz von CCC bei Patienten mit PSC und Caroli-Syndrom ist ein engmaschiges Screening unter Berücksichtigung der individuellen Risikofaktoren obligat [66]. Bei rascher Progredienz der Gallengangveränderungen oder dem Nachweis höhergradiger Dysplasien sollte die Transplantationsindikation gestellt werden. Diese besteht grundsätzlich auch im Falle von bilobären Caroli-Manifestationen mit rezidivierenden Cholangitiden und frustraner medikamentöser und interventioneller Therapie [67]. PSC und kongenitale Gallengangerkrankungen weisen nach Zahlen des Europäischen Lebertransplantationsregisters (ELTR) 5- und 10-Jahres-Überlebensraten von 75 versus 77% und 68 versus 76% auf. Auch fakultative Präkanzerosen wie die hereditäre Hämochromatose und der Alpha1-Antitrypsinmangel haben

bei rechtzeitiger Indikationsstellung eine gute längerfristige Prognose. Im Falle der Hämochromatose wird diese bei fortgeschrittener Eisenüberladung aber durch kardiale und infektiöse Komplikationen sowie eine gesteigerte Malignominzidenz belastet [68]. Nach ELTR-Daten liegt die 5-Jahres-Überlebensrate bei 62% im Vergleich zu 76% bei anderen hereditären Stoffwechselerkrankungen.

Zusammenfassend kann der Anteil kurativer chirurgischer Eingriffe durch ein sorgfältiges Screening von Patientenpopulationen mit päkanzerösen Veränderungen und sonstigen Risikomerkmalen nicht unwesentlich gesteigert werden. Der daraus resultierende frühe Diagnosezeitpunkt ist durch kleinere Tumoren sowie eine geringere Rate an Gefäßinfiltrationen gekennzeichnet und ermöglicht bei standardisierter Patientenselektion eine gute längerfristige Überlebensprognose. Leberresektion und -transplantation stellen dabei keine konkurrierenden Verfahren dar. Während Karzinome in nichtzirrhotischer Leber und lokalisierte Präkanzerosen wie das Leberadenom eine Domäne der Resektion darstellen, hat die Lebertransplantation bei zirrhotischem Umbau und diffusen präkanzerösen Läsionen durch die kausale Therapie der zugrunde liegenden Erkrankung klare Vorteile.

Literatur

1 Engstrom PF, McGlynn K, Hoffmann JP: Primary neoplasms of the liver; in Holland JF, Bast RC, Morton DL, Frei E, Kufe DW, Weichselbaum RR (eds): Cancer Medicine; ed 4. Baltimore, Williams and Wilkins, 1997, pp 1923–1938.

2 Kubicka S, Rudolph KL, Hanke M, Tietze MK, Tillmann HL, Trautwein C, Manns M: Hepatocellular carcinoma in Germany: A retrospective epidemiological study from a low-endemic area. Liver 2000;20:312–318.

3 Monto A, Wright TL: The epidemiology and prevention of hepatocellular carcinoma. Semin Oncol 2001;28:441–449.

4 Dürr R, Caselmann WH: Carcinogenesis of primary liver malignancies. Langenbecks Arch Surg 2000; 385:154–161.

5 Chapman RW: Risk factors for biliary tract carcinogenesis. Ann Oncol 1999;10(suppl 4):S308–S311.

6 van Leeuwen DJ, Reeders JW: Primary sclerosing cholangitis and cholangiocarcinoma as a diagnostic and therapeutic dilemma. Ann Oncol 1999;10 (suppl 4):89–93.

7 Bismuth H, Krissat J: Choledochal cystic malignancies. Ann Oncol 1999;10(suppl 4):S94–S98.

8 van Kaick G, Bahner ML, Liebermann D, Luhrs H, Wesch H: Thorotrast-induced liver cancer: Results of the German thorotrast study. Radiologe 1999;39: 643–651.

9 Tannapfel A, Wittekind C: Preneoplasia of the liver. Definition – differential diagnosis – clinical consequences. Pathologe 2001;22:399–406.

10 Le Bail B, Bernard PH, Carles J, Balabaud C, Bioulac-Sage P: Prevalence of liver cell dysplasia and association with HCC in a series of 100 cirrhotic liver explants. J Hepatol 1997;27:835–842.

11 Mion F, Grozel L, Boillot O, Paliard P, Berger F: Adult cirrhotic liver explants: Precancerous lesions and undetected small hepatocellular carcinomas. Gastroenterology 1996;111:1587–1592.

12 Ganne-Carrie N, Chastang C, Chapel F, Munz C, Pateron D, Sibony M, Deny P, Trinchet JC, Callard P, Guettier C, Beaugrand M: Predictive score for the development of hepatocellular carcinoma and additional value of liver large cell dysplasia in Western patients with cirrhosis. Hepatology 1996;23: 1112–1118.

13 Kojiro M: Pathological evolution of early hepatocellular carcinoma. Oncology 2002;62(suppl 1):43–47.

14 Fleming KA, Boberg KM, Glaumann H, Bergquist A, Smith D, Clausen OP: Biliary dysplasia as a marker of cholangiocarcinoma in primary sclerosing cholangitis. J Hepatol 2001;34:360–365.

15 Bergquist A, Tribukait B, Glaumann H, Broome U: Can DNA cytometry be used for evaluation of malignancy and premalignancy in bile duct strictures in primary sclerosing cholangitis? J Hepatol 2000; 33:873–877.

16 Coakley FV, Schwartz LH: Imaging of hepatocellular carcinoma: A practical approach. Semin Oncol 2001;28:460–473.

17 Lopez Hanninen E, Vogl TJ, Bechstein WO, Guckelberger O, Neuhaus P, Lobeck H, Felix R: Biphasic spiral computed tomography for detection of hepatocellular carcinoma before resection or orthotopic liver transplantation. Invest Radiol 1998; 33:216–221.

18 Vogl TJ, Schwarz W, Hammerstingl R, Kummel S, Balzer JO, Mack MG, Diebold T, Balzer T, Shamsi K, Bechstein WO, Schrem H, Neuhaus P, Felix R: Dynamic and static MRI using superparamagnetic MRI contrast medium Resovist for visualizing primary and secondary liver tumors. Rofo Fortschr Geb Rontgenstr Neuen Bildgeb Verfahr 1997;167: 264–273.

19 Campbell WL, Ferris JV, Holbert BL, Thaete FL, Baron RL: Biliary tract carcinoma complicating primary sclerosing cholangitis: evaluation with CT, cholangiography, US, and MR imaging. Radiology 1998;207:41–50.

20 Keiding S, Hansen SB, Rasmussen HH, Gee A, Kruse A, Roelsgaard K, Tage-Jensen U, Dahlerup JF: Detection of cholangiocarcinoma in primary sclerosing cholangitis by positron emission tomography. Hepatology 1998;28:700–706.

21 Ott R, Hohenberger W: Focal nodular hyperplasia and liver cell adenoma: Operation or observation? Zentralbl Chir 1998;123:145–153.

22 Weimann A, Fronhoff K, Gratz KF, Maschek H, Bartels M, Klempnauer J, Ringe B, Pichlmayr R: Diagnostic and therapeutic strategies in hepatocellular adenoma. Zentralbl Chir 1998;123:140–144.

23 Weimann A, Ringe B, Klempnauer J, Lamesch P, Gratz KF, Prokop M, Maschek H, Tusch G, Pichlmayr R: Benign liver tumors: Differential diagnosis and indications for surgery. World J Surg 1997;21: 983–990.

24 Deugnier Y, Turlin B: Iron and hepatocellular carcinoma. J Gastroenterol Hepatol 2001;16:491–494.

25 Britto MR, Thomas LA, Balaratnam N, Griffiths AP, Duane PD: Hepatocellular carcinoma arising in non-cirrhotic liver in genetic haemochromatosis. Scand J Gastroenterol 2000;35:889–893.

26 Fracanzani AL, Conte D, Fraquelli M, Taioli E, Mattioli M, Losco A, Fargion S: Increased cancer risk in a cohort of 230 patients with hereditary hemochromatosis in comparison to matched control patients with non-iron-related chronic liver disease. Hepatology 2001;33:647–651.

27 Perlmutter DH: Alpha-1-antitrypsin deficiency. Semin Liver Dis 1998;18:217–225.

28 Zhou H, Fischer HP: Liver carcinoma in PiZ alpha-1-antitrypsin deficiency. Am J Surg Pathol 1998;22: 742–748.

29 van Kaick G, Dalheimer A, Hornik S, Kaul A, Liebermann D, Luhrs H, Spiethoff A, Wegener K, Wesch H: The german thorotrast study: Recent results and assessment of risks. Radiat Res 1999;152 (suppl):S64–71.

30 Boivin-Angele S, Lefrancois L, Froment O, Spiethoff A, Bogdanffy MS, Wegener K, Wesch H, Barbin A, Bancel B, Trepo C, Bartsch H, Swenberg J, Marion MJ: *Ras* gene mutations in vinyl chloride-induced liver tumours are carcinogen-specific but vary with cell type and species. Int J Cancer 2000; 85:223–227.

31 Bergquist A, Glaumann H, Persson B, Broome U: Risk factors and clinical presentation of hepatobiliary carcinoma in patients with primary sclerosing cholangitis: a case-control study. Hepatology 1998; 27:311–316.

32 Chalasani N, Baluyut A, Ismail A, Zaman A, Sood G, Ghalib R, McCashland TM, Reddy KR, Zervos X, Anbari MA, Hoen H: Cholangiocarcinoma in patients with primary sclerosing cholangitis: A multicenter case-control study. Hepatology 2000;31: 7–11.

33 Kaya M, de Groen PC, Angulo P, Nagorney DM, Gunderson LL, Gores GJ, Haddock MG, Lindor KD: Treatment of cholangiocarcinoma complicating primary sclerosing cholangitis: The Mayo Clinic experience. Am J Gastroenterol 2001;96:1164–1169.

34 Knoop M, Keck H, Langrehr JM, Peter FJ, Ferslev B, Neuhaus P: Therapy of unilobar Caroli syndrome by liver resection. Chirurg 1994;65:861–866.

35 Belghiti J, Hiramatsu K, Benoist S, Massault P, Sauvanet A, Farges O: Seven hundred forty-seven hepatectomies in the 1990s: An update to evaluate the actual risk of liver resection. J Am Coll Surg 2000;191:38–46.

36 Jonas S, Neuhaus P: Chirurgische Therapie; in Allgaier HP (ed): Das hepatozelluläre Karzinom. Bremen, Uni-Med, 2002, pp 72–84.

37 Neuhaus P, Jonas S, Bechstein WO: Hepatoma of the liver – resection or transplantation? Langenbecks Arch Surg 2000;385:171–178.
38 Yamanaka N, Okamoto E, Toyosaka A, Mitonobu N, Fujihara S, Kato T, Fujimoto J, Oriyama T, Furukawa K, Kawamura E: Prognostic factors after hepatectomy for hepatocellular carcinomas. A univariate and multivariate analysis. Cancer 1990;65:1104–1110.
39 Sasaki Y, Imaoka S, Masutani S, Ohashi I, Ishikawa O, Koyama H, Iwanaga T: Influence of coexisting cirrhosis on long-term prognosis after surgery in patients with hepatocellular carcinoma. Surgery 1992;112:515–521.
40 Nagasue N, Kohno H, Chang YC, Taniura H, Yamanoi A, Uchida M, Kimoto T, Takemoto Y, Nakamura T, Yukaya H: Liver resection for hepatocellular carcinoma. Results of 229 consecutive patients during 11 years. Ann Surg 1993;217:375–384.
41 Lai EC, Fan ST, Lo CM, Chu KM, Liu CL, Wong J: Hepatic resection for hepatocellular carcinoma. An audit of 343 patients. Ann Surg 1995;221:291–298.
42 Takenaka K, Kawahara N, Yamamoto K, Kajiyama K, Maeda T, Itasaka H, Shirabe K, Nishizaki T, Yanaga K, Sugimachi K: Results of 280 liver resections for hepatocellular carcinoma. Arch Surg 1996;131:71–76.
43 Hanazaki K, Kajikawa S, Shimozawa N, Mihara M, Shimada K, Hiraguri M, Koide N, Adachi W, Amano J: Survival and recurrence after hepatic resection of 386 consecutive patients with hepatocellular carcinoma. J Am Coll Surg 2000;191:381–388.
44 Poon RT, Fan ST, Lo CM, Ng IO, Liu CL, Lam CM, Wong J: Improving survival results after resection of hepatocellular carcinoma: A prospective study of 377 patients over 10 years. Ann Surg 2001;234:63–70.
45 Kanematsu T, Furui J, Yanaga K, Okudaira S, Shimada M, Shirabe K: A 16-year experience in performing hepatic resection in 303 patients with hepatocellular carcinoma: 1985–2000. Surgery 2002;131:153–158.
46 Bismuth H, Chiche L, Castaing D: Surgical treatment of hepatocellular carcinomas in noncirrhotic liver: Experience with 68 liver resections. World J Surg 1995;19:35–41.
47 Nagasue N, Ono T, Yamanoi A, Kohno H, El-Assal ON, Taniura H, Uchida M: Prognostic factors and survival after hepatic resection for hepatocellular carcinoma without cirrhosis. Br J Surg 2001;88:515–522.
48 Takayama T, Makuuchi M, Hirohashi S, Sakamoto M, Yamamoto J, Shimada K, Kosuge T, Okada S, Takayasu K, Yamasaki S: Early hepatocellular carcinoma as an entity with a high rate of surgical cure. Hepatology 1998;28:1241–1246.
49 Yamamoto J, Okada S, Shimada K, Okusaka T, Yamasaki S, Ueno H, Kosuge T: Treatment strategy for small hepatocellular carcinoma: Comparison of long-term results after percutaneous ethanol injection therapy and surgical resection. Hepatology 2001;34:707–713.
50 Llovet JM, Fuster J, Bruix J: Intention-to-treat analysis of surgical treatment for early hepatocellular carcinoma: Resection versus transplantation. Hepatology 1999;30:1434–1440.
51 Shimada M, Rikimaru T, Sugimachi K, Hamatsu T, Yamashita Y, Aishima S, Taguchi K, Tanaka S, Shirabe K, Sugimachi K: The importance of hepatic resection for hepatocellular carcinoma originating from nonfibrotic liver. J Am Coll Surg 2000;191:531–537.
52 Pichlmayr R, Lamesch P, Weimann A, Tusch G, Ringe B: Surgical treatment of cholangiocellular carcinoma. World J Surg 1995;19(1):83-8.
53 Madariaga JR, Iwatsuki S, Starzl TE, Todo S, Selby R, Zetti G: Hepatic resection for cystic lesions of the liver. Ann Surg 1993;218:610–614.
54 Wall WJ, Marotta PJ: Surgery and transplantation for hepatocellular cancer. Liver Transpl 2000;6 (suppl 2):S16–22.
55 Little SA, Fong Y: Hepatocellular carcinoma: Current surgical management. Semin Oncol 2001;28:474–486.
56 Harnois DM, Steers J, Andrews JC, Rubin JC, Pitot HC, Burgart L, Wiesner RH, Gores GJ: Preoperative hepatic artery chemoembolization followed by orthotopic liver transplantation for hepatocellular carcinoma. Liver Transpl Surg 1999;5:192–199.
57 Chui AK, Rao AR, McCaughan GW, Waugh R, Verran DJ, Koorey D, Sheil AG: Liver transplantation for hepatocellular carcinoma in cirrhotic patients. Aust N Z J Surg 1999;69:798–801.
58 Bismuth H, Majno PE, Adam R: Liver transplantation for hepatocellular carcinoma. Semin Liver Dis 1999;19:311–322.
59 Regalia E, Coppa J, Pulvirenti A, Romito R, Schiavo M, Burgoa L, Mazzaferro V: Liver transplantation for small hepatocellular carcinoma in cirrhosis: Analysis of our experience. Transplant Proc 2001;33:1442–1444.
60 Jonas S, Bechstein WO, Steinmüller T, Herrmann M, Radke C, Berg T, Settmacher U, Neuhaus P: Vascular invasion and histopathologic grading determine outcome after liver transplantation for hepatocellular carcinoma in cirrhosis. Hepatology 2001;33:1080–1086.
61 Figueras J, Ibanez L, Ramos E, Jaurrieta E, Ortiz-de-Urbina J, Pardo F, Mir J, Loinaz C, Herrera L, Lopez-Cillero P, Santoyo J: Selection criteria for liver transplantation in early-stage hepatocellular carcinoma with cirrhosis: Results of a multicenter study. Liver Transpl 2001;7:877–883.
62 Miller CM, Gondolesi GE, Florman S, Matsumoto C, Munoz L, Yoshizumi T, Artis T, Fishbein TM, Sheiner PA, Kim-Schluger L, Schiano T, Shneider BL, Emre S, Schwartz ME: One hundred nine living donor liver transplants in adults and children: A single center experience. Ann Surg 2001;234:301–311.
63 Cheng SJ, Pratt DS, Freeman RB Jr, Kaplan MM, Wong JB: Living-donor versus cadaveric liver transplantation for non-resectable small hepatocellular carcinoma and compensated cirrhosis: A decision analysis. Transplantation 2001;72:861–868.
64 De Vreede I, Steers JL, Burch PA, Rosen CB, Gunderson LL, Haddock MG, Burgart L, Gores GJ: Prolonged disease-free survival after orthotopic liver transplantation plus adjuvant chemoirradiation for cholangiocarcinoma. Liver Transpl 2000;6:309–316.
65 Shimoda M, Farmer DG, Colquhoun SD, Rosove M, Ghobrial RM, Yersiz H, Chen P, Busuttil RW: Liver transplantation for cholangiocellular carcinoma: Analysis of a single-center experience and review of the literature. Liver Transpl 2001;7:1023–01033.
66 Wiesner RH: Liver transplantation for primary sclerosing cholangitis: Timing, outcome, impact of inflammatory bowel disease and recurrence of disease. Best Pract Res Clin Gastroenterol 2001;15:667–680.
67 Sans M, Rimola A, Navasa M, Grande L, Garcia-Valdecasas JC, Andreu H, Salmeron JM, Mas A, Rodes J: Liver transplantation in patients with Caroli's disease and recurrent cholangitis. Transpl Int 1997;10:241–244.
68 Brandhagen DJ: Liver transplantation for hereditary hemochromatosis. Liver Transplant 2001;7:663–672.

Chirurgische Gastroenterologie Interdisziplinär

Hauptthema · Main Topic

Chir Gastroenterol 2002;18:141–147

Karzinogenese und chirurgische Therapie des hepatozellulären Karzinoms bei Virushepatitis und Leberzirrhose

D. Seehofer[a] S. Jonas[a] F. Ulrich[a] N. Rayes[a] T. Berg[b] T. Steinmüller[a] P. Neuhaus[a]

[a] Klinik für Allgemein-, Viszeral- und Transplantationschirurgie
[b] Klinik für Gastroenterologie und Hepatologie, Charité, Campus Virchow-Klinikum, Humboldt Universität zu Berlin

Schlüsselwörter
Hepatozelluläres Karzinom · Virushepatitis · Karzinogenese · Chirurgische Therapie

Zusammenfassung
Eine chronische Virus-B- oder -C-Hepatitis gilt als einer der Hauptrisokofaktoren der Hepatokarzinogenese. Die einzelnen Schritte sind hierbei noch nicht aufgeklärt, der Prozess wird jedoch als ein Synergismus von viralen Faktoren mit einer genomischen Instabilität angesehen. Letztere beruht auf Leberzelluntergängen mit Entzündungsreaktionen und anschließender erhöhter Proliferation im Rahmen der chronischen Hepatitis. Spezifische virale Faktoren, die vermutlich an der Karzinogenese beteiligt sind, sind das Hepatitis-Bx(HBx)-Protein im Falle der Hepatitis B und das Hepatitis-C(HCV)-Core-Protein, die beide unter bestimmten Bedingungen proliferationsfördernde und antiapoptotische Wirkungen haben und außerdem die Funktion von Tumorsupressorgenen wie *p53* beeinträchtigen können. Bei der Therapie des hepatozellulären Karzinoms (HCC) muss grundsätzlich zwischen Patienten mit und ohne Leberzirrhose unterschieden werden. Patienten ohne Zirrhose sollten soweit wie möglich einer resektiven Therapie zugeführt werden. Dagegen ist bei Zirrhosepatienten die Leberfunktion der limitierende Faktor für eine Resektion. Postoperativ kann daraus eine relativ hohe Morbidität und Mortalität resultieren, die bei Patienten mit viraler Zirrhose in den meisten Studien etwas höher ist als bei nichtviraler Zirrhose. Als Besonderheit findet sich bei Patienten mit posthepatitischer Leberzirrhose ein hoher Anteil an multizentrischen Tumoren. Bedingt durch die erhöhte postoperative Mortalität und realtiv hohen Rezidivraten sind die Ergebnisse der Leberresektionen bei posthepatitischer Leberzirrhose tendenziell schlechter als bei Patienten ohne Virushepatitis. Bei sorgfältiger Patientenselektion können das perioperative Risiko bei Leberresektion jedoch kalkulierbar gehalten und 5-Jahres-Überlebensraten von etwa 50% erzielt werden. Etwas besser sind die Ergebnisse bei HCC-Patienten mit Virushepatitis nach Lebertransplantation. Hier sind in neueren Untersuchungen 5-Jahres-Überlebensraten von 60–80% zu verzeichnen. Somit kann die Indikation zur Lebertransplantation bei HCC in posthepatitischer Zirrhose unter Beachtung der Ressourcen und bei Abwesenheit von Kontraindikationen in ausgewählten Fällen gestellt werden. Lokale Behandlungsverfahren bleiben bis zum Beweis des Gegenteils vor allem bei Virushepatitis Therapien der zweiten Wahl.

Key Words
Hepatocellular carcinoma · Viral hepatitis · Carcinogenesis · Surgical treatment

Summary
Carcinogenesis and Surgical Therapy of Hepatocellular Carcinoma in Viral Hepatitis and Liver Cirrhosis
Chronic viral hepatitis B or C is one of the main risk factors of hepatocarcinogenesis. The exact mechanisms have not been unravelled yet, but the process is thought to be based on virus-specific factors in combination with genomic instability. The latter is based on hepatocyte necrosis/apoptosis with consecutive inflammatory response and increased proliferation during chronic hepatits. Specific viral factors that are thought to be involved are the hepatitis B x (HBx) protein in case of HBV and the hepatitis C (HCV) core protein. Under certain circumstances, both can increase hepatocyte proliferation and have anti-apoptotic effects. In addition, both can inhibit the function of tumor suppressor genes like *p53*. In the treatment of hepatocellular carcinoma one has to distinguish patients with cirrhosis of the liver from patients without. Patients without cirrhosis should, as far as possible, undergo liver resection. In contrast, in patients with cirrhosis, liver function is the limiting factor for resections. The result is a relatively high postoperative mortality rate, which in most studies in case of viral cirrhosis is increased compared to nonviral cirrhosis. In addition, patients with posthepatitic cirrhosis show a relatively high percentage of multicentric hepatocellular carcinomas. Because of the increased postoperative mortality and high recurrence rates the survival rates of patients with viral cirrhosis are impaired in comparison with nonviral cirrhotic patients. But in several studies it has been shown that, with careful preoperative evaluation, an acceptable postoperative mortality rate and 5-year survival rates of approximately 50% can be achieved. The results after liver transplantation in selected patients with posthepatitic cirrhosis and HCC are slightly better; in recent studies 5-year survival rates of 60–80% were reported. Therefore, liver transplantation of selected HCC patients with viral cirrhosis should be performed if there are no contraindications. Local ablative methods should at present only be performed if surgery (resection or transplantation) is contraindicated; in the future, long-term results of local therapy remain to be awaited.

KARGER

Fax +49 761 4 52 07 14
E-mail Information@Karger.de
www.karger.com

Accessible online at:
www.karger.com/journals/cga

Dr. D. Seehofer
Klinik für Allgemein-, Viszeral- und Transplantationschirurgie
Charité, Campus Virchow-Klinikum
Humboldt-Universität zu Berlin
Augustenburger Platz 1, D-13353 Berlin (Deutschland)
Tel. +49 30 450 552-001, Fax -900, E-mail daniel.seehofer@charite.de

Epidemiologie und klinischer Verlauf

Weltweit existieren schätzungsweise jeweils 300 Millionen HbsAg-Träger und -Patienten mit chronischer Hepatitis C, in der Mehrzahl in Asien und Afrika. Ein hepatozelluläres Karzinom (HCC) als Komplikation der Virushepatitis entsteht meist in Zirrhose, in etwa 20% der Fälle in westlichen Ländern jedoch ohne Zirrhose. Der folgende Überblick bezieht sich vornehmlich auf die Situation der chronischen Hepatitis in den westlichen Ländern. Zur konservativen Therapie der Virushepatitis sei auf weiterführende Literatur verwiesen [1].

Hepatitis B

Das Hepatitis-B-Virus (HBV) ist ein partiell doppelsträngiges DNA-Virus, dessen Replikation über ein RNA-Zwischenprodukt und reverse Transkription erfolgt. Im Gegensatz zu Retroviren ist beim HBV jedoch für die Virusreplikation eine Integration in die zelluläre DNA nicht obligat. Die Primärinfektion heilt in über 90% der Fälle aus, bei den restlichen entsteht eine chronische Hepatitis. Diese entwickelt sich in 20–30% der Fälle zu einer Leberzirrhose, bei den übrigen Patienten heilt sie durch Anti-HBs-Serokonversion aus oder es entstehen durch Anti-HBe-Serokonversion asymptomatische Virusträger. Bei etwa 5% der Patienten mit chronischer Hepatitis B tritt im Langzeitverlauf ein HCC auf. In einem geringeren Prozentsatz entwickeln sich ein HCC auch bei asymptomatischen Trägern oder HBsAg-negativen Patienten nach HBV-Infektion. Insgesamt ist in den westlichen Ländern künftig aufgrund aktiver Immunisierung im Kindesalter mit über 95%igem Impferfolg ein Rückgang der Hepatitis B und somit auch der HCC-Inzidenz bei Hepatitis B zu erwarten.

Hepatitis C

Das Hepatitis-C-Virus (HCV) ist ein einzelsträngiges RNA-Virus aus der Familie der Flaviviren. Ohne Therapie chronifiziert sich die Primärinfektion in bis zu 70% der Fälle, und insgesamt 30–45% der Infizierten entwickeln innerhalb von 20 Jahren eine Leberzirrhose. Auf deren Boden entsteht bei etwa 20% der Zirrhosepatienten (d.h. bei etwa 6–9% aller Hepatitis-C-Fälle) ein HCC. Bei Vorhandensein von Kofaktoren wie Alkohol oder Hepatitis-B-Infektion ist die Inzidenz besonders hoch. Als Folge einer Zunahme der Hepatitis C in westlichen Ländern steigt momentan auch die Inzidenz des HCC bei Hepatitis C in Deutschland an. Durch Interferon-α-Therapie mit oder ohne Ribavirin ist eine Ausheilung in einem Teil der Fälle möglich, insbesondere bei akuter Infektion von <4 Monaten [2]. Durch eine effektive Interferontherapie reduziert sich auch das HCC-Risiko [3].

Karzinogenese

Generell werden bei der Karzinogenese drei Schritte unterschieden: Initiation, Promotion und Progression. Eine durch ein Karzinogen verursachte Mutation führt zur Initiation der malignen Transformation. Anschließend kommt es zu einer klonalen Ausbreitung der mutierten Zelle (Promotion), und unter der kontinuierlichen Anwesenheit des Karzinogens kann schließlich eine Progression der dysplastischen Läsion zu einem Malignom auftreten [Übersicht bei 4]. Wie jede Bedingung mit chronischer Stimulation von ruhenden Leberzellen zum Eintritt in den Zellzyklus ist auch die chronische Virushepatitis ein Risikofaktor für eine HCC-Entwicklung. Leberzelluntergänge mit Entzündungsreaktionen und anschließender erhöhter Regeneration resultieren in einer Zunahme der genomischen Instabilität. Insgesamt sind an der Karzinogenese verschiedene Mechanismen beteiligt, die teilweise auf der chronischen Entzündung mit erhöhter Regeneration und teilweise auf viralen Faktoren basieren. Spezifische virale Faktoren, die vermutlich an der Karzinogenese beteiligt sind, werden im Folgenden dargestellt.

Hepatitis B

Erste Hinweise für eine Beteiligung des HBV an der HCC-Entwicklung stammen aus epidemiologischen Studien. Zusätzlich sind in über 90% der HCC bei HBsAg-positiven Patienten HBV-DNA-Sequenzen nachweisbar [5]. Im Rahmen der HBV-Replikation kann es als Folge der reversen Transkription zu einer Integration von viraler DNA in die hepatozelluläre DNA kommen; eine bevorzugte Integrationsposition konnte bisher jedoch nicht identifiziert werden. Die genauen Mechanismen der Karzinogenese sind bis heute nur partiell aufgeklärt. Im Folgenden werden die wichtigsten HBV-spezifischen Mechanismen wiedergegeben. Allerdings stammen viele Ergebnisse aus In-vitro-Versuchen und Tiermodellen, so dass ihre Relevanz bei der humanen Hepatokarzinogenese nur teilweise belegt ist.

Eine Initiation der Karzinogenese ist über die so genannte cis-Aktivierung möglich. Hierbei resultiert aus der Integration von HBV-DNA-Fragmenten in Wirts-DNA unmittelbar eine veränderte Transkription von anderen Genen, wie z.B. Tumorsuppressorgenen. Dieser Mechanismus kann im Tierversuch zu einer HCC-Entwicklung führen [6], konnte aber nur in Einzelfällen bei der Genomanalyse humaner HCC nachgewiesen werden [7].

Im Gegensatz dazu spielt in den meisten Untersuchungen vor allem die trans-Aktivierung eine entscheidende Rolle bei der Karzinogenese des HCC. Hierbei sind Virusproteine als Produkte der integrierten Virus-DNA an der Karzinogenese beteiligt und nicht die integrierte Virus-DNA selbst durch Veränderung der zellulären Genexpression. Insbesondere das HBx-Protein initiiert in vitro und in Tierversuchen über multiple potenzielle Mechanismen die Karzinogenese. Es ist ein virales, trans-aktivierendes Protein, das Funktionen bei der Virusreplikation und der Stimulation viraler Gene hat [8], aber auch unspezifisch zahlreiche zelluläre Gene aktiviert. Aufgrund seiner Lage im HBV-Genom ist das HBx-Protein die am häufigsten in die zelluläre DNA integrierte Sequenz. Verschiedene Studien konnten eine Expression von HBx-Protein auch in humanen HCC-Zellen zeigen [9]. Als Hinweis für eine karzinogene Rolle wurde bei HBx-Protein-transgenen Mäusen sowohl eine HCC-Entwicklung [10] als auch eine erhöhte Sensitivität für andere Karzinogene nachgewiesen [11]. Experimentell trans-aktiviert das HBx-Protein eine Vielzahl zellulärer Gene, insbesondere solche, die das Zellwachstum kontrollieren, wie die Wachstumsfaktoren TGF-ß [12] und IGF-II [13], und proinflammatorischer Zytokine wie TNF-α [14]. Zusätzlich konnte eine funktionelle Inaktivierung des *p53*-Tumorsuppressorgens durch das HBx-Protein nachgewiesen werden [15, 16]. Insbesondere Mutationen des HBx-Proteins, die häufig in HCC-Zellen gefunden werden, blockieren experimentell die *p53*-induzierte Apoptose [17]. Ein weiterer Virusbestandteil, der potenziell an der Karzinogenese beteiligt ist, ist eine verkürzte Form des HBs-Antigens, das ebenfalls zahlreiche zelluläre Promotoren aktiviert und bei etwa 25% der humanen HCC nachgewiesen werden kann [18]. In der Summe führen diese virusspezifischen Faktoren zu einer weiteren Stimulation der im Rahmen der chronischen Entzündung ohnehin erhöhten Leberzellproliferation. Zusammen mit der Inhibition von Tumorsupressorgenen resultiert daraus ein beträchtlich gesteigertes Karzinomrisiko.

Hepatitis C
Auch die HCV-spezifischen Mechanismen der Karzinogenese sind bisher nur rudimentär aufgeklärt. Der Nachweis von HCV-RNA bei einem Großteil der HCC bei HCV-Patienten [19] legt allerdings eine direkte Beteiligung nahe. Die lange Latenzperiode bis zum Auftreten eines HCC bei HCV-Infektion lässt mehrere sequenzielle Ereignisse vermuten, deren einzelne Schritte sind jedoch nicht bekannt. Die teilweise widersprüchlichen Ergebnisse zur Beteiligung verschiedener HCV-Proteine an der Karzinogenese stammen fast ausschließlich aus experimentellen Studien. Involviert sind wahrscheinlich das HCV-Core-Protein und drei virale Nichtstrukturproteine (NS5A, NS3, NS4B). Für diese Proteine konnte die Fähigkeit zur Transformation von Leberzellen und zur Induktion von oxidativem Stress, Steatosis hepatis und HCC experimentell nachgewiesen werden [20, 21]. Insbesondere das HCV-Core-Protein könnte eine zentrale Rolle bei der Karzinogenese spielen. So wurde bei Mäusen transgen für das HCV-Core-Protein eine Adenom-Karzinom-Sequenz in der Leber beobachtet [22]. Der genaue Mechanismus ist unklar, zumal das HCV-Core-Protein eine duale Rolle bei der Apoptose spielt. In einigen Studien wird die Apoptose als Grundlage der persistenten Infektion und auch der Karzinogenese supprimiert [23], in anderen dagegen stimuliert [24]. In vitro inhibiert das HCV-Core-Protein außerdem die transkriptionelle Aktivität von *p53* [25] Das Nichtstrukturprotein NS5A ist ein potenter Aktivator der Transkription [26]. Insgesamt legen die verschiedenen Proteine und diskrepanten Ergebnisse multiple Wege der Karzinogenese nahe, die in Zukunft weiter aufgeklärt werden müssen.

Kofaktoren
HBV- und HCV-Koinfektion resultieren zwar in einer verminderten Replikation beider Viren, aber auch in einem schlechteren Ansprechen auf die Interferontherapie und einem erhöhten Karzinomrisiko. Ebenso führen chronischer Alkoholabusus und andere Karzinogene in Kombination mit einer chronischen Virushepatitis zu einer weiteren Erhöhung des Karzinomrisikos [27].

Chirurgische Therapie

Bei den chirurgischen Optionen zur Behandlung des HCC steht neben der Leberresektion auch die Lebertransplantation zur Verfügung. Der folgende Überblick über die aktuellen Ergebnisse der chirurgischen Therapie des HCC bezieht sich ausschließlich auf Patienten mit Virushepatitis. Berücksichtigt wurden vor allem Studien aus den letzten 5 Jahren, da sowohl im Bereich der Lebertransplantation und -resektion als auch bei der Therapie der Virushepatitis entscheidende Fortschritte gemacht wurden.

Leberresektion
Aufgrund lokaler Faktoren oder extrahepatischer Tumormanifestationen ist bei Diagnosestellung des HCC nur ein geringer Teil der Patienten einer resektiven Therapie zugänglich. Bei der chirurgischen Therapie des HCC müssen Patienten mit Zirrhose von solchen ohne abgegrenzt werden, da bei beiden Gruppen unterschiedliche therapeutische Möglichkeiten bestehen und sie auch prognostisch verschieden einzuschätzen sind. In vielen Studien bei Hepatitis-B- oder -C-Patienten werden beide Gruppen jedoch zusammen analysiert. Da eine Subgruppenalyse oft fehlt, ist die Vergleichbarkeit der Studien erschwert.
Bei Patienten mit HCC und Virushepatitis ohne Zirrhose wird die Diagnose oft erst im fortgeschrittenen Stadium gestellt, wenn sich der Tumor durch Lokalsymptome bemerkbar macht. Öfter als bei Zirrhosepatienten findet sich eine Gefäßinvasion oder eine hämatogene Dissemination [28]. Teilweise ist dies durch fehlendes Screening zu erklären, aber möglicherweise auch durch andere Tumorcharakteristika. Operable HCC bei Patienten ohne Zirrhose sollten auf jeden Fall einer resektiven Therapie zugeführt werden; hier sind auch größere Resektionen wie Hemihepatektomien oder erweiterte Resektionen möglich. Die 5-Jahres-Überlebensrate nach Leberresektion liegt bei Patienten mit HCC ohne Zirrose in den meisten Studien relativ übereinstimmend zwischen 40% [29] und 50% [30], vor allem bei Hepatitis-C-Patienten werden aber teilweise erhöhte Rezidivraten berichtet [30].
Patienten mit Zirrhose versterben dagegen insgesamt nur zu etwa 50% am Tumor oder an dessen Metastasen, der Rest an der zugrunde liegenden Lebererkrankung [31]. Als weiterer Unterschied findet sich bei Zirrhosepatienten, vor allem bei viraler Hepatitis, relativ häufig ein multizentrisches Auftreten

der Tumoren [32]. In diesem Fall kann es nach Resektion nur des sichtbaren Tumorherdes theoretisch zu einer schnelleren Progression weiterer okkulter Herde kommen, insbesondere stimuliert durch Wachstumsfaktoren bei der postoperativen Leberregeneration [33]. Im Gegensatz zu Patienten ohne Zirrhose ist das Risiko eines Leberversagens im frühen oder späten postoperativen Verlauf unter anderem durch Exazerbation der chronischen Hepatitis besonders hoch. Die genannten Risikofaktoren können theoretisch durch eine komplette Hepatektomie mit nachfolgender Lebertransplantation deutlich reduziert werden (s. unten).

Zur direkten postoperativen Mortalität nach Leberresektion bei viraler Zirrhose ist die Datenlage kontrovers, aber insgesamt lässt sich eine Tendenz zu erhöhten perioperativen Komplikationsraten und erhöhter Mortalität erkennen. So wurde in einer Studie bei Hepatitis-C-Patienten mit 12% eine signifikant höhere Mortalität als bei Hepatitis-B-Patienten (3,8%) und bei Patienten ohne Virushepatitis (3,3%) unmittelbar nach Leberresektion gefunden [34]. Eine ähnlich hohe postoperative Mortalität wird in einer weiteren Analyse berichtet [35]. Andere Untersucher konnten dagegen keine signifikanten Unterschiede in der postoperativen Mortalität, verglichen mit Haptitis-B-Patienten, finden [36, 37]. In vielen Studien zeigen sich bei Hepatitis-C-Patienten eine deutlich schlechtere Überlebensraten [37–39], und in einer Analyse von 115 japanischen Patienten mit einem HCC in einer durch HCV bedingten Zirrhose fand sich ein tumorfreies Überleben von nur 19% nach 5 Jahren [40]. Hauptrisikofaktoren waren in dieser Studie neben der Gefäßinvasion, multiplen Tumoren und hohem Alter auch eine hohe HCV-Virämie und präoperative erhöhte Transaminasen (AST > 40 U/l). In anderen Veröffentlichungen liegt dagegen die 5-Jahres-Überlebensrate deutlich über 50%, und es existieren keine signifikanten Unterschiede bei Hepatitis-B- (61,8%) und -C-Patienten (52,8%) [41].

Bei Hepatitis-B-Patienten kann es nach der Leberesektion ebenfalls zu einer Reaktivierung der Hepatitis kommen, in Einzelfällen sogar mit resultierendem Leberversagen [42]. Bei postoperativer Exazerbation der Hepatits B mit hohen HBV-DNA-Konzentrationen wurden signifikant höhere Rezidivraten und signifikant schlechtere Überlebensraten gefunden [43]. Auch präoperativ erhöhte Transaminasenwerte (AST > 100 U/l) konnten wie bei der Hepatitis C als Risikofaktor für ein schlechteres Überleben nachgewiesen werden [44]. Ob im Falle der Hepatitis B eine Prophylaxe der Exazerbation und damit eine Verringerung der Rezidivraten durch die perioperative Applikation von neuen, potenten Virustatika wie Lamivudin verhindert werden kann, wurde bisher noch nicht untersucht. Tabellen 1 und 2 fassen aktuelle Ergebnisse nach Leberresektion bei Patienten mit Virushepatitis zusammen. Es zeigt sich, dass die perioperative Morbidität nach Leberresektion bei viraler Zirrhose mit 3–12% in den meisten Untersuchungen relativ hoch ist, verglichen mit nichtviralen Zirrhosen. Durch sehr sorgfältige präoperative Evaluation der Patienten konnte sie aber in mehreren Analysen auf das Niveau nichtviraler Zirrhosen gesenkt werden. Somit sollte eine Leberresektion, wie bei Zirrhose im Allgemeinen, nur im Stadium Child A und bei relativ peripherer Lage des Tumors erfolgen. Sie muss in der Regel als begrenzte Resektion (Wedge-Resektion, Segment- oder Subsegmentektomie) durchgeführt werden, da die Hemihepatektomie meist kontraindiziert ist. Daraus resultiert die Gefahr, dass der Abstand des Tumors zur chirurgischen Abtragungsebene nicht ausreichend ist bzw. dass Satellitenknoten oder okkulte Herde übersehen werden. Aus der Untersuchung von Explantaten von HCC-Patienten nach Transplantation ist bekannt, dass bei etwa einem Viertel der Fälle präoperativ unerkannte Karzinomherde existieren [48]. Somit sollten Patienten mit HCC in posthepatitischer Zirrhose aufgrund der hohen perioperativen Morbidität und Mortalität und der hohen «Rezidivraten» nach Leberresektion auf jeden Fall hinsichtlich des Vorteils einer Lebertransplantation evaluiert werden.

Lebertransplantation

Grundsätzlich kann die Indikation zur Lebertransplantation bei HCC-Patienten mit Zirrhose gestellt werden, die 65 Jahre oder jünger sind. Auf jeden Fall ist die Transplantation bei Leberzirrhose im Stadium Child B und C sowie bei Child-A-Patienten mit ungünstiger Lage des Tumors indiziert. Eine Transplantation sollte nur durchgeführt werden, wenn der maximale Tumordurchmesser <5 cm ist oder höchstens 3 Tumoren mit maximal 3 cm Durchmesser vorhanden sind. Diese Kriterien werden als Surrogatparameter für die schwer nachweisbare Gefäßinvasion angesehen, die als Hauptrisikofaktor für ein HCC-Rezidiv nach Lebertransplantation gilt [49]. Kontraindikationen wie extraheptische Manifestationen und Invasion großer Gefäße müssen soweit möglich ausgeschlossen werden.

Bei Lebertransplantation von Patienten mit HCC ohne Leberzirrhose konnte in mehreren Studien kein Überlebensvorteil gegenüber der Resektion erzielt werden [50], wahrscheinlich unter anderem aufgrund des relativ hohen Anteils von Patienten mit hämatogener Dissemination [28]. Somit ist eine Transplantation bei diesen Patienten in der Regel obsolet, zumal sie auch bei ausgedehnten Resektionen keine erhöhte postoperative Mortalität haben.

Die Lebertransplantation bei Zirrhosepatienten bietet dagegen gegenüber der Resektion mehrere theoretische Vorteile. Zum einen ist die Therapie von HCC und Zirrhose möglich, was eine geringere perioperative Mortalität zur Folge hat, und auch die spätere Mortalität an Zirrhosekomplikationen wird reduziert. Außerdem kann die Resektion von multizentrischen Tumoren bzw. okkulten Zweittumoren erfolgen sowie die Zirrhose als mögliche Quelle der De-novo-Tumorentstehung beseitigt werden. Nachteile bei der Transplantation sind eine erhöhte Progression unter Immunsuppression im Falle von okkulter Dissemination von Tumorzellen und der zunehmende Mangel an Spenderorganen mit Wartezeiten von bis zu 12 Monaten. Ein möglicher Ausweg ist hier die Leberle-

Tab. 1. Übersicht aktueller Analysen der chirurgischen Therapie von HCC bei Hepatitis-C-Patienten

Autor	Referenz	Zirrhose n	Keine Zirrhose, n	Postoperative Mortalität, %	5 Jahre tumorfreies Überleben, %	5-Jahres-Überlebensrate, %
Resektion						
Takenaka et al., 1995	41	44	52	2	23	53
Chen et al., 1998	36	22	12	6	30	42
Lee et al., 1998	34	42	24	12	40	52
Wu et al., 1999	37	55	0	0	31	46
Hanazaki et al., 2000	45	26	0	0	42 (4 Jahre)	81 (4 Jahre)
Kubo et. al., 2000	40	115	0	k.A.	19	k.A
Roayaie et al., 2000	38	k.A.	k.A.	k.A.	7	k.A.
Transplantation						
Hemming et al., 2001	46	47	0	k.A.	k.A.	50
Roayaie et al., 2000	38	k.A.	k.A.	k.A.	48	k.A.
Jonas et al., 2001	47	47	0	2	k.A.	70

k.A. = keine Angabe.

Tab. 2. Übersicht aktueller Analysen der chirurgischen Therapie von HCC bei Hepatitis-B-Patienten

Autor	Referenz	Zirrhose n	Keine Zirrhose, n	Postoperative Mortalität, %	5 Jahre tumorfreies Überleben, %	5-Jahres-Überlebensrate, %
Resektion						
Takenaka et al., 1995	41	18	12	0	46	62
Chen et al., 1998	36	31	26	5	30	42
Lee et al., 1998	34	70	63	4	28	34
Wu et al., 1999	37	110	0	3	28	57
Poon et al., 2000	44	146	0	7	22	44
Transplantation						
Hemming et al., 2001	46	31	0	51	k.A.	72[1]
Jonas et al., 2001	47	25	0	4	k.A.	59[2]

[1]Nach Einführung der antiviralen Prophylaxe.
[2]Partiell vor Einführung der antiviralen Prophylaxe.

bendspende. Ob eine Ausweitung der Indikationen bei der Lebendspende auf Tumoren, die die genannten Kriterien nicht erfüllen, gerechtfertigt ist, ist zur Zeit noch in der Diskussion. Hierzu müssen die Langzeitergebnisse abgewartet werden.

Bei der Hepatitis-B-Zirrhose wurde vor Einführung neuer antiviraler Medikamente, insbesondere Lamivudin, oft Transplantatversagen durch rekurrente HBV-Infektionen beobachtet. Seit Einführung der neuen Virustatika als postoperative Prophylaxe werden reinfektionsbedingte Todesfälle jedoch nur noch extrem selten beobachtet [51]. Somit konnten auch die Ergebnisse bei Patienten mit HBV-Zirrhose und HCC nach Lebertransplantation signifikant verbessert werden. In neuerer Zeit werden hier 5-Jahres-Überlebensraten von 72% angegeben [46]. Ein Überblick über die Ergebnisse der Lebertransplantation bei Hepatitis-B- und -C-Patienten mit HCC geben Tabellen 1 und 2. Insbesondere durch verbessertes perioperatives Management und effektivere Prophylaxe/Therapie der Virushepatitis können nach Lebertransplantation exzellente Ergebnisse erzielt werden, die denen nach Resektion bei ausgewählten Patienten überlegen scheinen. Einschränkend muss jedoch gesagt werden, dass es zu dieser Frage keine prospektiven oder randomisierten Studien gibt und eine Vergleichbarkeit der verschiedenen, meist retrospektiven Publikationen schwierig ist.

Lokale Therapieverfahren

Wertigkeit und Grenzen der lokalen Therapieverfahren entsprechen denen bei HCC in nichtviraler Zirrhose, wie an anderer Stelle ausführlich dargelegt [52]. Als Besonderheit wird bei Virushepatitis auch nach perkutaner Tumorablation eine signifikant höhere Rezidivrate als bei Patienten ohne Virushepatitis beschrieben [53]. Somit sind die lokalen Verfahren momentan nur bei Kontraindikationen zur Resektion und Transplantation als Verfahren der 2. Wahl anzusehen, Langzeitergebnisse weiterer Studien müssen abgewartet werden.

Schlussfolgerungen

Aufgrund des hohen Anteils an multizentrischen Tumoren und der Progression der Virusinfektion weisen Leberresektionen bei posthepatitischer Leberzirrhose tendenziell schlechtere Ergebnisse als die Lebertransplantation auf. Bei sorgfältiger Patientenselektion kann das perioperative Risiko bei Leberresektion jedoch niedrig gehalten werden und akzeptable Langzeitergebnisse mit 5-Jahres-Überlebensraten von bis zu 50% erzielt werden. Etwas besser sind die Ergebnisse bei Hepatitis-C-und heutzutage auch bei Hepatitis-B-Patienten mit HCC nach Lebertransplantation. Somit kann die Indikation zur Lebertransplantation bei HCC in posthepatitischer Zirrhose unter Beachtung der Ressourcen bei fehlenden Kontraindikationen in ausgewählten Fällen gestellt werden.

Literatur

1 Hopf U, Niederau C, Kleber G, Fleig W: Behandlung der chronischen Virushepatitis B/D und der akuten und chronischen Virushepatitis C. Z Gastroenterol 1997;35:971–986.

2 Jaeckel E, Cornberg M, Wedemeyer H, Santantonio T, Mayer J, Zankel M, Pastore G, Dietrich M, Trautwein C, Manns: Treatment of acute hepatitis C with interferon alfa-2b. N Engl J Med 2001;345: 1495–1497.

3 Yoshida H, Shiratori Y, Moriyama M, Arakawa Y, Ide T, Sata M, Inoue O, Yano M, Tanaka M, Fujiyama S, Nishiguchi S, Kuroki T, Imazeki F, Yokosuka O, Kinoyama S, Yamada G, Omata M: Interferon therapy reduces the risk for hepatocellular carcinoma: National surveillance program of cirrhotic and noncirrhotic patients with chronic Hepatitis C in Japan. Ann Intern Med 1999;131:174–181.

4 Wittekind C, Tannapfel A: Pathologie der Lebertumoren. Chir Gastroenterol 1998;14:175–183.

5 Brechot C: Hepatitis B virus (HBV) and hepatocellular carcinoma. HBV DNA status and its implications. J Hepatol 1987;4:269–279.

6 Etiemble J, Degott C, Renard CA, Fourel G, Shamoon B, Vitvitski-Trepo L, Hsu TY, Tiollais P, Babinet C, Buendia MA: Liver specific expression and high oncogenic efficiency of a c-myc transgene activated by woodchuck hepatitis virus insertion. Oncogene 1994;9:727–737.

7 Dejean A, De Thé H: Hepatitis B virus as an insertional mutagen in a human hepatocellular carcinoma. Mol Biol Med 1990;7:213–222.

8 Nakatake H, Chisaka O, Yamamoto S, Matsubara K, Koshy R: Effect of X protein on transactivation of hepatitis B virus promotors and on viral replication. Virology 1993;195:305–314.

9 Su Q, Schröder CH, Hofmann W, Otto G, Pichlmayr R, Bannasch P: Expression of hepatitis B virus X protein in HBV-infected human livers and hepatocellular carcinoma. Hepatology 1998;27: 1109–1120.

10 Kim CM, Koike K, Saito I, Miyamura T, Jay G: HBx gene of hepatitis B virus induces liver cancer in transgenic mice. Nature 1991;351:317–320.

11 Slagle B, Lee T, Medina D, Finegold M, Butel J: Increased sensitivity to the hepatocarcinogen diethylnitrosamine in transgenic mice carrying the hepatitis B virus X gene. Mol Carcinog 1996;15:261–269.

12 Yoo YD, Ueda H, Park K, Flanders KG, Lee YI, Jay G, Kim SJ: Regulation of transforming growth factor-beta 1 expression by the hepatitis B virus (HBV) X transactivator. J Clin Invest 1996;97:388–395

13 Lee YI, Lee S, Lee Y, Bong YS, Hyun SW, Yoo YD, Kim SJ, Kim YW, Poo HR: The human hepatitis B virus transactivator X gene product regulates Sp1 mediated transcription of an insuline like growth factor II promotor 4. Oncogene 1998;16:2367–2380.

14 Lara-Pezzi E, Majano P, Gomex-Gonzalo M, Garcia-Monzon C, Moreno-Otero R, Levrero M, Lopez-Cabrera M: The hepatitis B virus X protein up regulates tumor necrosis factor alpha gene expression in hepatocytes. Hepatology 1998;28:1013–1021.

15 Feitelson MA, Zhu M, Duan LX, London WT: HBxAg and *p53* are associated in vitro and in liver tissues from patients with primary hepatocellular carcinoma. Oncogene 1993;8:1109–1117.

16 Truant R, Antunovic J, Greenblatt J, Prives C, Cromlish JA: Direct interaction of the hepatitis B virus HBx protein with *p53* leads to inhibition by HBx of *p53* response element-directed transactivation. J Virol 1995;69:1851–1859.

17 Huo TI, Wang XW, Forgues M, Wu CG, Spillare EA, Giannini C, Brechot C, Harris CC: Hepatitis B virus X mutants derived from human hepatocellular carcinoma retain the ability to abrogate *p53*-induced apoptosis. Oncogene 2001;20:3620–3628.

18 Schlüter V, Meyer M, Hofschneider PH, Koshy R, Caselmann WH: Integrated hepatitis B virus X and 3' truncated preS/S sequences derived from human hepatomas encode functionally active transactivators. Oncogene 1994;9:3335–3344.

19 Niu J, Kumar U, Monjardino J, Goldin R, Rosin D, Thomas HC: Hepatitis C virus replication in hepatocellular carcinoma . J Clin Pathol 1995;48:880–882.

20 Okuda M, Li K, Beard MR, Showalter LA, Scholle F, Lemon SM, Weinman SA: Mitochondrial injury, oxidative stress and antioxidant gene expression are induced by hepatitis C virus core protein. Gastroenterology 2002;122:366–375.

21 Lerat H, Honda M, Beard M, Loesch K, Sun J, Yang Y, Okuda M, Gosert R, Xiao SY, Weinman SA, Lemon SM: Statosis and liver cancer in transgeneic mice expressing the structural and nonstructural proteins of hepatitis C virus. Gastroenterology 2002;122:352–365.

22 Moriya K, Fujie H, Shintani Y, Yotsuyanagi H, Tsutsumi T, Ishibashi K, Matsuura Y, Kimura S, Miyamura T, Koike K: The core protein of hepatitis C virus induces hepatocellular carcinoma in transgenic mice. Nat Med 1998;4:1065–1067.

23 Ray RB, Meyer K, Steele R, Shrivastava A, Aggarwal BB, Ray R: Inhibition of tumor necrosis factor (TNF-α)-mediated apoptosis by hepatitis C virus core protein. J Biol Chem 1998;273:2256–2259.

24 Zhu N, Khoshnan A, Schneider R, Matsumoto M, Dennert G, Ware C, Lai MM: Hepatitis C virus core protein binds to cytoplasmatic domain of tumor necrosis factor (TNF) receptor 1 and enhances TNF-induced apoptosis. J Virol 1998;72:3691–3697.

25 Ray RB, Steele R, Mayer K, Ray R: Transcriptional repression of *p53* promoter by hepatitis C virus core protein. J Biol Chem 1997;272:10983–10986.

26 Kato N, Lan KH, Ona-Nita SK, Shiratori Y, Omata M: Hepatitis C virus nonstructural region 5A protein is a potent transcriptional activator. J Virol 1997;71:8856–8859.

27 Donato F, Tagger A, Gelatti U, Parrinello G, Boffetta P, Albertini A, Decarli A, Trevisi P, Ribero ML, Martelli C, Porru S, Nardi G: Alcohol and hepatocellular carcinoma: The effect of lifetime intake and hepatitis virus infections in men and women. Am J Epidemiol 2002;155:323–331.

28 Jonas S, Weinrich M, Al-Abadi H, Steinbrich R, Tullius SG, Neuhaus P: Tumorzelldissemination hepatobiliärer Tumore. Z Gastroenterol 1998;36:78.

29 Bismuth H, Chiche L, Castaing D: Surgical treatment of hepatocellular carcinomas in noncirrhotic liver: Experience with 68 liver resections. World J Surg 1995;19:35–41.

30 Nagasue N, Ono T, Yamanoi A, Kohno H, El-Assal ON, Taniura H, Uchida M: Prognostic factors after hepatic resection for hepatocellular carcinoma without cirrhosis. Br J Surg 2001;88:515–522.

31 Jonas S, Bechstein WO, Kling N, Guckelberger O, Neuhaus P: Therapie des primären hepatozellulären Karzinoms. Dtsch Med Wochenschr 1997;122: 617–620.

32 Benvegnù L, Noventa F, Bernardinello E, Pontisso P, Gatta A, Alberti A: Evidence for an association between aetiology of cirrhosis and pattern of hepatocellular carcinoma development. Gut 2001;48: 110–115.

33 Namieno T, Takeichi N, Hata Y, Uchino J, Kobayashi H: Kinetic changes of liver regeneration and hepatocellular carcinoma cells after partial hepatectomy in rats. Gastroenterol Jpn 1991;26:29–36.

34 Lee WC, Jeng LB, Chen MF: Hepatectomy for hepatitis B-, hepatitis C- and dual hepatitis B- and C-related hepatocellular carcinoma in Taiwan. J Hepatobil Pancreat Surg 2000;7:265–269.

35 Higashi H, Matsuma T, Adachi E, Taketomi A, Kashiwagi S, Sugimachi K: Influence of viral hepatitis status on operative morbidity and mortality in patients with primary hepatocellular carcinoma. Br J Surg 1994;81:1342–1345.

36 Chen MF, Jeng LB, Lee WC, Chen TC: Surgical results with dual hepatitis B- and C- related hepatocellular carcinoma compared with hepatitis B or C related hepatocellular carcinoma. Surgery 1998; 123:554–559.

37 Wu CC, Tang JS, Lin MC, Yeh DC, Liu TJ, P'eng FK: Comparison of liver resection for hepatocellular carcinoma in hepatitis B and hepatitis-C related cirrhotic patients. Hepatogastroenterology 1999;46: 651–655.

38 Roayaie S, Haim MB, Emre S, Fishbein TM, Sheiner PA, Miller CM, Schwart ME: Comparison of surgical outcome in patients with hepatitis B versus hepatitis C: A western experience. Ann Surg Oncol 2000;7:764–770.

39 Izumi N, Asahina Y, Noguchi O, Uchihara M, Kanazawa N, Itakura J, Himeno Y, Miyake S, Sakai T, Enomoto N: Risk factors for distant recurrence of hepatocellular carcinoma in the liver after complete coagulation by microwave or radiofrequency ablation. Cancer 2001;91:949–956.
40 Kubo S, Hirohashi K, Tanaka H, Tsukamoto T, Shuto T, Ikebe T, Yamamoto T, Wakasa K, Nishiguchi S, Kuroki T, Kinoshita H: Risk factors for recurrence after resection of hepatitis C virus-related hepatocellular carcinoma. World J Surg 2000;24:1559–1565.
41 Takenaka K, Yamamoto K, Taketomi A, Itsaka H, Adachi E, Shirabe K, Nishizaki T, Yanaga K, Sugimachi K: A comparison of the surgical results in patients with hepatitis B versus C-related hepatocellular carcinoma. Hepatology 1995;22:20–24.
42 Kubo S, Nishiguchi S, Hamba H, Hirohashi K, Tanaka H, Shuto T, Kinoshita H, Kuroki T: Reactivation of viral replication after liver resection in patients infected with hepatitis B virus. Ann Surg 2001;233:139–145.
43 Kubo S, Hirohashi K, Tanaka H, Tsukamoto T, Shuto T, Higaki I, Tekemura S, Yamamoto T, Nishiguchi S, Kinoshita H: Virologic and biochemical changes and prognosis after liver resection for hepatitis B virus-related hepatocellular carcinoma. Dig Surg 2001;18:26–33.
44 Poon RTP, Fan ST, Lo CM, Liu CL, Ng IOL, Wang J: Long term prognosis after resection of hepatocellular carcinoma associated with hepatitis B-related cirrhosis. J Clin Oncol 2000;18:1094–1101.
45 Hanazaki K, Wakabayashi M, Sodeyama H, Mochizuki Y, Machida T, Yokoyama S, Sode Y, Kawamura N, Miyazaki T: Surgical outcome in cirrhotic patients with hepatitis C-related hepatocellular carcinoma. Hepatogastroenterology 2000;47:204–210.
46 Hemming AW, Cattral MS, Reed AI, van der Werf WJ, Greig PD, Howard RJ: Liver transplantation for hepatocellular carcinoma. Ann Surg 2001;233:652–659.
47 Jonas S, Herrmann M, Rayes N, Berg T, Radke C, Tullius S, Settmacher U, Steinmuller T, Neuhaus P: Survival after liver transplantation for hepatocellular carcinoma in cirrhosis according to the underlying liver disease. Transplant Proc 2001;33:3444–3445.
48 Mazzaferro V, Regalia E, Doci R, Andreola S, Pulvirenti A, Bozzetti F, Montalto F, Ammatuna M, Morabito A, Gennari L: Liver transplantation for the treatment of small hepatocellular carcinomas in patients with cirrhosis. N Engl J Med 1996;334:693–699.
49 Jonas S, Bechstein WO, Steinmüller T, Herrmann M, Radke C, Berg T, Settmacher U, Neuhaus P: Vascular invasion and histopathologic grading determine outcome after liver transplantation for hepatocellular carcinoma in cirrhosis. Hepatology 2001;33:1080–1086.
50 Iwatsuki S, Starzl TE, Sheahan DG, Yokoyama I, Demetris AJ, Todo S, Tzakis AG, van Thiel DH, Carr B, Selby R: Hepatic resection versus transplantation for hepatocellular carcinoma. Ann Surg 1991;214:221–228.
51 Seehofer D, Rayes N, Naumann U, Neuhaus R, Muller AR, Tullius SG, Berg T, Steinmuller T, Bechstein WO, Neuhaus P: Preoperative antiviral treatment and postoperative prophylaxis in HBV-DNA positive patients undergoing liver transplantation. Transplantation 2001;72:1381–1385.
52 Sturm JW, Keese MA, Bönninghoff RG, Wüstner M, Post S: Lokal ablative Therapie des hepatozellulären Karzinoms. Onkologie 2001;24(suppl 5):35–45.
53 Koike Y, Shiratori Y, Sato S, Obi S, Teratani T, Imamura M, Hamamura K, Imai Y, Yoshida H, Shiina S, Omata M: Risk factors for recurring hepatocellular carcinoma differ according toinfected hepatitis virus – an analysis of 236 consecutive patients with a single lesion. Hepatology 2000;32:1216–1223.

Chirurgische Gastroenterologie Interdisziplinär

Hauptthema · Main Topic

Chir Gastroenterol 2002;18:148–154

Strategische Konzepte bei Diagnostik und Therapie von Dysplasien bei chronisch entzündlichen Darmerkrankungen

E. Endlicher[a] H. Herfarth[a] H. Messmann[b] J. Schölmerich[a]

[a] Klinik und Poliklinik für Innere Medizin I, Klinikum der Universität Regensburg
[b] III. Medizinische Klinik, Klinikum Augsburg

Schlüsselwörter
Dysplasie · Colitis ulcerosa · Morbus Crohn · Überwachung

Zusammenfassung
Patienten mit chronisch entzündlichen Darmerkrankungen tragen ein im Vergleich zur Normalbevölkerung erhöhtes Risiko, an einem kolorektalen Karzinom zu erkranken. Bei Patienten mit Colitis ulcerosa gelten neben der Erkrankungsdauer (>8 Jahre) das Patientenalter bei Erstmanifestation, die Ausdehnung und Schwere der Erkrankung, eine begleitende primär sklerosierende Cholangitis sowie eine Back-wash-Ileitis als anerkannte Risikofaktoren für die Entwicklung kolorektaler Neoplasien, während ein ausgedehnter chronisch entzündlicher Kolonbefall einen Risikofaktor bei Patienten mit Morbus Crohn darstellt. Die molekulare Pathogenese des kolorektalen Karzinoms ist bislang nicht vollständig geklärt. Man geht jedoch von einer stufenweisen Kolitis-Dysplasie-Karzinom-Sequenz analog der Adenom-Karzinom-Sequenz beim sporadischen Kolonkarzinom aus. Bei fehlenden zuverlässigen molekularen Markern in der Frühdiagnostik gilt der Nachweis von dysplastischen Veränderungen als der wichtigste Risikofaktor für die Entstehung eines kolorektalen Karzinoms. Die Überwachungsempfehlungen orientieren sich daher an der Detektion von Dysplasien. Zahlreiche neue Methoden (Chromoendoskopie, Fluoreszenzendoskopie, Immunfluoreszenzendoskopie) werden in der Früherkennung maligner und prämaligner Läsionen evaluiert. Dennoch sind zum jetzigen Zeitpunkt 4-Quadranten-Biopsien im Abstand von 10 cm sowie Biopsien aus makroskopisch auffälligen Veränderungen als Standard anzusehen. Die Überwachung sollte bei der Pankolitis nach 8 Erkrankungsjahren und bei der Linksseitenkolitis nach 15 Jahren beginnen. Für den M. Crohn existieren zur Zeit noch keine verbindliche Screening-Empfehlungen. Im Falle eines positiven Dysplasienachweises ist inzwischen unabhängig von Dysplasiegrad die Proktokolektomie bei Patienten mit Colitis ulcerosa die Therapie der Wahl, dies insbesondere bei multilokulärem Nachweis von Dysplasien und bei Dysplasien in makroskopisch auffälligen Arealen (so genannten DALM, dysplasia associated lesion or mass). Bei singulärem Nachweis einer Dysplasie ohne makroskopisch sichtbare Läsion wird zunächst eine endoskopische Kontrolle nach 3 Monaten empfohlen. Sollte sich der Befund einer Dysplasie bestätigen, ist auch hier die Kolektomie empfohlen.

Key Words
Dysplasia · Ulcerative colitis · Crohn's disease · Surveillance

Summary
Diagnostics and Therapy of Dysplasias in Chronic Inflammatory Bowel Diseases
Patients with inflammatory bowel disease are at increased (about 4- to 10-fold) risk for developing carcinoma. The risk for colorectal cancer in patients with ulcerative colitis depends on the duration, extension and severity of disease, age at onset of the disease, and the existence of a coincident primary sclerosing cholangitis as well as backwash ileitis. In patients with Crohn's disease, chronic inflammation of the colon is probably the most important risk factor for the development of colorectal cancer. A significant predictor for the risk of malignancy in patients with inflammatory bowel disease is the presence of dysplasia. Since molecular markers are not yet reliable indicators for malignancy, guidelines for surveillance are based on the diagnosis of dysplastic lesions. New methods (e.g. chromoendoscopy, endoscopic fluorescence detection, immunoscopy) to improve the detection of premalignant and malignant lesions are under evaluation. So far, the standard biopsy protocol for patients with inflammatory bowel disease includes biopsies in the 4 quadrants every 10 cm, and careful biopsy also should be performed on any strictured, raised, or velvety-appearing mucosa. Most guidelines recommend that colonoscopy surveillance should begin 8 years after the onset of pancolitis, and 15 years after the onset of left-sided colitis. Patients with extensive Crohn's colitis should be included in surveillance programs according to the guidelines for ulcerative colitis. After histological confirmation of dysplasia in association with a mass lesion (DALM) or the detection of multiple dysplastic areas, colectomy is strongly recommended. In case of detection of a single low-grade dysplasia in a macroscopic normal-appearing mucosa a control endoscopy after 3 months should be performed. Patients should undergo colectomy when the presence of dysplasia is confirmed.

KARGER

Fax +49 761 4 52 07 14
E-mail Information@Karger.de
www.karger.com

Accessible online at:
www.karger.com/journals/cga

Dr. Esther Endlicher
Klinik und Poliklinik für Innere Medizin I
Klinikum der Universität Regensburg
D-93042 Regensburg (Deutschland)
Tel. +49 941 944 70-10, Fax -02
E-mail esther.endlicher@klinik.uni-regensburg.de

Einleitung

Patienten mit chronisch entzündlichen Darmerkrankungen (CED) haben ein erhöhtes Risiko für die Entstehung eines kolorektalen Karzinoms [1, 2]. Das relative Risiko für die Entwicklung eines Karzinoms im Vergleich zur Allgemeinbevölkerung wird in der Literatur bei der Pancolitis ulcerosa mit etwa 20fach erhöht angegeben [3]. Die genaue Quantifizierung wird jedoch durch die Heterogenität der verschiedenen Studien erschwert. Das kumulative Karzinomrisiko bei ausgedehnter Pankolitis liegt bei 12% nach 20 Jahren und bei 25% nach 30 Jahren [4]. Entsprechend der Ausdehnung der CED haben die Pancolitis ulcerosa und die Pankolitis mit Backwash-Ileitis das größte Entartungsrisiko [5, 6]. Neben der Ausdehnung der Kolitis sind ein jüngeres Patientenalter bei Beginn der Erkrankung sowie eine Assoziation mit der primär sklerosierenden Cholangitis Risikofaktoren für die Entwicklung eines kolorektalen Karzinoms (Tab. 1).

Die Kolitis-assoziierten Karzinome folgen einer stufenweisen Entwicklung, der so genannten Kolitis-Dysplasie-Karzinom-Sequenz [7–9]. Dysplasien werden bei insgesamt 75% der Patienten mit CED und Karzinomen gefunden [10]. Sie haben einen prädiktiven Wert für das Vorhandensein eines invasiven Karzinoms [7, 11]. Zwischen dem Auftreten einer Dysplasie/intraepithelialen Neoplasie und der Entwicklung eines Karzinoms können bis zu 4 Jahre liegen [10]. Das Auftreten von Dysplasien ist dabei nicht immer an das Vorhandensein makroskopisch sichtbarer Läsionen gekoppelt, im Gegenteil, über 95% der dysplastischen Veränderungen finden sich in makroskopisch unauffälliger Schleimhaut [12–14]. Dysplasien in makroskopisch sichtbaren Läsionen werden mit dem Begriff DALM (dysplasia associated lesion or mass) bezeichnet und sind von sporadischen Adenomen vor allem hinsichtlich der prognostischen Bedeutung und damit der therapeutischen Konsequenzen zu unterscheiden (s. unten). Um der Heterogenität neoplastischer Läsionen in Hinblick auf ihr malignes Potential gerecht zu werden, differenziert man inzwischen adenomartige von nichtadenomartigen DALM [15, 16]. Dysplasien finden sich in allen Abschnitten des Kolons und Rektums einschließlich der Transitionalzone sowie ferner auch im terminalen Ileum. Bei fehlendem präferentiellem Verteilungsmuster sind sie häufig multifokal und dabei kontinuierlich oder diskontinuierlich verteilt [17]. Aufgrund einer besseren Reproduzierbarkeit unterscheidet man bei einer Dysplasie nach einer Festlegung der IBD Dysplasia Morphology Group zwei Grade (low-grade versus high-grade) und grenzt diese gegenüber nicht sicher einzuordnenden Veränderungen der Mukosa (indefinite for dysplasia) ab [8] (Tab. 2). Inzwischen erscheint diese Graduierung jedoch von fraglicher Relevanz. Da bei etwa 35% der Patienten, bei denen ein Kolitis-assoziiertes Karzinom reseziert wurde, niedriggradige Dysplasien im Kolonresektat gefunden wurden, kann bereits die Anwesenheit einer Low-grade-Dysplasie das Auftreten eines zeitgleichen Karzinoms andeuten [1, 18].

Tab. 1. Risikofaktoren für die Entwicklung eines kolorektalen Karzinoms bei Patienten mit Colitis ulcerosa

Erkrankungsdauer >10 Jahre
Pankolitis > linksseitige Kolitis, kein zusätzliches Risiko bei Proktitis
Primär sklerosierende Cholangitis
Erkrankungsbeginn vor dem 15. Lebensjahr
Backwash-Ileitis

Tab. 2. Histologische Klassifikation der Dysplasie bei chronisch entzündlichen Darmerkrankungen [nach 8]

Negativ
Keine sichere Zuordnung möglich (Indefinite for dysplasia)
Positiv
Niedriggradige Dysplasie
Hochgradige Dysplasie

Diagnostik von Dysplasien

«Goldstandard»

Als Kriterium für die endoskopisch-bioptische Überwachungsstrategie gilt nach wie vor der Nachweis von Dysplasien [19, 20]. Bis heute ist anhand von kontrollierten und randomisierten Studien nicht eindeutig nachgewiesen worden, dass regelmäßige koloskopische Überwachungsuntersuchungen tatsächlich zu einer Abnahme der Häufigkeit des kolorektalen Karzinoms und zu einer Verlängerung der Lebenserwartung führen [4, 19, 21–23]. Dennoch gelten die Empfehlungen, dass bei Patienten mit Pancolitis ulcerosa, die mehr als 8 Jahre besteht, oder linksseitiger Kolitis über 15 Jahre eine komplette Koloskopie mit Stufenbiopsien im Abstand von 10 cm aus den 4 Quadranten im jährlichen Abstand erfolgen sollte. Diese Empfehlungen basieren auf retrospektiven Studien, die zeigen, dass koloskopisch-bioptische Überwachungsuntersuchungen zu einer Reduktion der kolorektalen Karzinommorbidität führen [22, 24–26]. Auch nach Kolektomie besteht im verbliebenen Rektumstumpf sowohl nach ileorektaler Anastomose als auch nach Anlage eines Ileostomas ein erhöhtes Karzinomrisiko, sodass hier ebenso die allgemeinen Überwachungsempfehlungen gelten [25]. Neuere Daten aus Kanada zeigen, dass das Risiko für eine Dysplasie bei einem ileoanalen Pouch relativ gering zu sein scheint. Dennoch wird von einer anderen Gruppe die chronische Pouchitis als ein gewisses Risiko dargestellt [5, 27], sodass weitere Studien abzuwarten bleiben.

Es wurde gezeigt, dass mindestens 33 Biopsien durchgeführt werden müssen, um eine Dysplasiedetektionsrate von 90% zu erreichen. Für eine 95%ige «Trefferwahrscheinlichkeit» sind sogar 56 Biopsien erforderlich [28, 29]. In einer anderen Studie wurden Sensitivität und Speziftiät für die Detektion von Dysplasien mit jeweils 74% ermittelt [30]. Die Entnahme von Stufenbiopsien aus den 4 Quadranten im Abstand von 10 cm sowie aus makroskopisch auffälligen Arealen sollte in Remission erfolgen, da die histomorphologische Differenzierung zwischen entzündlichen und dysplastischen Veränderungen schwierig sein kann [31]. Nach den Leitlinien der Deutschen Gesellschaft für Verdauungs- und Stoffwechselerkrankungen besteht darüber hinaus Konsens, dass die histopathologische Diagnose einer Epitheldysplasie durch eine Zweitbegutachtung von einem erfahrenen Referenzpathologen bestätigt werden sollte [25]. Dennoch muss man sich darüber im Klaren sein, dass eine erhebliche Interobserver-Variation in der Dysplasiediagnostik auch unter erfahrenen Spezialisten besteht [32].

Welche Unsicherheit und fehlende Akzeptanz in der Umsetzung derartiger Überwachungsempfehlungen herrscht, verdeutlicht eine Studie, in der die praktische Durchführung von Überwachungsempfehlungen am Beispiel britischer Gastroenterologen mittels eines Fragebogens untersucht wurde. Nur 24% der teilnehmenden Gastroenterologen führten eine regelmäßige Überwachung bei Patienten mit linksseitiger Colitis ulcerosa durch, lediglich 2% entnahmen >20 Biopsien und nur 53% empfahlen eine Kolektomie bei Nachweis von hochgradigen Dysplasien [33].

Der entscheidende Nachteil der heute gängigen Verfahrensweise (Inspektion der Organinnenwand und Biopsie makroskopisch verdächtig erscheinender Läsionen sowie Durchführung zusätzlicher «Zufallsbiopsien» aus normal erscheinender Schleimhaut aus den 4 Quadranten im Abstand von 10 cm) ist wie bereits erwähnt offensichtlich: Tumoren, die aufgrund ihrer geringen Ausdehnung oder ihres diffusen oder unterminierenden Wachstums an der Schleimhaut des Gastrointestinaltrakts keine ausgeprägten makroskopischen Veränderungen verursachen, entziehen sich einer sicheren Diagnose. Dasselbe gilt auch für fast alle Präkanzerosen, d.h. Dysplasien, die auf die Mukosa beschränkt bleiben und je nach Ausprägung der Epithelveränderungen bzw. Organlokalisation keine oder aber nur unspezifische makroskopische Charakteristika aufweisen. Eine positive Histologie in makroskopisch normal erscheinender Mukosa bleibt dabei vor allem deshalb häufig ein nicht reproduzierbarer Zufallsbefund, weil das Areal, bei dem eine Biopsie durchgeführt wurde, bei Kontrolluntersuchungen nicht mehr exakt wiedergefunden werden kann [12].

Ein nicht zu vernachlässigendes Problem stellt bei der Dysplasiediagnostik, neben der Ungewissheit des natürlichen Verlaufs von Dysplasien sowie der Schwierigkeiten der endoskopischen Detektion, die erwähnte nicht unerhebliche Variabilität der pathologisch-histologischen Beurteilung dar. Diese Tatsachen erklären die Bestrebungen, zusätzlich zu histopathologischen Beurteilung komplementäre und objektivere Methoden einzuführen, wie z.B. molekularbiologische Marker, die Durchflusszytometrie oder die Fluoreszenzendoskopie.

Molekularbiologische Marker

Objektivere Marker zur Beurteilung des Karzinomrisikos wie z.B. Proliferationsmarker, Onkogene, Tumorsuppressorgene, genetische Mutationen sind Gegenstand der Forschung, jedoch bisher nicht Routinebestandteil der klinischen Praxis. DNA-Aneuploidien liegen bei 15–20% aller Patienten mit einer ausgedehnten und langjährigen Colitis ulcerosa vor. In prospektiven Studien wurde gezeigt, dass die DNA-Aneuploidie der Epithelzellen der Entwicklung von Dysplasien bzw. Karzinomen vorauszugehen scheint, und deshalb deren Erfassung z.B. mittels FACS-Analyse, eine sinnvolle, ergänzende Diagnostik darstellen könnte [28, 34–36]. Allerdings stellt der alleinige Nachweis einer Aneuploidie keine Indikation zur Kolektomie dar, sondern zeigt lediglich ein individuelles Risiko für eine maligne Transformation an [37]. Auch das Screening von *p53*- und *Ki-ras*-Mutationen könnte die Überwachung von Patienten mit CED verbessern [38, 39]. Vielversprechend vor allem im Hinblick auf neue Therapieoptionen erscheint darüber hinaus die Überexpression der Cyclooxygenase 2 (COX-2) im Rahmen der neoplastischen Transformation bei Patienten mit Colitis ulcerosa [40].

Ebenso besteht möglicherweise mit Hilfe molekularer Marker eine bessere Differenzierung von Kolitis-assoziierten polypoiden dysplastischen Läsionen von sporadischen Adenomen. Eine erhöhte *p53*-Expression in Kombination mit einer schwachen oder fehlenden ß-Katepsin-Expression scheint dabei für eine Kolitis-assoziierte polypoide dysplastische Läsion zu sprechen [16, 41].

Chromoendoskopie

Chromoendoskopie und Intravitalfärbung sind einfache Zusatzmethoden zur Verbesserung der endoskopischen Diagnostik in der Früherkennung von malignen und prämalignen Veränderungen, wobei der diagnostische Zugewinn besonders mit Hilfe hochauflösender Endoskope (high resolution endoscopy) unter detaillierter Oberflächenbetrachtung noch gesteigert werden kann. Erfahrungen japanischer Arbeitsgruppen zeigen, dass makroskopisch wenig auffällige, sehr kleine, meist flache Schleimhautläsionen sich von normaler Schleimhaut nach Aufbringen von Farbstoffen wie Kresylviolett und Indigokarmin durch ein abweichendes Färbemuster unterscheiden [42]. Daten zu dieser Technik bei Patienten mit CED liegen bisher nur in Abstraktform vor. In einer Studie von Kiesslich et al. [43] wurde gezeigt, dass bei Patienten mit Colitis ulcerosa die Chromoendoskopie nach Färbung mit Methylenblau im Vergleich zur Standardendoskopie besser geeignet ist, die Kryptenarchitektur sowie das Ausmaß von entzündlichen Veränderungen darzustellen. Ob darüber hinaus auch eine Verbesserung hinsichtlich der Detektion von Dysplasien möglich ist, müssen weitere Studien klären [43]. Inwieweit sich diese Methode in die klinische Routine integrieren wird, bleibt abzuwarten.

Fluoreszenzendoskopie

Die fluoreszenzgestützte Detektion von Dysplasien und Frühkarzinomen ist eine neue Entwicklung mit dem Ziel, winzige Schleimhautveränderungen besser zu erkennen sowie die Histologie bestimmter makroskopischer Läsionen genauer einzuschätzen. Die Fluoreszenzendoskopie nutzt entweder die Autofluoreszenz des Gewebes aufgrund endogener Fluorophore oder aber die exogene Fluoreszenz durch Applikation selektiv sich anreichernder Fluoreszenzstoffe. Dabei kann die Fluoreszenzdetektion spektralanalytisch (laserinduzierte Fluoreszenzspektroskopie, LIFS) durch punktförmige Untersuchung der Schleimhaut mit einer Sonde oder in Form eines Fluoreszenzbildes (lichtinduzierte Fluoreszenzendoskopie, LIFE) durch entsprechende Bildverarbeitungssysteme erfolgen [44].

Autofluoreszenz
Eine Reihe endogener Fluorophore, wie z.B. Flavin, Tryptophan, NADP, Elastin, Kollagen, ist wesentlich an der Autofluoreszenz von unterschiedlichen Geweben beteiligt [45].

LIFE
Im Gegensatz zur punktförmigen Untersuchung der Schleimhaut durch die Fluoreszenzspektroskopie ist durch die Entwicklung von Bildverarbeitungssystemen, die die Autofluoreszenz computergestützt verarbeiten, das Screening größerer Schleimhautareale möglich geworden. Die klinischen Erfahrungen beschränken sich noch auf wenige Zentren in Kanada, den Niederlanden und Japan. Brand et al. [46] fanden eine Sensitivität von 91% und eine Spezifität von 90% in der Detektion von dysplastischen Veränderungen im Kolon. Neuere Daten zum LIFE-II-System bestätigen die Wertigkeit der Autofluoreszenz in der Früherkennung von malignen und prämalignen Läsionen im Bereich des Gastrointestinaltrakts [47]. Prospektive randomisierte klinische Studien bleiben abzuwarten, bei denen gezeigt werden muss, ob die diagnostische Genauigkeit die Kosten des erforderlichen technischen Equipments rechtfertigt.

Exogene Fluoreszenz
Für diagnostische Zwecke ist derzeit sicherlich die 5-Aminolävulinsäure (ALA) die interessanteste Substanz. Sie ist kein eigentlicher Sensibilisator, sondern eine Vorstufe in der Hämbiosynthese, aus der Protoporphyrin IX (PPIX) gebildet wird. Bei im Vergleich zu anderen Photosensibilisatoren höherer Tumorselektivität ist in diesem Zusammenhang die sehr kurze Lichtempfindlichkeit der Haut von etwa 24 h nach systemischer und das mögliche Fehlen einer Lichtempfindlichkeit nach lokaler Sensibilisierung wichtig [48–50]
Eigene Untersuchungen an mehr als 150 Patienten zeigten, dass nach Sensibilisierung mit ALA die Fluoreszenzintensität neben dem Applikationsmodus (lokal oder systemisch) auch von der verwendeten Konzentration und dem zu untersuchenden Abschnitt des Gastrointestinaltrakts abhängt.
An inzwischen 37 Patienten mit Colitis ulcerosa wurden 54 Fluoreszenzendoskopien durchgeführt. Dabei wurde eine Gruppe systemisch mit 20 mg ALA/kg Körpergewicht (KG) sensibilisiert, eine Gruppe lokal mittels Einlauf und eine dritte Gruppe ebenfalls lokal, wobei die Substanz mit einem Sprühkatheter auf die Schleimhaut aufgesprüht wurde. Dabei zeichnete sich ein eindeutiger Vorteil einer lokalen Sensibilisierung gegenüber einer systemischen Applikation ab: Während die Sensitivität nach systemischer Applikation von 20 mg ALA/kg KG nur 43% betrug, konnte diese nach lokaler Sensibilisierung auf 87–100% gesteigert werden. Die Spezifität lag zwischen 51 und 73% und unterschied sich nicht signifikant für die verschiedenen Applikationsweisen. Nebenwirkungen wurden nur bei 2 Patienten nach systemischer Sensibilisierung in Form von Übelkeit und transientem Transaminasenanstieg beobachtet [50].
Um die Effektivität der endoskopischen Fluoreszenzdiagnostik gegenüber dem Standardbiopsieprotokoll unter konventioneller Weißlichtendoskopie zu prüfen, ist die Durchführung einer randomisierten, kontrollierten Studie zwingend erforderlich. Entscheidend für den weiteren Einsatz der Fluoreszenzendoskopie wird dabei sicherlich die Entwicklung von an das genannte Kamerasystem adaptierbaren Videoendoskopen sein, da die Fluoreszenzendoskopie bisher nur mit Glasfaserendoskopen durchführbar ist und der Einsatz von Videoendoskopen in Zukunft Standard sein wird.

Immunoendoskopie
Nicht unerwähnt bleiben soll schließlich noch die Methode der Immunoskopie, eine Kombination von Endoskopie und Immunfluoreszenzdiagnostik unter Verwendung eines Fluoreszein-markierten monoklonalen CEA-Antikörpers. Keller et al. [51] konnten mit diesem Verfahren neoplastisches von nichtneoplastischem Gewebe mit hoher Sensitivität unterscheiden. Hier bleiben weitere Studien abzuwarten.

Tab. 3. Richtlinien für die Durchführung von Vorsorgekoloskopien bei Patienten mit CED

Indikationen für 1-jährliche Vorsorgeuntersuchungen bei Patienten mit M. Crohn und Colitis ulcerosa
Pankolitis >8 Jahre Laufzeit
Linksseitige Kolitis >15 Jahre Laufzeit
Proktitis: keine Screening-Indikation über die für die asymptomatische Bevölkerung geltenden Richtlinien hinaus
Durchführung der Koloskopie
2–4 Biopsien im Abstand von 10–12 cm, insgesamt mindestens 40–50 Biopsien sind vorzunehmen. Die Biopsien sollen bei allen makroskopisch auffälligen Arealen, aber auch bei makroskopisch unauffälliger Schleimhaut erfolgen

Diagnostisches und therapeutisches Vorgehen

Einen Überblick über das diagnostische Vorgehen bei Patienten mit Colitis ulcerosa und solchen mit ausgedehnten Kolonbefall und die Therapiestrategien bei Nachweis von Dysplasien zeigen Tabelle 3 und Abbildung 1.

Fragliche Dysplasie (indefinite for dysplasia)
Bei Vorliegen von fraglichen Dysplasien ist eine endoskopische Kontrolle nach Intensivierung der antiinflammatorischen

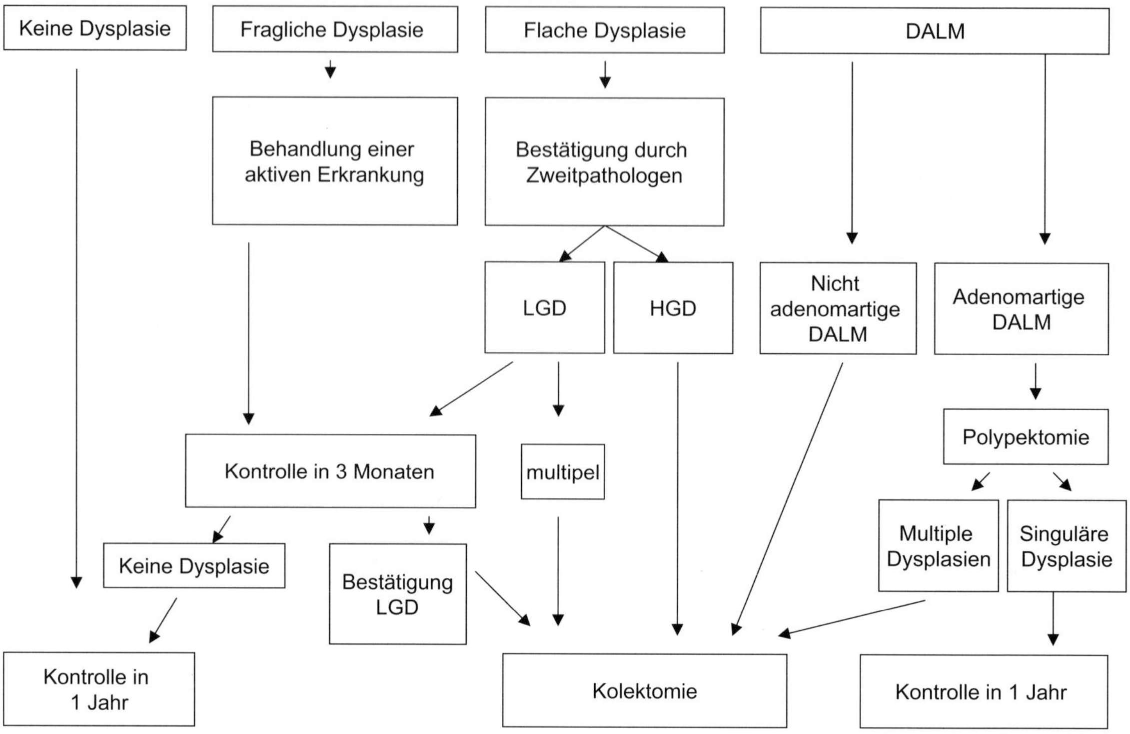

Abb. 1. Flussdiagramm für die Diagnostik und Therapie von Dysplasien bei Patienten mit Colitis ulcerosa [modif. nach 52].

Therapie innerhalb von 6 Monaten durchzuführen [25]. Eine Metaanalyse, in die 10 prospektive Studien einbezogen wurden, ergab, dass nach initialer Diagnose einer «indefinite for dysplasia» 28% der Patienten eine Progression zur hochgradigen Dysplasie und 9% zum Karzinom zeigten [21].
Bei eindeutiger, durch eine Zweitbegutachtung durch einen Referenzpathologen bestätigter Dysplasie ist die Proktokolektomie als Standardoperation zu empfehlen. Der Dysplasiegrad (hoch- oder niedriggradig) spielt nach den aktuellen Empfehlungen aufgrund der vorhergehenden Ausführungen dabei keine Rolle mehr [18, 25].

Singuläre niedriggradige Dysplasie
Bei Vorliegen einer singulären Dysplasie ohne makroskopisch sichtbare Läsion sollte eine Kontrollendoskopie nach 3 Monaten durchgeführt werden. Auch hier gilt wiederum, dass bei wiederholtem Nachweis einer Dysplasie und Bestätigung durch einen Referenzpathologen die Operation die Therapie der Wahl darstellt [53–56].

Dysplasien in adenomartigen makroskopisch auffälligen Arealen
Bei Nachweis von Dysplasien in adenomartigen makroskopisch auffälligen Arealen gibt es inzwischen Daten, die eine Polypektomie rechtfertigen, falls keine weiteren synchronen Dysplasien in der umgebenden flachen Mukosa vorliegen und weiterhin eine regelmäßige endoskopische Überwachung durchgeführt wird [15, 16, 52, 57].

Dysplasien in makroskopisch auffälligen Arealen (DALM) und hochgradige Dysplasien
Bei Vorliegen von einzelnen Dysplasien in makroskopisch auffälligen Arealen (nichtadenomartige DALM) sowie hochgradigen Dysplasien ist die Proktokolektomie als Therapie der Wahl anzusehen [18, 54, 58].

Primäre oder sekundäre medikamentöse Prävention
Bisher gibt es noch keine Empfehlungen für eine medikamentöse Prävention bei Patienten mit CED. Verschiedene retrospektive Studien zeigen jedoch einen protektiven Effekt von Mesalazin und Sulfasalazin bei der Karzinomprävention bei Patienten mit Colitis ulcerosa [4, 59–61], sodass nach heutigem Wissensstand wahrscheinlich eine dauerhafte Therapie mit 5-Acetylsalicylsäure-haltigen Präparaten (z.B. Mesalazin), die in jedem Fall zur Remissionserhaltung empfohlen wird [62], beim Vorliegen von Risikofaktoren für die Entwicklung eines Kolonkarzinoms eine zusätzliche wichtige präventive Maßnahme darstellt.

Literatur

1 Axon A: Cancer surveillance in ulcerative colitis – a time for reappraisal. Gut 1994;35:587–589.

2 Ransohoff D: Colon cancer in ulcerative colitis. Gastroenterology 1988;94:1089–1091.

3 Pohl C, Hombach A, Kruis W: Chronic inflammatory bowel disease and cancer. Hepatogastroenterology 2000;47:57–70.

4 Eaden J, Abrams K, Ekbom A, Jackson E, Mayberry J: Colorectal cancer prevention in ulcerative colitis: A case control study. Aliment Pharmacol Ther 2000;14:145–153.

5 Heuschen U, Hinz U, Allemeyer E, Stern J, Lucas M, Autschbach F, Herfarth C, Heuschen G: Backwash ileitis is strongly associated with colorectal carcinoma in ulcerative colitis. Gastroenterology 2001;120:841–847.

6 Stange EF, Riemann J, von Herbay A, Lochs H, Fleig WE, Schölmerich J, Kruis W, Porschen R, Bruch HP, Zeitz M, Schreiber S, Moser G, Matthes H, Selbmann HK, Goebell H, Caspary WF: Diagnostik und Therapie der Colitis ulcerosa – Ergebnisse einer evidenzbasierten Konsensuskonferenz der Deutschen Gesellschaft für Verdauungs-und Stoffwechselerkrankungen. Z Gastroenterol 2001; 39:19–20.

7 Bernstein C: ALMs versus DALMs in ulcerative colitis: Polypectomy or colectomy. Gastroenterology 1999;117:1488–1491.

8 Riddell RH, Goldman H, Ransohoff DF, Appelman HD, Fenoglio CM, Haggitt RC, Ahren C, Correa P, Hamilton SR, Morson BC: Dysplasia in inflammatory bowel disease: Standardized classification with provisional clinical applications. Hum Pathol 1983;14:931–968.

9 Geboes K: Ulcerative colitis and malignancy. Acta Gastroenterol Belg 2000;63:279–283.

10 Brentnall TA, Crispin DA, Bronner MP, Cherian SP, Hueffed M, Rabinovitch PS, Rubin CE, Haggitt RC, Boland CR: Microsatellite instability in nonneoplastic mucosa from patients with chronic ulcerative colitis. Cancer Res 1996;56:1237–1240.

11 Gyde S: Cancer in inflammatory bowel disease. Scand J Gastroenterol 1989;24(suppl 170):79–80.

12 Herbay AV: Karzinome bei chronisch entzündlichen Darmerkrankungen. Internist 1998;39:1024–1029.

13 Tytgat G, Dhir V, Gopinath N: Endoscopic appearance of dysplasia and cancer in inflammatory bowel disease. Eur J Cancer 1995;31:1174–1177.

14 Vieth M, Stolte M, Mueller E, Mueller J, Schneider A: Bioptische Differentialdiagnostik von Adenomen, Dysplasien und Karzinomen bei Patienten mit Colitis ulcerosa. Leber Magen Darm 2000;30: 125–132.

15 Engelsgjerd M, Farraye F, Odze R: Polypectomy may be adequate treatment for adenoma-like dysplastic lesions in chronic ulcerative colitis. Gastroenterology 1999;117:1288–1294.

16 Odze R. Adenomas and adenoma-like DALMs in chronic ulcerative colitis: A clinical, pathological, and molecular review. Am J Gastroenterol 1999;94: 1746–1750.

17 Herbay AV, Herfarth C, Otto H: Cancer and dysplasia in ulcerative colitis: A histologic study of 301 surgical specimen. Z Gastroenterol 1994;32:382–388.

18 Hanauer S: Surveying surveillance: Are gastroenterologists consistently inconsistent, inconsistently consistent, or poorly educated? Gastrointest Endosc 2000;51:123–128.

19 Connell W, Lennard-Jones J, Williams C, Talbot I, Price A, Wilkinson K: Factors affecting the outcome of endoscopic surveillance for cancer in ulcerative colitis. Gastroenterology 1994;107:934–944.

20 Ahnen D, Warren G, Greene L, Singleton J, Brown W: Search for specific marker of mucosal dysplasia in chronic ulcerative colitis. Gastroenterology 1987; 93:1346–1355.

21 Bernstein C, Shanahan F, Weinstein W: Are we patients telling the truth about surveillance colonoscopy in ulcerative colitis ? Lancet 1994;343: 71–74.

22 Karlen P, Kornfeld D, Bornström O, Löfberg R, Perrson P, Ekbom A: Is colonoscopic surveillance reducing colorectal cancer mortality in ulcerative colitis ? A population based case control study. Gut 1998;42:711–714.

23 Mayer R, Wong W, Rothenberger D, Goldberg S, Madoff R: Colorectal cancer in inflammatory bowel disease: A continuing problem. Dis Colon Rectum 1999;42:343–347.

24 Connell W, Talbot I, Harpaz N, Britto N, Wilkinson K, Kamm M: Clinicopathological characteristics of colorectal carcinoma complicating ulcerative colitis. Gut 1994;35:1419–1423.

25 Schmiegel W, Adler G, Frühmorgen P, Fölsch U, Graeven U, Layer P, Petrasch S, Porschen R, Pox C, Sauerbruch T, Schmoll H, Zeitz M: Kolorektales Karzinom: Prävention und Früherkennung in der asymptomatischen Bevölkerung –Vorsorge bei Risikopatienten – Endoskopische Diagnostik, Therapie und Nachsorge von Polypen und Karzinomen. Z Gastroenterol 2000;38:49–75.

26 Choi P, Nugent F, Schoetz D: Colonoscopic surveillance reduces mortality from colorectal cancer in ulcerative colitis. Gastroenterology 1993;105:418–424.

27 Thompson-Fawcett M, Marcus V, Redston M, Cohen Z, McLeod R: Risk of dysplasia in longterm ileal pouches an pouches with chronic pouchitis. Gastroenterology 2001;121:275–281.

28 Rubin C, Haggitt R, Burmer G. DNA aneuploidy in colonic biopsies predicts future development of dysplasia in ulcerative colitis. Gastroenterology 1992;103:1611–1620.

29 Connell WR, Lennard-Jones JE, Williams CB, Talbot IC, Price AB, Wilkinson KH. Factors affecting the outcome of endoscopic surveillance for cancer in ulcerative colitis. Gastroenterology 1994;107: 934–944.

30 Taylor BA, Pemberton JH, Carpenter HA, Levin KE, Schroeder KW, Welling DR, Spencer MP, Zinsmeister AR: Dysplasia in chronic ulcerative colitis: Implications for colonoscopic surveillance. Dis Colon Rectum 1992;35:950–956.

31 McKenna B, Appelman H: Dysplasia of the gut. J Clin Gastroenterol 2002;34:111–116.

32 Eaden J, Abrams K, McKay H, Denley H, Mayberry J: Inter-observer variation between general and specialist gastrointestinal pathologists when grading dysplasia in ulcerative colitis. J Pathol 2001;194: 152–157.

33 Eaden J, Ward B, Mayberry J: How gastroenterologists screen for colonic cancer in ulcerative colitis: An analysis of performance. Gastrointest Endosc 2000;51:123–128.

34 Befrits R, Hammarberg C, Rubio C, Jaramillo E, Tribukait B: DNA aneuploidy and histologic dysplasia in long-standing ulcerative colitis. A 10-year follow-up study. Dis Colon Rectum 1994;37:313–319; discussion 319–320.

35 Lofberg R, Brostrom O, Karlen P, Ost A, Tribukait B: DNA aneuploidy in ulcerative colitis: reproducibility, topographic distribution, and relation to dysplasia. Gastroenterology 1992;102:1149–1154.

36 Holzmann K, Klump B, Borchard F, Gregor M, Porschen R: Flow cytometric and histologic evaluation in a large cohort of patients with ulcerative colitis: Correlation with clinical characteristics and impact on surveillance. Dis Colon Rectum 2001;44: 1446–455.

37 Lindberg J, Stenling R, Rutegard J: DNA aneuploidy as a marker of premalignancy in surveillance of patients with ulcerative colitis. Br J Surg 1999; 86:947–950.

38 Holzmann K, Weis-Klemm M, Klump B, Hsieh C, Brochard F, Gregor M, Porschen R: Comparison of flow cytometry and histology with mutational screening for *p53* and *Ki-ras* mutations in surveillance of patients with long-standing ulcerative colitis. Scand J Gastroenterol 2001;36:1320–1326.

39 Lashner B, Shapiro B, Husain A, Goldblum J: Evaluation of the usefulness of testing for *p53* mutations in colorectal cancer surveillance for ulcerative colitis. Am J Gastroenterol 1999;94:456–462.

40 Agoff S, Brentnall T, Crispin D, Taylor S, Raaka S, Haggitt R, Reed M, Afonina I, Rabinovitch P, Stevens A, Feng Z, Bronner M: The role of cyclooxygenase 2 in ulcerative colitis-associated neoplasia. Am J Pathol 2000;157:737–745.

41 Harpaz N, Peck AL, Yin J, Fiel I, Hontanosas M, Tong TR, Laurin JN, Abraham JM, Greenwald BD, Meltzer SJ: p53 protein expression in ulcerative colitis-associated colorectal dysplasia and carcinoma. Hum Pathol 1994;25:1069–1074.

42 Fujii T, Hasegawa R, Saitoh Y, Fleischer D, Saito Y, Sano Y, Kato S: Chromoendoscopy during colonoscopy. Endoscopy 2001;33:1036–1041.

43 Kiesslich R, Fritsch J, Holtmann M, Koeppen C, ThankaNadar B, Galle P: Intravital staining with methylene blue to improve colonoscopic surveillance in patients with ulcerative colitis. J Gastro Hepatol 2002;11(suppl):A546.

44 Sackmann M: Fluorescence diagnosis in GI Endoscopy. Endoscopy 2000;32:977–985.

45 Bohorfoush A: Tissue spectroscopy for gastrointestinal diseases. Endoscopy 1996;28:372–380.

46 Brand S, Stepp H, Ochsenkühn T, Baumgartner R, Baretton G, Holl J, von Ritter C, Baumgartner G, Sackmann M: Detection of colonic dysplasia by light-induced fluorescence endoscopy: A pilot study. Int J Colorectal Dis 1999;14:63–68.

47 Haringsma J, Tytgat G, Yano H, Iishi H, Tatsuta M, Ogihara T, Watanabe H, Sato N, Marcon N, Wilson B, Cline R: Autofluorescence endoscopy: Feasibility of detection on GI neoplasms unapparent to white light endoscopy with an evolving technology. Gastrointest Endosc 2001;53:642–650.

48 Endlicher E, Knüchel R, Hauser T, Szeimies R, Schölmerich J, Messmann H: Endoscopic fluorescence detection of low and high grade dysplasia in Barrett's oesophagus using systemic or local 5-aminolevulinic acid sensitization. Gut 2001;48:314–319.

49 Loh C, MacRobert A, Bedwell J, Regula J, Krasner N, Bown S: Oral versus intravenous administration of 5-aminolevulinic acid for photodynamic therapy. Br J Cancer 1993;68:41–51.

50 Endlicher E, Knüchel R, Schölmerich J, Messmann H: Photodynamic diagnosis of dysplasia in longstanding ulcerative colitis after sensitization with 5-aminolevulinic acid. Gastrointest Endosc 1999;49: AB117.

51 Keller R, Winde G, Eisenhawer C, Herwig R, Terpe H, Domschke W, Foerster E: Immunoscopy – a new technique combining endoscopy and immunofluorescence for diagnosis of colorectal carcinoma. Gastrointest Endosc 1998;47:154–161.

52 Farrell R, Peppercorn M: Ulcerative colitis. Lancet 2002;359:331–340.

53 Lindberg B, Persson B, Veress B, Ingelman-Sundberg H, Granqvist S: Twenty years' colonoscopic surveillance of patients with ulcerative colitis. Scand J Gastroenterol 1996;31:1195–1204.

54 Wright C, Riddell R: The pathology and politics od dysplasia in ulcerative colitis. Curr Opin Gastroenterol 1989;14:11–14.

55 Macrae F, Bhathal P: Colonoscopy and biopsy; in: Gibson PR (eds): Ulcerative Colitis. Baillieres Clin Gastroenterol 1997;11:65–82.

56 Gorfine S, Bauer J, Harris M, Kreel I: Dysplasia complicating chronic ulcerative colitis: Is immediate colectomy warranted? Dis Colon Rectum 2000;43:1575–1581.

57 Rubin P, Friedman S, Harpaz N, Goldstein E, Weiser J, Schiller J, Waye J, Present D: Colonoscopic polypectomy in chronic colitis: Conservative management after endoscopic resection of dysplastic polyps. Am J Gastroenterol 1999;117:1295–1300.

58 Blackstone MO, Riddell RH, Rogers BH, Levin B: Dysplasia-associated lesion or mass (DALM) detected by colonoscopy in long-standing ulcerative colitis: An indication for colectomy. Gastroenterology 1981;80:366–374.

59 Bansal P, Sonnenberg A: Risk factors of colorectal cancer in inflammatory bowel disease. Am J Gastroenterol 1996;91:44–48.

60 Pinczowski D, Ekbom A, Baron J, Yuen J, Adami H: Risk factors for colorectal cancer in patients with ulcerative colitis: A case-control study. Gastroenterology 1994;107:117–120.

61 Moody G, Jayanthi V, Probert C, Kay HM, Mayberry J: Long-term therapy with sulphasalazine protects against colorectal cancer in ulcerative colitis: A retrospective study of colorectal cancer risk and compliance with treatment in Leicestershire. Eur J Gastroenterol Hepatol 1996;8:1179–1183.

62 Schölmerich J: What is new in the standard therapy of inflammatory bowel diseases? Internist 1999;40: 1288–1299.

Chirurgische Gastroenterologie Interdisziplinär

Hauptthema · Main Topic

Chir Gastroenterol 2002;18:155–157

Kolonadenome und Polyposissyndrome: Moderne Diagnostik und endoskopische Therapie

P. Frühmorgen

Medizinische Klinik I, Klinikum Ludwigsburg

Schlüsselwörter
Kolorektale Polypen · Adenome · Polyposis coli · Koloskopische Polypektomie

Zusammenfassung
Kolorektale Adenome, die singulär, multipel und als Polyposissyndrome auftreten können, haben bezüglich ihrer malignen Potenz als präkanzeröse Läsion eine herausragende Bedeutung. Davon ausgehend, dass etwa 90% aller kolorektalen Karzinome aus der Adenom(Neoplasie)-Karzinom-Sequenz hervorgehen, stellt diese die neoplastischen Polypen in den Vordergrund der Karzinomprävention. Die Detektion auch kleinster Polypen mit modernen Technologien ist ein wesentlicher Fortschritt in der Erkennung und Behandlung kolorektaler Adenome. Die in weit über 90% der Fälle mögliche videoendoskopische Ektomie stellt zunächst eine diagnostische Maßnahme dar. Aufgrund des pathohistologischen Gutachtens ergeben sich dann weitere therapeutische Maßnahmen und die Entscheidung über Art und Zeitintervalle von Nachsorgekoloskopien.

Key Words
Colorectal polyps · Adenomas · Polyposis coli · Colonoscopic polypectomy

Summary
Colorectal Adenomas and Polyposis Syndromes: Modern Diagnostics and Endoscopic Therapy
Colorectal adenomas may present as singular, multiple, or as polyposis syndromes. Their malignant potency as precancerous lesions is of outstanding importance. Since 90% of all colorectal carcinomas result from the adenoma(neoplasia)-carcinoma sequence, prevention of carcinomas should focus on neoplastic polyps. The detection of extremely small polyps, which was enabled by modern technologies, is a substantial improvement in the diagnosis and treatment of colorectal adenomas. The video-endoscopic adenectomy, which can be performed in more than 90% of cases, is primarily a diagnostic step. The decision on further therapeutic measures and on the type and timing of follow-up coloscopies depends on the pathohistological assessment.

Einleitung

In Europa treten Kolonadenome altersabhängig mit einer Prävalenz von 12–15% auf. Sie gelten als Präkursoren des kolorektalen Karzinoms mit einer malignen Transformation einzelner Adenome in etwa 5% der Fälle sowie bei der Adenomatose schicksalsmäßig bei etwa 100% der Patienten.

Definition

Ungeachtet der Dignität bezeichnet der deskriptive Begriff «Polyp» eine umschriebene Vorwölbung der Schleimhaut in das Darmlumen. Polypen treten singulär, multipel oder als Polypose auf, wobei definitionsgemäß über 100 Polypen zu finden sind. Ihre Wuchsform ist sessil, tailliert, gestielt oder

KARGER

Fax +49 761 4 52 07 14
E-mail Information@Karger.de
www.karger.com

Accessible online at:
www.karger.com/journals/cga

Prof. Dr. P. Frühmorgen
Medizinische Klinik I
Posilipostraße 4
D-71640 Ludwigsburg (Deutschland)
Tel. +49 7141 99-6471, Fax -7463

nur unwesentlich über das Schleimhautniveau erhaben, flach (flat adenoma).

Polypenklassifikation

Unter Beachtung der WHO-Richtlinien [1] unterscheiden wir neoplastische von nichtneoplastischen (tumor-like) Formen (Tab. 1), die jeweils auch als Polyposis in hereditärer und nichthereditärer Form (Tab. 2) auftreten können.
Etwa 80% aller kolorektalen Polypen sind neoplastischer Natur, wobei den Adenomen wegen der Adenom-Karzinom-Sequenz eine besondere Bedeutung zukommt. Deren histologisches Wachstum ist «tubulär», «tubulovillös», «villös» und «serrated». Im Rahmen der malignen Transformation unterscheidet man die gering- und hochgradige intraepitheliale Neoplasie (kein Karzinom!) von dem invasiven Karzinom mit oder ohne nachweisbare Adenomreste. Bezüglich therapeutischer Konsequenzen kommt dem auf die Submukosa beschränkten Adenom mit invasivem Karzinom (pT1-Stadium) eine besondere Bedeutung zu. Hoch- und Niedrigrisikosituationen beziehen sich auf das Risiko einer Metastasierung (Abb. 1).
Während die sporadisch oder familiär auftretende adenomatöse Polypose des Kolons eine obligate Präkanzerose darstellt, ist auch bei der nichtneoplastischen juvenilen Polypose im Gegensatz zu einzelnen juvenilen Polypen in etwa 10% aller Fälle eine Karzinomentwicklung zu beobachten.

Diagnostik

Kolorektale Polypen sind vielfach Zufallsbefunde oder werden bei makroskopisch sichtbaren und okkulten Blutungen im Rahmen der bildgebenden Diagnostik festgestellt. Während konventionelle Röntgenuntersuchungen in Doppelkontrasttechnik wegen der schlechten Sensitivität und Spezifität kaum noch zum Einsatz kommen, wird eine neue Technik der computertomographisch oder magnetresonanztomographisch basierten Kolonographie derzeit klinisch evaluiert.
Standardverfahren zur Detektion kolorektaler Polypen ist die Koloskopie mit hochauflösenden Videoendoskopen. Aus diagnostischen Gründen sollten alle Polypen mit einer Größe bis 5 mm zangenbioptisch, solche über 5 mm durch Schlinge in toto entfernt werden [2, 3]. Bei Vorliegen einer Adenomatose können humangenetische Untersuchungen die Mutation im APC-Tumorsuppressorgen erkennen und damit die familiäre Komponente nachweisen.
In letzter Zeit kommen im kolorektalen Bereich zunehmend hochauflösende Videoendoskope, teilweise mit der Möglichkeit einer Kontrastverstärkung, zum Einsatz. Zur besseren Detailerkennbarkeit stehen die Zoom- sowie die Chromoendoskopie zur Verfügung. Letztere bedient sich eines Farbstoffs (in der Regel Indigokarmin), mit dem kleinste Strukturen der Oberfläche (pit pattern) sowie die tatsächliche Ausdehnung der Läsion im Randgebiet und eventuell vorliegende kleine Satellitenpolypen deutlich bzw. sichtbar gemacht werden können [4]. Die aufgrund der Pit-pattern-Klassifikation in einem hohen Prozentsatz mögliche Unterscheidung zwischen neoplastischen und nichtneoplastischen Polypen hat, zumindest in Europa, die feingewebliche Untersuchung (noch?) nicht überflüssig gemacht.
Bezüglich des lokalen therapeutischen Vorgehens kommt bei Rektumkarzinomen vorzugsweise die Endosonographie zum Einsatz.

Tab. 1. WHO-Klassifikation kolorektaler Polypen [aus 1]

Neoplastische Polypen	Nichtneoplastische Polypen
Adenom	Peutz-Jeghers-Polyp
Polypöses Karzinom	juveniler Polyp
Karzinoidtumor	hyperplastischer Polyp
Nichtepitheliale Turmoren	benigner lymphoider Polyp
(Lipom, Leiomyom, Hämangiom, Lymphangiom und andere)	entzündlicher Polyp

Tab. 2. Kolorektale Polyposen

Hereditäre Formen	Nichthereditäre Formen
Familiäre Adenomatose	entzündliche Polypose
Gardner-Syndrom	benigne lymphoide Polypose
Turcot-Syndrom	hyperplastische Polypose
Familiäre juvenile Polypose	Pneumatosis coli
Peutz-Jeghers-Polypose	Cronkhite-Canada-Syndrom

Therapie und Nachsorge

Die in jedem Fall anzustrebende Entfernung kolorektaler Polypen in toto erfolgt zunächst aus diagnostischen Gründen. Erst das histopathologische Gutachten entscheidet darüber, ob die diagnostische Polypektomie zugleich auch das adäquate therapeutische Vorgehen darstellt.
Während der Nachweis einer adenomatösen oder juvenilen Polypose zur chirurgischen Radikaloperation führt, bedürfen singuläre oder multiple nichtneoplastische Polypen sowie im Gesunden entfernte Adenome mit geringgradiger und hochgradiger intraepithelialer Neoplasie keiner weiteren therapeutischen Maßnahme. Dies gilt auch für die Fälle eines Adenoms mit invasivem Karzinom (pT1), welches im Gesunden ektomiert wurde und eine Niedrigrisikosituation (gut oder mäßig differenziert und keine Lymphgefäßeinbrüche) aufweist (Abb. 1). Während nichtneoplastische Polypenformen keiner obligaten Nachsorge bedürfen, werden Adenome mit geringer und hochgradiger intraepithelialer Neoplasie unter

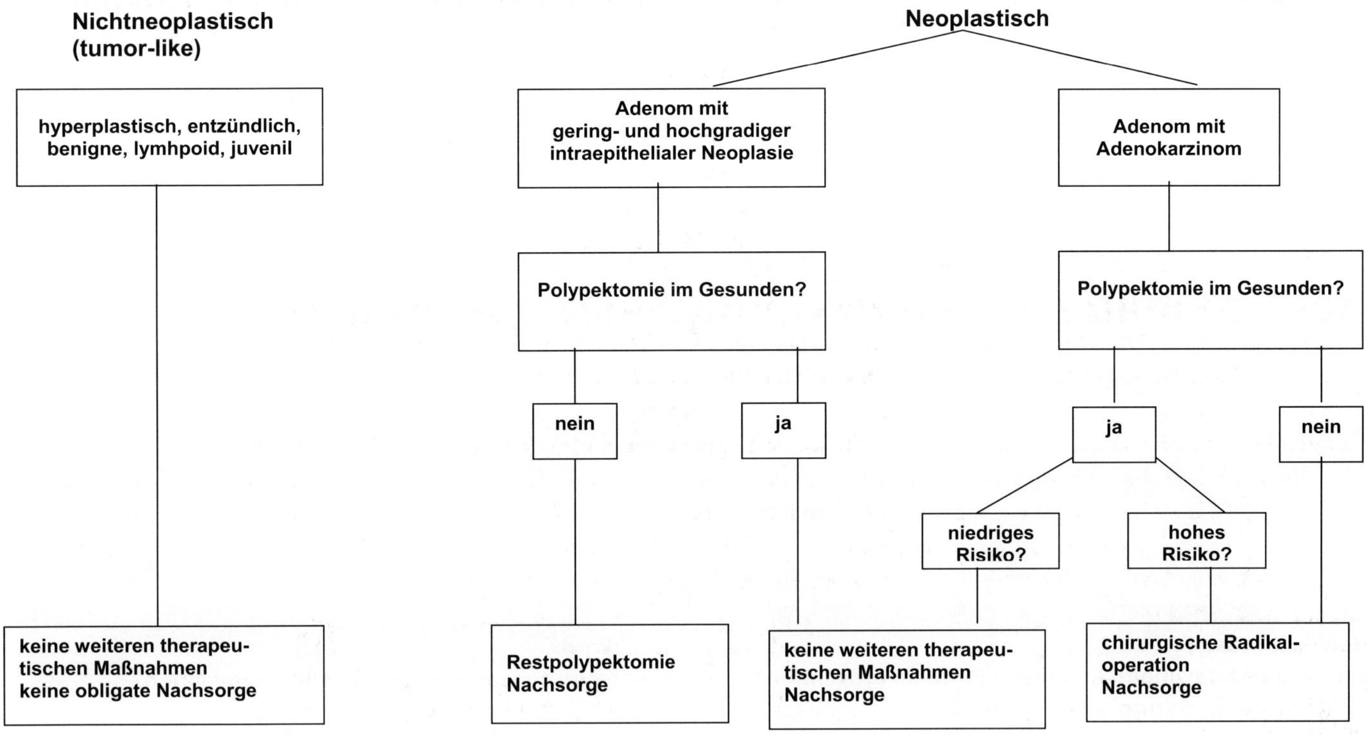

Abb. 1. Therapeutisches Vorgehen und Nachsorge nach endoskopischer Polypektomie unter Berücksichtigung des pathohistologischen Befundes. Hohes Risiko = schlecht differenziert (G3) oder undifferenziert (G 4) und/oder Lymphgefäßeinbrüche; niedriges Risiko = gut differenziert (G1) oder mäßig differenziert (G2) und keine Lymphgefäßeinbrüche.

der Voraussetzung eines polypenfreien Darms erstmals nach 3 Jahren und, sofern keine erneuten Polypen nachgewiesen werden, in 5-jährigen Abständen koloskopisch nachuntersucht. Liegen die Kriterien für die alleinige endoskopische Therapie eines pT1-Karzinoms vor, so erfolgt 6 Monate nach der Abtragung eine endoskopisch-bioptische Kontrolluntersuchung, um ein Lokalrezidiv auszuschließen. Etwa 90–95% aller kolorektalen Polypen sind videoendoskopisch ektomierbar. Für große Adenome stehen im Rektum- und unteren Sigmabereich die transanale mikrochirurgische Ektomie und oberhalb dieser Darmabschnitte das Rendezvous-Manöver (videoendoskopische Abtragung unter laparoskopischer Kontrolle, eventuell mit Übernähung der Abtragungsstelle) zur Verfügung. Die Notwendigkeit zu einer konventionellen chirurgischen Entfernung einzelner Kolonadenome ist nur bei erhöhtem Risiko einer videoendoskopischen Ektomie (sehr große, breitbasige Polypen) bzw. bei schlechter Einstellbarkeit der Läsion in Einzelfällen erforderlich.

Literatur

1 Hamilton SR, Aaltonen LA: Pathology and Genetics of Tumours of the Digestive System (World Health Organization Classification of Tumors). Lyon, IARC Press, 2000.

2 Frühmorgen P, Kriel L: Leitlinien zur endoskopischen Ektomie kolorektaler Polypen mit der Schlinge. Z Gastoenterol 1998;36:117–119.

3 Schmiegel W, Adler G, Frühmorgen P, et al: Kolorektales Karzinom: Prävention und Früherkennung in der asymtomatischen Bevölkerung – Vorsorge bei Risikopatienten – Endoskopische Diagnostik, Therapie und Nachsorge von Polypen und Karzinomen. Z Gastroenterol 2000;38:49–75.

4 Kudo S: Early Colorectal Cancer. Tokyo, Igaku-Shoin, 1996.

Chirurgische Gastroenterologie Interdisziplinär

Hauptthema · Main Topic

Chir Gastroenterol 2002;18:158–165

Chirurgische Konzepte und Strategien bei Kolonadenomen und Polyposissyndromen

S. Pistorius U. Wehrmann E.-M. Teichert H.-D. Saeger

Klinik und Poliklinik für Viszeral-, Thorax- und Gefäßchirurgie, Universitätsklinikum Carl Gustav Carus, TU Dresden

Schlüsselwörter
Kolorektales Karzinom: hereditäre Formen, Prävention Überwachung, chirurgisches Vorgehen

Zusammenfassung
Die Entwicklung moderner minimal-invasiver Diagnose- und Behandlungsverfahren auf dem Gebiet der kolorektalen Adenome und Karzinome ermöglicht eine effektive Überwachung von Risikopersonen, andererseits erfolgt durch die endoskopische Abtragung oder transanale bzw. TEM-technische Resektion von Adenomen bereits eine erhebliche Karzinomprävention. Die Einführung der laparoskopischen Technik bei der Resektion kolorektaler Tumoren könnte nach Evaluierung der bisherigen Ergebnisse zu einer weiteren Verringerung der Hospitalisierung und operationsassoziierten Morbidität der Patienten bei gleicher Prognose führen. Kennzeichnend für familiäre Formen des kolorektalen Karzinoms ist das hohe Risiko für die Entwicklung kolorektaler Tumoren, jedoch auch für weitere extrakolonische Neoplasien. Dies trifft für das hereditäre Nicht-Polyposis-assoziierte kolorektale Karzinom (HNPCC), die familiäre Polyposis (FAP) und die selteneren Formen wie Peutz-Jeghers-Syndrom und juvenile Polyposis zu. Die Anwendung der molekularen Diagnostik in diesen Familien ermöglicht durch die Identifizierung von Mutationsträgern und Nichtmutationsträgern einerseits die gezielte Eingliederung von Hochrisikopersonen (Mutationsträgern) in spezielle, auf das jeweilige Syndrom zugeschnittene Überwachungs- und Vorsorgeprogramme und erspart andererseits Personen mit durchschnittlichem Risiko (Nichtmutationsträgern) unnötige und teilweise invasive Diagnostik. Bezüglich des chirurgischen Vorgehens bei Patienten mit einer Form des hereditären kolorektalen Karzinoms gibt es bereits etablierte Verfahren, wie die Durchführung einer restaurativen Proktokolektomie bei der FAP, bei anderen Formen, wie bei HNPCC, sind diese noch in der Diskussion. Wesentliche Fortschritte bei der Prävention kolorektaler Tumoren sind in den nächsten Jahren möglicherweise auf dem Gebiet der Chemoprävention zu erwarten.

Key Words
Colorectal cancer: hereditary forms, prevention, surveillance, surgical approach

Summary
Surgical Approach and Strategies in Colon Adenomas and Polyposis Syndromes
Development of modern, minimally invasive methods for diagnosis and treatment in the field of colorectal tumours enables an effective surveillance for persons at high risk as well as a distinct cancer prevention by endoscopic, transanal or TEM removal of colorectal adenomas. Introduction of laparoscopic techniques in the resection of colorectal tumours could entail, after evaluation of preliminary results, a decreased duration of hospitalisation and procedure-associated morbidity in patients with the same prognosis. The very high risk for development of colorectal tumours as well as for some extracolonic neoplasia is typical for familial colorectal cancer syndromes. This concerns hereditary nonpolyposis colorectal cancer (HNPCC) syndrome, familial polyposis coli, and the infrequent forms like Peutz-Jeghers syndrome and juvenile polyposis. Molecular diagnostics has the power to identify carriers and noncarriers of a mutated gene in these families and therefore may permit clear-cut decisions regarding inclusion in special surveillance programmes, which is recommended for all persons at risk from affected families. Concerning the surgical approach in patients with hereditary colorectal cancer, well-accepted routine procedures like restorative proctocolectomy in familiar polyposis patients have already been established; in other forms like HNPCC the best surgical modality is still under discussion. Remarkable progress in the prevention of colorectal tumours could be expected from chemoprevention trials in the next years.

KARGER

Fax +49 761 4 52 07 14
E-mail Information@Karger.de
www.karger.com

Accessible online at:
www.karger.com/journals/cga

Dr. S. Pistorius
Klinik und Poliklinik für Viszeral-, Thorax- und Gefäßchirurgie
Universitätsklinikum Carl Gustav Carus
Technische Universität Dresden
Fetscherstraße 74, D-01307 Dresden (Deutschland)
Tel. +49 351 458-2768, Fax -4317, E-mail spisto2522@aol.com

Einleitung

Kolorektale Karzinome sind das Ergebnis einer Karzinogenese, die mit kleinen Läsionen in Kolonkrypten beginnt, sich über Adenome verschiedener Dysplasiegrade fortsetzt und schließlich in einem manifesten Karzinom resultiert. Diese Abfolge klinischer und pathohistologischer Stadien wird als Adenom-Karzinom-Sequenz bezeichnet. Auf molekularer Ebene ist diese Sequenz mit der Akkumulation von Mutationen in verschiedenen Tumorsuppressor- und Onkogenen assoziiert, die für das Gleichgewicht zwischen Zellproliferation und Apoptose verantwortlich sind. Jede dieser Mutationen bewirkt einen Wachstumsvorteil des jeweiligen Zellklons in dem sich entwickelnden Tumor [1].

Bei den meisten Patienten umfasst der Zeitraum von der Entstehung des kolorektalen Adenoms bis zur Entwicklung des Karzinoms bis zu 10 Jahren. In bestimmten Fällen, wie z.B. bei Patienten mit dem «hereditary nonpolyposis colorectal cancer»(HNPCC)-Syndrom ist diese Zeit erheblich verkürzt, da es zu einer deutlichen Beschleunigung der Adenom-Karzinom-Sequenz kommt [2, 3].

Bei einer weiteren Gruppe von Patienten bedingen Keimbahnmutationen in Genen, die eine Rolle bei der Tumorinitiation spielen (Gatekeeper-Gene), das früh- bzw. massenhafte Auftreten kolorektaler Adenome. Dies betrifft z.B. Patienten mit familiärer adenomatöser Polyposis coli (FAP) [4].

Die in den letzten Jahren gewonnenen molekularbiologischen Erkenntnisse helfen bei dem Verständnis zur Entwicklung der verschiedenen Formen der kolorektalen Adenome und Karzinome, ermöglichen darüber hinaus jedoch neben der Option der prädiktiven molekularen Diagnostik und der damit verbundenen gezielten Vorsorge in Familien mit hereditären Formen eine prognostische Einschätzung des klinischen Verlaufs und die sich daraus ergebenden Konsequenzen des chirurgischen Handelns.

Minimal-invasive chirurgische Therapie kolorektaler Adenome

Endoskopische Verfahren

Die Ileokoloskopie als sensitivstes Verfahren für die Diagnostik kolorektaler Polypen und Karzinome ist auch in Kombination mit einer endoskopischen Polypektomie ein ausgesprochen sicheres und komplikationsarmes Untersuchungsverfahren. So wird die Häufigkeit einer Blutung mit 2% und die einer Perforation mit 0,3% angegeben [5, 6]. Die endoskopische Polypektomie gilt heute als das Standardverfahren für die Behandlung der meisten kolorektalen Polypen. Kleinere Polypen (<5 mm) werden mit der Zange und größere (>5 mm) mit der Schlinge in toto abgetragen. In Abhängigkeit von der Erfahrung des Endoskopikers können auch große, breitbasige Polypen des Kolons und des Rektums durch eine Mukosektomie nach submuköser Injektion einer Kochsalzlösung oder einer verdünnten Adrenalinlösung (1:100 000) mit der Diathermieschlinge abgetragen werden. Die einzeln geborgenen Polypen werden unter Angabe der Lokalisation histologisch befundet. Auf der Basis des histologischen Befundes werden die weitere Vorgehensweise und die Nachsorge festgelegt.

Im Zeitraum von 1991 bis 2001 wurden an der Klinik für Viszeral-, Thorax- und Gefäßchirurgie am Universitätsklinikum Carl Gustav Carus an der Technischen Universität Dresden bei 15 217 Patienten Koloskopien durchgeführt. Dabei wurden bei 1595 Patienten 2871 endoskopische Polypektomien vorgenommen. 2240 Polypen (78%) hatten einen Durchmesser von <1 cm und 631 Polypen (22%) von >1 cm. Bei 14 Patienten (0,88%) fand sich bei der histologischen Aufarbeitung ein Karzinom. In der Literatur wird die Häufigkeit eines Karzinoms in endoskopisch abgetragenen Adenomen mit 0,4–5% angegeben [7–9]. Das Risiko eines Karzinoms in einem Adenom variiert mit der Größe und der anatomischen Lokalisation des Polypen und kann bei einem Polypen von >2,5 cm Durchmesser im Rektum mehr als 50% betragen [8]. Bei 12 Patienten (0,75%) trat bei der endoskopischen Polypektomie eine Blutung auf, die bei 10 Patienten endoskopisch therapiert werden konnte. Bei 2 Patienten war eine operative Versorgung erforderlich. Eine Perforation wurde bei 6 Patienten (0,38%) mit einem Polypen >1 cm beobachtet. Drei Patienten wurden bereits innerhalb 1 h nach Polypektomie mit Übernähung der Perforation operiert. Ein protektives Ileostoma konnte bei diesen Patienten vermieden werden.

Bei erhöhtem Perforationsrisiko ist zu empfehlen, in Abhängigkeit von Größe, Polypenform, Dignität, Lokalisation und dem Allgemeinzustand des Patienten im Einzelfall alternative Therapieverfahren wie die laparoskopische oder konventionelle Resektion, die laparoskopisch assistierte endoskopische Polypektomie oder die transanale endoskopische Mikrochirurgie einzusetzen.

Minimal-invasive Verfahren

Die letzten Jahre haben in der Chirurgie einen deutlichen Trend hin zu verschiedenen minival-invasiven Verfahren erkennen lassen. Voraussetzungen dafür waren einerseits die Entwicklung geeigneter Instrumentarien, andererseits die Generierung von Daten innerhalb verschiedener Studien, die einen Vorteil dieser Verfahren bezüglich Lebensqualität, stationärer Verweildauer, Mortalität und Morbidität bei gleicher Prognose und Rezidivrate sowohl bei Adenomen als auch kleinen Karzinomen belegen konnten. Dies trifft insbesondere für endoskopisch nicht abtragbare Rektumadenome und frühe Rektumkarziome zu. Durch die Einführung der transanalen lokalen Exzision bei tiefsitzenden (0–5 cm) und der transanalen endoskopischen mikrochirurgischen Resektion (TEM) bei höher sitzenden (5–16 cm) Rektumtumoren ist es möglich, einer Reihe von Patienten die konventionelle anteriore Rektumresektion bzw. abdominoperineale Rektumexstirpation zu ersparen. Voraussetzung für den Einsatz dieser beiden Verfahren ist ein exaktes präoperatives Staging, da

Tab. 1. Formen der hereditären kolorektalen Karzinome und deren asssoziierte Gene [34, 65–82]

Syndrom	Gene
FAP	*APC*
Peutz-Jeghers-Syndrom	*STK11*
Juvenile Polyposis	*SMAD4, BMPR1A*
HNPCC	*hMLH1, hMLSH2, hMSH6, PMS1, PMS2, EXO1*

nach den bisherigen Daten nur bei Rektumadenomen und -karzinomen im Stadium T1N0G1–2 die Indikation zu dieser Technik gegeben ist. In mehreren Studien konnte dabei gezeigt werden, dass Rezidivrate und Prognose dieser Patienten durch den Einsatz der minimal-invasiven Technik nicht negativ beeinflusst wurde [10–13].

Im Zeitraum von 1994 bis 2001 wurde in der Klinik für Viszeral-, Thorax- und Gefäßchirurgie des Universitätsklinikums Carl Gustav Carus Dresden bei 212 Patienten eine TEM-technische Resektion vorgenommen. Die Indikation dazu stellten in 168 Fällen Adenome und in 44 Fällen Karzinome dar. Von diesen 44 Patienten mit Rektumkarzinom erfolgte die Resektion in 35 Fällen mit kurativer Zielsetzung, wobei bei allen Patienten eine R0-Resektion erzielt werden konnte. In 32 Fällen bestätigte sich histologisch das präoperativ diagnostizierte Tumorstadium T1N0G1–2. Lediglich bei 3 Patienten fand sich histologisch ein T2N0G1–2-Stadium, so dass bei diesen Patienten danach eine konventionelle, kontinenzerhaltende Resektion erfolgte; in keinem Fall fand sich dabei Restkarzinomgewebe im Präparat. Bei 9 der 44 Patienten mit Rektumkarzinom erfolgte die TEM-technische Resektion aufgrund allgemeiner Kontraindikationen gegen eine konventionelle Resektion unter palliativer Zielsetzung, wobei sich histologisch in den Präparaten bei 2 Patienten T2G1-, bei 4 Patienten T2G2- und bei 3 Patienten T3G2-Karzinome fanden.

Laparoskopische Resektionen bei benignen und malignen kolorektalen Tumoren erlangen eine immer größere praktische Relevanz. Hierbei ist es möglich, die für laparoskopische Resektionen bekannten Vorteile der minimalen Invasivität mit der Forderung nach Resektion entsprechend den onkologischen Resektionsprinzipien zu verbinden. In vorliegenden Multizenterstudien wurden die Überlebensrate und die Rezidivfreiheit durch die laparoskopische Technik nicht negativ beeinflusst [14, 15]. Die bisher publizierten Ergebnisse bezüglich der Rate von perioperativen Komplikationen bzw. Anastomoseninsuffizienzen sind denen konventioneller Verfahren durchaus vergleichbar [16, 17].

«Sporadische» kolorektale Adenome

85–90% aller kolorektalen Adenome gelten nach dem üblichen Verständnis als «sporadisch», da sich keine eindeutige Familienanamnese findet oder keine Keimbahnmutation in einem der mit den hereditären Formen assoziierten Gene bei diesen Patienten bekannt ist. Dies bedeutet jedoch nicht, dass nicht eine Neumutation oder ein risikoassoziierter Polymorphismus in solchen oder anderen Genen, wie z.B. Genen des Karzinogenstoffwechsels [18], vorliegt und somit das individuelle kumulative Tumorrisiko deutlich erhöht oder der klinische Verlauf different oder beschleunigt ist. Ein Hinweis dafür kann z.B. die Entwicklung extrakolonischer, syndromassoziierter Manifestationen oder ein junges Erkrankungsalter sein.

Hereditäre Kolonkarzinome und Polyposissyndrome

Etwa 7% aller kolorektalen Karzinome werden durch hereditäre Formen bedingt. Die häufigste Form mit etwa 5% ist dabei das hepatozelluläre Nicht-Polyposis-assoziierte Kolonkarzinom(HNPCC)-Syndrom. Die familiäre Polyposis (FAP) mit etwa 1% ist deutlich seltener, juvenile Polyposis und Peutz-Jeghers-Syndrom können als sehr selten eingeschätzt werden. Ursache dieser autosomal-dominant vererbten Formen des kolorektalen Karzinoms sind hochpenetrante Keimbahnmutationen in bestimmten Genen (Tab. 1). Mutationsträger in diesen Genen haben ein deutlich erhöhtes Risiko für die Entwicklung kolorektaler Adenome bzw. Karzinome und weiterer syndromspezifischer extrakolonischer Manifestationen (s. unten).

Molekulare prädiktive Diagnostik – Konsequenzen für die klinische Vorsorge

Die molekulare Analyse der syndromassoziierten Gene bei Indexpatienten in Familien mit einer hereditären Form des kolorektalen Karzinoms ermöglicht die Identifizierung der jeweiligen pathogenen Keimbahnmutation. Danach sollte Risikopersonen der Familie die prädiktive molekulare Diagnostik angeboten werden. Während Nichtmutationsträger keiner speziellen Vorsorge bedürfen, müssen Mutationsträger in ein engmaschiges Vorsorgeprogramm, das auf das jeweilige familiäre Tumorsyndrom zugeschnitten ist (s. unten), eingebunden werden. Diese regelmäßige Vorsorge muss auch bei allen Risikopersonen in den Familien durchgeführt werden, in denen der Nachweis der pathogenen Keimbahnmutation nicht gelingt, die jedoch die entsprechenden Kriterien für das Vorliegen einer familiären Form des kolorektalen Karzinoms (s. unten) erfüllen.

Seit 1999 fördert die Deutsche Krebshilfe 6 Zentren für Krebsvorsorge und Krebsfrüherkennung bei erblichem kolorektalem Karzinom: Bochum, Bonn, Heidelberg, München, Dresden und Düsseldorf. Ziel dieses Pilotprojekts ist die Evaluierung der interdisziplinären Zusammenarbeit zwischen Molekularbiologen, Genetikern, Psychologen, Gastroenterologen und Chirurgen bei der Beratung, Diagnostik und Behandlung dieser Patienten.

Chemoprävention

Die Wirksamkeit einer gezielten Chemoprävention bei Personen mit hohem Risiko für die Entwicklung kolorektaler Adenome und Karzinome, insbesondere bei Patienten mit hereditärer Form des kolorektalen Karzinoms konnte durch erste experimentelle und klinische Studien gezeigt werden. Die größte Bedeutung besitzen dabei COX2-Inhibitoren und Acetylsalicylsäure [19–21]. Acetylsalicylsäure scheint dabei insbesondere bei kolorektalen Tumoren mit bestimmtem genetischem Status (Mikrosatelliteninstabilität) zu einer Induktion von Apoptose zu führen [21]. Bei Patienten mit FAP und HNPCC, die ein stark erhöhtes Risiko für die Entwicklung kolorektaler Adenome und Karzinome besitzen, erfolgt gegenwärtig die Evaluierung dieser ersten Ergebnisse im Rahmen der klinischen CAPP-Studien. In deren Ergebnissen könnten einerseits Empfehlungen bezüglich einer gezielten Chemoprävention bei Hochrisikopersonen stehen, andererseits könnte dies das operative Vorgehen hinsichtlich prophylaktischer Eingriffe bei diesen Patienten beeinflussen.

In einer populationsbasierten Kohortenstudie [22] wurde eine Reduktion des relativen Karzinomrisikos auf 0,6 bei einer Langzeiteinnahme von 300 mg Aspirin pro Tag beobachtet. Nichtsteroidale Antiphlogistika führten zu einer Halbierung des relativen Risikos in einem Zeitraum zwischen 6 Monaten nach Einnahmebeginn und 1 Jahr nach Beendigung der Einnahme.

Familiäre adenomatöse Polyposis coli

Die FAP ist durch das Auftreten von Hunderten von adenomatösen Polypen im Kolon und Rektum charakterisiert. Die kumulative Wahrscheinlichkeit für die Malignisierung mindestens eines dieser Polypen beträgt fast 100%. Neben dem Auftreten verschiedener extrakolonischer Manifestationen (Desmoide, CHRPE u.a.) ist eine typische Genotyp-Phänotyp-Korrelation bekannt [23]: Während Keimbahnmutationen im zentralen Teil des *APC*-Gens zur Ausbildung eines schweren Phänotyps mit frühzeitiger Karzinomentstehung führen [24], resultiert bei Keimbahnmutation am Anfang oder Ende des *APC*-Gens eine attenuierte Form (AFAP) mit deutlich weniger Polypen und späterem Manifestationsalter [25].

Das Überwachungsprogramm beinhaltet eine jährliche Rektosigmoidoskopie und Abdomensonographie ab dem 12. Lebensjahr, bei Beobachtung erster Polypen eine Koloskopie bis zur entsprechenden Operation. Darüber hinaus sollte eine regelmäßige Gastroduodenoskopie alle 3 Jahre, beim Nachweis von Adenomen jährlich ab dem 30. Lebensjahr bzw. vor einer Proktokolektomie erfolgen (Richtlinien des Verbundprojektes «Familiärer Darmkrebs» der Deutschen Krebshilfe) [26–28].

Ziel der Operation ist die Entfernung des gesamten Kolons und Rektums vor Entstehung eines Karzinoms. Chirurgischer Standard bei Patienten mit einer klassischen Form der FAP ist daher die Durchführung einer restaurativen Proktokolektomie [29, 30], wobei die Operation meist im frühen Erwachsenenalter indiziert ist. Die Frage, ob bei Patienten mit einer attenuierten FAP eine Kolektomie mit Ileorektostomie als entsprechender Eingriff durchgeführt werden kann, ist gegenwärtig noch nicht abschließend zu beantworten [31].

Peutz-Jeghers-Syndrom

Patienten mit einem Peutz-Jeghers-Syndrom entwickeln hamartomatöse Polypen im gesamten Gastrointestinaltrakt, die meisten davon im Dünndarm, wo sie durch Invagination des polypentragenden Darmabschnittes zu einem akuten Abdomen führen können [32]. Polypen treten auch häufig im Dickdarm und Magen auf. Peutz-Jeghers-Polypen zeigen gelegentlich auch einen adenomatösen Anteil, so dass auch die Theorie der Hamartom-Adenom-Karzinom-Sequenz diskutiert wird [33, 34]. Typisch sind außerdem häufig bereits in den ersten Lebensjahren Pigmentflecken auf den Lippen, der Mundschleimhaut und perioral [35]. Patienten mit Peutz-Jeghers-Syndrom haben ein deutlich erhöhtes relatives Risiko für gastrointestinale und extraintestinale Karzinome, zusätzlich zu dem Risiko für kolorektale Karzinome und Magenkarzinome für Malignome der Mamma, der Cervix uteri, der Ovarien, des Pankreas, des Dünndarm und der Lunge [36–38].

Überwachungsprogramme für Patienten und Mutationsträger sollten eine 2-jährliche Gastroskopie und Koloskopie sowie regelmäßige gynäkologische Untersuchungen einschließlich Mammographie beinhalten (Richtlinien des Verbundprojekts «Familiärer Darmkrebs» der Deutschen Krebshilfe) [27, 35, 39].

Die Behandlung von Patienten mit Peutz-Jeghers-Syndrom konzentriert sich auf die Entfernung der Polypen. Dies ist bei Lokalisation der Polypen im Magen und Kolorektum meist unproblematisch endoskopisch möglich. Dünndarmpolypen sind jedoch auf diese Weise in der Regel nicht zu sanieren, andererseits führen wiederholte Dünndarmsegmentresektionen zu einem Kurzdarmsyndrom. Eine Alternative stellt die kombinierte chirurgisch-endoskopische Behandlung dar, bei der nach Laparotomie über eine Jejunotomie oder Ileotomie die endoskopische Polypektomie erfolgen kann [27, 40–42]. Tritt ein Karzinom auf, muss entsprechend den onkologischen Resektionsprinzipien vorgegangen werden.

Juvenile Polyposis

Patienten mit juveniler Polyposis entwickeln kolorektale Polypen, insbesondere im Rektum, die sich klinisch mit chronischen gastrointestinalen Blutungen und Anämie sowie einer damit verbundenen Entwicklungsverzögerung der Kinder manifestieren. Die exakte Diagnose wird histologisch gestellt. Juvenile Polypen können jedoch auch in adenomatöse Polypen übergehen. Folgende Kriterien wurden für die Diagnose einer juvenilen Polyposis vorgeschlagen: 1. >5–10 juvenile Polypen im Kolon, 2. juvenile Polypen im gesamten Gastrointestinaltrakt, 3. jegliche Anzahl juveniler Polypen bei einem Patienten mit Familienanamnese einer juvenilen Polyposis [43]. Bei Patienten mit familiärer juveniler Polyposis liegt das Risiko,

Tab. 2. Amsterdam-Kriterien für HNPCC [83, 84]

Amsterdam-I-Kriterien

Es sind mindestens 3 Familienangehörige mit histologisch gesichertem kolorektalem Karzinom betroffen, wobei 1 Angehöriger mit den beiden anderen erstgradig verwandt sein muss. Eine FAP muss ausgeschlossen sein.

Es sind wenigstens 2 aufeinander folgende Generationen betroffen.

Bei mindestens 1 Patienten erfolgte die Diagnosestellung vor dem 50. Lebensjahr.

Amsterdam-I-Kriterien

Es sind mindestens 3 Familienangehörige mit histologisch gesichertem kolorektalem Karzinom oder einem Karzinom des Endometriums, Dünndarms oder Urothels (ableitende Harnwege/Nierenbecken) betroffen, wobei 1 Angehöriger mit den beiden anderen erstgradig verwandt sein muss. Eine FAP muss ausgeschlossen sein.

Es sind mindestens 2 aufeinander folgende Generationen betroffen.

Bei mindestens 1 Patienten erfolgte die Diagnosestellung vor dem 50. Lebensjahr.

bis zum 60. Lebensjahr an einem kolorektalen Karzinom zu erkranken, bei 20–60%. Ferner besteht ein erhöhtes Risiko für Magen- und Duodenalkarzinome [44–46].
Vorsorgeempfehlungen sehen regelmäßige Koloskopien und Gastroduodenoskopien vor [27]. Bezüglich des Beginns der Untersuchungen und der Intervalle gibt es jedoch ebenso wenig Konsens wie zu Empfehlungen zum chirurgischen Management. Singuläre Polypen werden endoskopisch abgetragen, Karzinome entsprechend den onkologischen Resektionsprinzipien reseziert. Es wird jedoch auch die Durchführung einer restaurativen Proktokolektomie als optionale Erweiterung des Eingriffs im Fall einer notwendigen Kolonteilresektion diskutiert [47].

Hereditäres Nicht-Polyposis-assoziiertes kolorektales Karzinom

Das HNPCC-Syndrom ist klinisch durch die Amsterdam-Kriterien I/II definiert (Tab. 2). HNPCC-Mutationsträger entwickeln meist frühzeitig kolorektale Karzinome (kumulatives Risiko etwa 80%), insbesondere synchrone und metachrone kolorektale Karzinome, jedoch auch extrakolonische Karzinome, insbesondere des Endometriums, des Dünndarms, der ableitenden Harnwege und weiterer Organe [48, 49–52].
Das HNPCC-Vorsorgeprogramm umfasst folgende Untersuchungen: Koloskopie, gynäkologische Untersuchung einschließlich endovaginaler Sonographie, Abdomensonographie, urinzytologische Untersuchung und in Familien mit gehäuften Magenkarzinomen Gastroskopie. Dies sollte jährlich ab dem 25. Lebensjahr bzw. 5 Jahre vor Erstmanifestation eines Karzinoms in der Familie erfolgen (Richtlinien des Verbundprojekts «Familiärer Darmkrebs» der Deutschen Krebshilfe) [27, 53].

Eingriffe bei Adenomen

Regelmäßige Koloskopien mit Polypektomien bei Angehörigen von Familien mit HNPCC in Abständen von 3 Jahren halbieren das Risiko, an kolorektalem Karzinom zu erkranken, und senken die Gesamtmortalität um 65% [54, 55]. Wegen des häufig flachen Wachstums der Adenome ist die Schlingenabtragung jedoch nicht immer möglich, woraus die Notwendigkeit der chirurgischen Resektion resultiert. Treten multiple kolorektale Adenome synchron auf, ist die Kolektomie, gegebenenfalls die restaurative Proktokolektomie, zu erwägen.

Resektion des manifesten kolorektalen Karzinoms entsprechend den onkologischen Resektionsprinzipien

Der etablierte Standard der chirurgischen Therapie des kolorektalen Karzinoms unter kurativer Zielsetzung besteht in der En-bloc-R0-Resektion des tumortragenden Kolons bzw. Rektums mit dem regionalen Lymphabflussgebiet nach onkologischen Radikalitätsprinzipien [56–58] und ist prinzipiell in dieser Form auch bei Patienten mit HNPCC gültig.

Erweiterte Resektion bei manifestem kolorektalem Karzinom

Grundlage für die Indikationsstellung zur Erweiterung des Eingriffs bei manifestem kolorektalem Karzinom sind das Risiko metachroner kolorektaler Karzinome von 40–45% in einem Zeitraum von 10 Jahren, die beschleunigte Adenom-Karzinom-Sequenz und die rasche Tumorprogression [2, 51, 52]. Bei Erstmanifestation eines Karzinoms im Kolon erscheint daher eine subtotale Kolektomie indiziert. Bei Erstmanifestation eines Rektumkarzinoms sind eine Proktokolektomie bzw. unter entsprechenden onkologischen und funktionellen Voraussetzungen eine restaurative Prokokolektomie zu erwägen [27, 29, 59-63]. Da gegenwärtig jedoch keinerlei Daten prospektiver Studien zu diesem Thema existieren, besteht die Notwendigkeit der Evaluierung dieser Überlegungen im Rahmen einer prospektiven Studie.

Prophylaktische Resektion bereits vor der Manifestation eines kolorektalen Tumors

Für eine prophylaktischen Resektion (subtotale Kolektomie) vor der Entwicklung eines kolorektalen Tumors spricht das hohe kumulative Risiko von über 80% für ein kolorektales Karzinom [48, 49]. Hinzu kommt, dass trotz regelmäßiger Koloskopien bis zu 45% der Mutationsträger ein kolorektales Karzinom entwickeln und etwa 8,7% der Patienten an ihrer Tumorerkrankung sterben werden [54].
Gegen eine prophylaktische Kolektomie spricht die Penetranz von etwa 80%, sodass etwa 20% der Mutationsträger umsonst kolektomiert werden würden. Hinzu kommt das Risiko für die Entwicklung der verschiedenen extrakolonischen Karzinome, deren chirurgische Prävention noch weitaus problematischer wäre. Eine prophylaktische Kolektomie kann gegenwärtig somit nicht empfohlen werden [48, 61]. Eine retrospektive Analyse kommt darüber hinaus zu dem Schluss, dass

prophylaktische Operationen keinen signifikanten Überlebensvorteil gegenüber der koloskopischen Überwachung haben [64].

Schlussfolgerung und Ausblick

Kolorektale Adenome und Karzinome stellen eine der häufigsten Indikationen für endoskopische, minimal-invasive und chirurgische Interventionen im Bereich des Kolorektums dar. Die Bedeutung der frühzeitigen Diagnose und Sanierung von Adenomen resultiert aus der onkologischen Relevanz der Adenom-Karzinom-Sequenz sowohl bei den sporadischen als auch insbesondere, aufgrund der beschleunigten Adenom-Karzinom Sequenz bzw. der deutlichen erhöhten Malignisierungsrate, bei den familiären Formen. Die technische Entwicklung der letzten Jahre hat unter Beachtung der entsprechenden Indikationsstellung eine Verringerung der chirurgischen Resektionsrate von kolorektalen Adenomen und Frühkarzinomen bei gleicher Prognose und Komplikationsrate zugunsten minimal-invasiver Verfahren ermöglicht. Auf dem Gebiet der familiären Formen des kolorektalen Karzinoms hat die Einführung der molekularen Diagnostik zu einer verbesserten Prädiktion und Konzentration der notwendigen, engmaschigen Vorsorgeuntersuchungen auf Hochrisikopersonen (Mutationsträger) geführt.

Während auf dem Gebiet der konventionellen chirurgischen Resektionen keine wesentlich neuen Ergebnisse bezüglich der Prognose zu erwarten sind, liegen die abschließenden Ergebnisse im Sinne «harter Daten» für laparoskopische Resektionen bislang noch nicht vor, wenngleich bereits erste Studien gute Ergebnisse dazu aufwiesen.

Zuversichtlich erscheinen ebenfalls die vorläufigen Daten von Chemopräventionsstudien; dies könnte insbesondere bei Hochrisikopersonen einen neuen prophylaktischen Ansatz darstellen.

Kolorektalen Adenomen und Karzinomen wird auch zukünftig eine nicht unerhebliche Relevanz bezüglich Prophylaxe, Prädiktion, Diagnostik und Therapie zukommen.

Literatur

1 Fearon E R, Vogelstein B: A genetic model for colorectal tumorigenesis. Cell 1990;61:759–767.

2 Jass JR: Colorectal adenoma progression and genetic change: Is there a link? Ann Med 1995;27:301–306.

3 Kinzler KW, Vogelstein B: Lessons from hereditary colorectal cancer. Cell 1996;87:159–170.

4 Kinzler KW, Vogelstein B: Cancer-susceptibility genes. Gatekeepers and caretakers. Nature 1997; 386:761–763.

5 Brandimarte G, Tursi A: Endoscopic snare excision of large pedunculated colorectal polyps: A new, safe, and effective technique. Endoscopy 2001;33: 854–857.

6 Frühmorgen P, Demling L: Complications of diagnostic and therapeutic colonoscopy in the Federal Republic of Germany. Results of an inquiry. Endoscopy 1979;11:146–150.

7 Hackelsberger A, Frühmorgen P, Weiler H, Heller T, Seeliger H, Junghanns K: Endoscopic polypectomy and management of colorectal adenomas with invasive carcinoma. Endoscopy 1995;27:153–158.

8 Nusko G, Mansmann U, Partzsch U, Altendorf-Hofmann A, Groitl H, Wittekind C, Ell C, Hahn EG: Invasive carcinoma in colorectal adenomas: Multivariate analysis of patient and adenoma characteristics. Endoscopy 1997;29:626–631.

9 Nivatvongs S: Surgical management of early colorectal cancer. World J Surg 2000;24:1052–1055.

10 Mellgren A, Sirivongs P, Rothenberger DA, Madoff RD, Garcia-Aguilar J: Is local excision adequate therapy for early rectal cancer? Dis Colon Rectum 2000;43:1064–1071; discussion 71–74.

11 Winde G, Nottberg H, Keller R, Schmid K W, Bunte H: Surgical cure for early rectal carcinomas (T1). Transanal endoscopic microsurgery vs. anterior resection. Dis Colon Rectum 1996;39:969–976.

12 Heintz A, Morschel M, Junginger T: Comparison of results after transanal endoscopic microsurgery and radical resection for T1 carcinoma of the rectum. Surg Endosc 1998;12:1145–1148.

13 Morschel M, Heintz A, Bussmann M, Junginger T: Follow-up after transanal endoscopic microsurgery or transanal excision of large benign rectal polyps. Langenbecks Arch Surg 1998;383:320–324.

14 Bohm B, Schwenk W, Muller JM: Long-term results after laparoscopic resection of colorectal carcinoma. Chirurg 1999;70:453–455.

15 Hartley JE, Mehigan BJ, MacDonald AW, Lee PW, Monson JR: Patterns of recurrence and survival after laparoscopic and conventional resections for colorectal carcinoma. Ann Surg 2000;232:181–816.

16 Kockerling F, Rose J, Schneider C, Scheidbach H, Scheuerlein H, Reymond MA, Reck T, Konradt J, Bruch HP, Zornig C, Barlehner E, Kuthe A, Szinicz G, Richter HA, Hohenberger W: Laparoscopic colorectal anastomosis: Risk of postoperative leakage. Results of a multicenter study. Laparoscopic Colorectal Surgery Study Group (LCSSG). Surg Endosc 1999;13:639–644.

17 Köckerling F, Scheidbach H, Schneider C, Barlehner E, Kohler L, Bruch H P, Konradt J, Wittekind C, Hohenberger W: Laparoscopic abdominoperineal resection: Early postoperative results of a prospective study involving 116 patients. The Laparoscopic Colorectal Surgery Study Group. Dis Colon Rectum 2000;43:1503–1511.

18 Pistorius S, Schackert HK, Saeger H-D: Can molecular knowledge from studies of hereditary carcinoma applied to sporadic colorectal carcinoma? Kongressbd Dtsch Ges Chir Kongr 2001; 118:820–824.

19 Hawk E, Lubet R, Limburg P: Chemoprevention in hereditary colorectal cancer syndromes. Cancer 1999;86:2551–2563.

20 Steinbach G, Lynch PM, Phillips RK, Wallace M H, Hawk E, Gordon GB, Wakabayashi N, Saunders B, Shen Y, Fujimura T, Su L K, Levin B: The effect of celecoxib, a cyclooxygenase-2 inhibitor, in familial adenomatous polyposis. N Engl J Med 2000;342: 1946–1952.

21 Ruschoff J, Wallinger S, Dietmaier W, Bocker T, Brockhoff G, Hofstadter F, Fishel R: Aspirin suppresses the mutator phenotype associated with hereditary nonpolyposis colorectal cancer by genetic selection. Proc Natl Acad Sci U S A 1998;95: 11301–11306.

22 Garcia-Rodriguez LA, Huerta-Alvarez C: Reduced risk of colorectal cancer among long-term users of aspirin and nonaspirin nonsteroidal antiinflammatory drugs. Epidemiology 2001;12:88–93.

23 Nagase H, Miyoshi Y, Horii A, Aoki T, Ogawa M, Utsunomiya J, Baba S, Sasazuki T, Nakamura Y: Correlation between the location of germ-line mutations in the APC gene and the number of colorectal polyps in familial adenomatous polyposis patients. Cancer Res 1992;52:4055–4057.

24 Caspari R, Friedl W, Mandl M, Moslein G, Kadmon M, Knapp M, Jacobasch KH, Ecker KW, Kreissler-Haag D, Timmermanns G: Familial adenomatous polyposis: Mutation at codon 1309 and early onset of colon cancer. Lancet 1994;343:629–632.

25 Friedl W, Meuschel S, Caspari R, Lamberti C, Krieger S, Sengteller M, Propping P: Attenuated familial adenomatous polyposis due to a mutation in the 3' part of the APC gene. A clue for understanding the function of the APC protein. Hum Genet 1996; 97:579–584.

26 Winawer SJ, Fletcher RH, Miller L, Godlee F, Stolar M H, Mulrow CD, Woolf SH, Glick SN, Ganiats T G, Bond JH, Rosen L, Zapka JG, Olsen SJ, Giardiello FM, Sisk JE, van Antwerp R, Brown-Davis C, Marciniak DA, Mayer RJ: Colorectal cancer screening: Clinical guidelines and rationale. Gastroenterology 1997;112:594–642.

27 Vasen HF: Clinical diagnosis and management of hereditary colorectal cancer syndromes. J Clin Oncol 2000;18:81S–92S.

28 Vasen HF: When should endoscopic screening in familial adenomatous polyposis be started? Gastroenterology 2000;118:808–809.

29 Soravia C, Berk T, Cohen Z: Genetic testing and surgical decision making in hereditary colorectal cancer. Int J Colorectal Dis 2000;15:21–28.

30 Vasen HF, van der Luijt RB, Slors JF, Buskens E, de Ruiter P, Baeten CG, Schouten WR, Oostvogel HJ, Kuijpers JH, Tops CM, Meera Khan P: Molecular genetic tests as a guide to surgical management of familial adenomatous polyposis. Lancet 1996; 348:433–435.

31 Wu JS, Paul P, Mcgannon EA, Church JM: APC genotype, polyp number, and surgical options in familial adenomatous polyposis. Ann Surg 1998;227: 57–62.

32 Choi HS, Park YJ, Youk EG, Yoon KA, Ku JL, Kim NK, Kim SM, Kim YJ, Moon DJ, Min JS, Park CJ, Bae OS, Yang DH, Jun SH, Chung ES, Jung PM, Whang Y, Park JG: Clinical characteristics of Peutz-Jeghers syndrome in Korean polyposis patients. Int J Colorectal Dis 2000;15:35–38.

33 Wang ZJ, Ellis I, Zauber P, Iwama T, Marchese C, Talbot I, Xue WH, Yan ZY, Tomlinson I: Allelic imbalance at the LKB1 (STK11) locus in tumours from patients with Peutz-Jeghers' syndrome provides evidence for a hamartoma-(adenoma)-carcinoma sequence. J Pathol 1999;188:9–13.

34 Gruber SB, Entius MM, Petersen GM, Laken SJ, Longo PA, Boyer R, Levin M, Mujumdar U J, Trent J M, Kinzler K W, Vogelstein B, Hamilton S R, Polymeropoulos MH, Offerhaus GJ, Giardiello FM: Pathogenesis of adenocarcinoma in Peutz-Jeghers syndrome. Cancer Res 1998;58:5267–5270.

35 Spigelman AD, Arese P, Phillips R K: Polyposis: The Peutz-Jeghers syndrome. Br J Surg 1995;82: 1311–1314.

36 Giardiello FM, Welsh SB, Hamilton SR, Offerhaus GJ, Gittelsohn M, Booker SV, Krush J, Yardley JH, Luk GD: Increased risk of cancer in the Peutz-Jeghers syndrome. N Engl J Med 1987;316:1511–1514.

37 Spigelman AD, Murday V, Phillips RK: Cancer and the Peutz-Jeghers syndrome. Gut 1989;30:1588–1590.

38 Boardman LA, Thibodeau SN, Schaid DJ, Lindor NM, McDonnell SK, Burgart LJ, Ahlquist DA, Podratz KC, Pittelkow M, Hartmann LC: Increased risk for cancer in patients with the Peutz-Jeghers syndrome. Ann Intern Med 1998;128:896–899.

39 Tomlinson IP, Houlston RS: Peutz-Jeghers syndrome. J Med Genet 1997;34:1007–1011.

40 Ishida H, Murata N, Tada M, Takada S, Fujioka M, Idezuki Y: A new simple technique for performing intraoperative endoscopic resection of small-bowel polyps in patients with Peutz-Jeghers syndrome. Surg Today 1999;29:581–583.

41 Taira K, Matsubara H, Isa T, Miyazato H, Hiroyasu S, Shiraishi M, Muto Y, Kinjo F: Combined endoscopic and surgical treatment for multiple polyps of the small intestine in Peutz-Jeghers syndrome: A case report. Surg Laparosc Endosc Percutan Tech 2000;10:409–411.

42 Lin BC, Lien JM, Chen RJ, Fang JF, Wong YC: Combined endoscopic and surgical treatment for the polyposis of Peutz- Jeghers syndrome. Surg Endosc 2000;14:1185–1187.

43 Jass JR, Williams CB, Bussey HJ, Morson BC: Juvenile polyposis – a precancerous condition. Histopathology 1988;13:619–630.

44 Howe JR, Mitros FA, Summers RW: The risk of gastrointestinal carcinoma in familial juvenile polyposis. Ann Surg Oncol 1998;5:751–756.

45 Giardiello FM, Hamilton SR, Kern SE, Offerhaus GJ, Green PA, Celano P, Krush AJ, Booker SV: Colorectal neoplasia in juvenile polyposis or juvenile polyps. Arch Dis Child 1991;66:971–975.

46 Jarvinen H, Franssila KO: Familial juvenile polyposis coli; increased risk of colorectal cancer. Gut 1984;25:792–800.

47 Scott-Conner CE, Hausmann M, Hall TJ, Skelton DS, Anglin BL, Subramony C: Familial juvenile polyposis: Patterns of recurrence and implications for surgical management. J Am Coll Surg 1995;181: 407–413.

48 Vasen HF, Wijnen JT, Menko FH, Kleibeuker JH, Taal BG, Griffioen G, Nagengast FM, Meijers-Heijboer EH, Bertario L, Varesco L, Bisgaard ML, Mohr J, Fodde R, Khan PM: Cancer risk in families with hereditary nonpolyposis colorectal cancer diagnosed by mutation analysis. Gastroenterology 1996;110:1020–1027.

49 Dunlop MG, Farrington SM, Carothers AD, Wyllie AH, Sharp L, Burn J, Liu B, Kinzler KW, Vogelstein B: Cancer risk associated with germline DNA mismatch repair gene mutations. Hum Mol Genet 1997;6:105–110.

50 Aarnio M, Sankila R, Pukkala E, Salovaara R, Aaltonen LA, De La Chapelle A, Peltomaki P, Mecklin JP, Jarvinen HJ: Cancer risk in mutation carriers of DNA-mismatch-repair genes. Int J Cancer 1999; 81:214–218.

51 Aarnio M, Mecklin JP, Aaltonen LA, Nystrom-Lahti M, Jarvinen HJ: Life-time risk of different cancers in hereditary non-polyposis colorectal cancer (HNPCC) syndrome. Int J Cancer 1995;64:430–433.

52 Lynch HT: Is there a role for prophylactic subtotal colectomy among hereditary nonpolyposis colorectal cancer germline mutation carriers? Dis Colon Rectum 1996;39:109–110.

53 Burke W, Daly M, Garber J, Botkin J, Kahn MJ, Lynch P, Mctiernan A, Offit K, Perlman J, Petersen G, Thomson E, Varricchio C: Recommendations for follow-up care of individuals with an inherited predisposition to cancer. II. BRCA1 and BRCA2. Cancer Genetics Studies Consortium. Jama 1997; 277:997–1003.

54 Jarvinen HJ, Mecklin JP, Sistonen P: Screening reduces colorectal cancer rate in families with hereditary nonpolyposis colorectal cancer. Gastroenterology 1995;108:1405–1411.

55 Jarvinen HJ, Aarnio M, Mustonen H, Aktan-Collan K, Aaltonen LA, Peltomaki P, De La Chapelle A, Mecklin JP: Controlled 15-year trial on screening for colorectal cancer in families with hereditary nonpolyposis colorectal cancer. Gastroenterology 2000;118:829–834.

56 Junginger T, Mentges B: Principles of radical treatment in surgery of colonic cancer. Langenbecks Arch Chir 1987;372:481–486.

57 Lehnert T, Herfarth C: Principles and value of lymph node excision in colorectal carcinoma. Chirurg 1996;67:889–899.

58 Herfarth C, Runkel N: Surgical standards in primary colon cancer. Chirurg 1994;65:514–523.

59 Box JC, Rodriguez-Bigas MA, Weber TK, Petrelli NJ: Clinical implications of multiple colorectal carcinomas in hereditary nonpolyposis colorectal carcinoma. Dis Colon Rectum 1999;42:717–721.

60 Church JM: Prophylactic colectomy in patients with hereditary nonpolyposis colorectal cancer. Ann Med 1996;28:479–482.

61 Pistorius SR, Nagel M, Kruger S, Plaschke J, Kruppa C, Wehrmann U, Schackert HK, Saeger H-D: Combined molecular and clinical approach for decision making for surgery in HNPCC patients: A report on three cases in two families. Int J Colorectal Dis 2001;16:402–407.

62 Rodriguez-Bigas MA, Vasen HF, Pekka-Mecklin J, Myrhoj T, Rozen P, Bertario L, Jarvinen HJ, Jass JR, Kunitomo K, Nomizu T, Driscoll DL: Rectal cancer risk in hereditary nonpolyposis colorectal cancer after abdominal colectomy. International Collaborative Group on HNPCC. Ann Surg 1997; 225:202–207.

63 Schackert HK, Hahn M, Pistorius S, Saeger H-D: Preventive surgery of inherited colorectal cancer identified through molecular diagnosis. Chirurg 1999;70:345–352.

64 Syngal S, Weeks J C, Schrag D, Garber JE, Kuntz KM: Benefits of colonoscopic surveillance and prophylactic colectomy in patients with hereditary nonpolyposis colorectal cancer mutations. Ann Intern Med 1998;129:787–796.

65 Groden J, Thliveris A, Samowitz W, Carlson M, Gelbert L, Albertsen H, Joslyn G, Stevens J, Spirio L, Robertson M: Identification and characterization of the familial adenomatous polyposis coli gene. Cell 1991;66:589–600.

66 Joslyn G, Carlson M, Thliveris A, Albertsen H, Gelbert L, Samowitz W, Groden J, Stevens J, Spirio L, Robertson M,et al: Identification of deletion mutations and three new genes at the familial polyposis locus. Cell 1991;66:601–613.

67 Kinzler KW, Nilbert MC, Su LK, Vogelstein B, Bryan TM, Levy DB, Smith K, Preisinger AC, Hedge P, Mckechnie D, et al: Identification of FAP locus genes from chromosome 5q21. Science 1991; 253:661–665.

68 Nakamura Y, Nishisho I, Kinzler KW, Vogelstein B, Miyoshi Y, Miki Y, Ando H, Horii A, Nagase H: Mutations of the adenomatous polyposis coli gene in familial polyposis coli patients and sporadic colorectal tumors. Princess Takamatsu Symp 1991;22: 285–292.

69 Jenne D E, Reimann H, Nezu J, Friedel W, Loff S, Jeschke R, Muller O, Back W, Zimmer M: Peutz-Jeghers syndrome is caused by mutations in a novel serine threonine kinase. Nat Genet 1998;18:38–43.

70 Nakagawa H, Koyama K, Miyoshi Y, Ando H, Baba S, Watatani M, Yasutomi M, Matsuura N, Monden M, Nakamura Y: Nine novel germline mutations of STK11 in ten families with Peutz- Jeghers syndrome. Hum Genet 1998;103:168–172.

71 Resta N, Simone C, Mareni C, Montera M, Gentile M, Susca F, Gristina R, Pozzi S, Bertario L, Bufo P, Carlomagno N, Ingrosso M, Rossini FP, Tenconi R, Guanti G: STK11 mutations in Peutz-Jeghers syndrome and sporadic colon cancer. Cancer Res 1998; 58:4799–801.

72 Howe JR, Roth S, Ringold JC, Summers RW, Jarvinen HJ, Sistonen P, Tomlinson IP, Houlston RS, Bevan S, Mitros FA, Stone EM, Aaltonen LA: Mutations in the SMAD4/DPC4 gene in juvenile polyposis. Science 1998;280:1086–1088.

73 Howe JR, Bair JL, Sayed MG, Anderson ME, Mitros FA, Petersen GM, Velculescu VE, Traverso G, Vogelstein B: Germline mutations of the gene encoding bone morphogenetic protein receptor 1A in juvenile polyposis. Nat Genet 2001;28:184–187.

74 Zhou XP, Woodford-Richens K, Lehtonen R, Kurose K, Aldred M, Hampel H, Launonen V, Virta S, Pilarski R, Salovaara R, Bodmer WF, Conrad BA, Dunlop M, Hodgson SV, Iwama T, Jarvinen H, Kellokumpu I, Kim JC, Leggett B, Markie D, Mecklin J P, Neale K, Phillips R, Piris J, Rozen P, Houlston RS, Aaltonen LA, Tomlinson IP, Eng C: Germline mutations in BMPR1A/ALK3 cause a subset of cases of juvenile polyposis syndrome and of Cowden and Bannayan-Riley-Ruvalcaba syndromes. Am J Hum Genet 2001;69:704–711.

75 Kolodner RD, Hall NR, Lipford J, Kane MF, Morrison PT, Finan PJ, Burn J, Chapman P, Earabino C, Merchant E, et al: Structure of the human MLH1 locus and analysis of a large hereditary nonpolyposis colorectal carcinoma kindred for mlh1 mutations. Cancer Res 1995;55:242–248.
76 Leach FS, Nicolaides NC, Papadopoulos N, Liu B, Jen J, Parsons R, Peltomaki P, Sistonen P, Aaltonen LA, Nystrom-Lahti M, et al: Mutations of a mutS homolog in hereditary nonpolyposis colorectal cancer. Cell 1993;75:1215–1225.
77 Akiyama Y, Sato H, Yamada T, Nagasaki H, Tsuchiya A, Abe R, Yuasa Y: Germ-line mutation of the hMSH6/GTBP gene in an atypical hereditary nonpolyposis colorectal cancer kindred. Cancer Res 1997;57:3920–3923.
78 Miyaki M, Konishi M, Tanaka K, Kikuchi-Yanoshita R, Muraoka M, Yasuno M, Igari T, Koike M, Chiba M, Mori T: Germline mutation of MSH6 as the cause of hereditary nonpolyposis colorectal cancer. Nat Genet 1997;17:271–272.
79 Nicolaides NC, Papadopoulos N, Liu B, Wei YF, Carter KC, Ruben SM, Rosen CA, Haseltine WA, Fleischmann RD, Fraser CM, et al: Mutations of two PMS homologues in hereditary nonpolyposis colon cancer. Nature 1994;371:75–80.
80 Papadopoulos N, Nicolaides NC, Wei YF, Ruben SM, Carter KC, Rosen CA, Haseltine WA, Fleischmann RD, Fraser CM, Adams MD, et al: Mutation of a mutL homolog in hereditary colon cancer. Science 1994;263:1625–1629.
81 Plaschke J, Kruppa C, Tischler R, Bocker T, Pistorius S, Dralle H, Ruschoff J, Saeger H-D, Fishel R, Schackert HK: Sequence analysis of the mismatch repair gene hMSH6 in the germline of patients with familial and sporadic colorectal cancer. Int J Cancer 2000;85:606–613.
82 Wu Y, Berends MJ, Post JG, Mensink RG, Verlind E, van der Sluis T, Kempinga C, Sijmons RH, van der Zee AG, Hollema H, Kleibeuker JH, Buys CH, Hofstra RM: Germline mutations of EXO1 gene in patients with hereditary nonpolyposis colorectal cancer (HNPCC) and atypical HNPCC forms. Gastroenterology 2001;120:1580–1587.
83 Vasen HF, Mecklin JP, Khan PM, Lynch HT: The International Collaborative Group on Hereditary Non-Polyposis Colorectal Cancer (ICG-HNPCC). Dis Colon Rectum 1991;34:424–425.
84 Vasen HF, Watson P, Mecklin JP, Lynch HT: New clinical criteria for hereditary nonpolyposis colorectal cancer (HNPCC, Lynch syndrome) proposed by the International Collaborative group on HNPCC. Gastroenterology 1999;116:1453–1456.

Chirurgische Gastro enterologie Interdisziplinär

Interdisziplinäres Gespräch · Interdisciplinary Discussion

Chir Gastroenterol 2002;18:166–170

Gastrointestinale Präkanzerosen

Gastrointestinal Precancerous Lesions

Gesprächsleiter: G. Faller, Erlangen

Teilnehmer: K.-H. Fuchs, Würzburg J. Hochberger, Erlangen M. Vieth, Magdeburg

1. Frage: Welche Untersuchungsmethoden halten Sie für die Erfassung intraepithelialer Neoplasien beim Barrett-Ösophagus bzw. bei der Colitis ulcerosa für am besten geeignet?

Fuchs: Bei der Erfassung intraepithelialer Neoplasien sowohl beim Barrett-Ösophagus als auch bei der Colitis ulcerosa spielt die Endoskopie eine zentrale Rolle. Deswegen sollte bei jeder Endoskopie, besonders jedoch bei der endoskopischen Abklärung von dyspeptischen oder gastrointestinalen Symptomen, eine sorgfältige Inspektion der Schleimhaut erfolgen, um alle Veränderungen, die sich neben dem normalen Schleimhautaspekt sowohl bezüglich der Farbe als auch des Profils der Schleimhaut dem Untersucher als besonders abklärungsbedürftig erscheinen, zu erfassen. In diesem Zusammenhang muss darauf hingewiesen werden, dass diese Art von intraepithelialen Neoplasien besser bei der Untersuchung entdeckt werden können, wenn hoch auflösende moderne Videoendoskope verwendet werden. Bei Unklarheiten lassen sich weitere neuere Untersuchungstechniken hinzuziehen, wie die Chromoendoskopie oder die 20-MHz-Endosonographie. Da diese Untersuchungsverfahren nur in geübten Händen eine entsprechende Aussagewertigkeit besitzen, sollte bei fraglichen Befunden immer eine zweite Meinung von einem erfahrenen Zentrum hinzugezogen werden.

Vieth: Grundlegend ist der endoskopische Befund, da mit der Biopsie an der entscheidenden Stelle die Weichen gestellt werden. Die endoskopische Diagnose oder im Zweifelsfall auch ein Videoprint können dem Pathologen helfen, eine Läsion besser einzuordnen und zu verstehen, was gesehen und biopsiert worden ist.

Hochberger: Barrett-Ösophagus. Standarddiagnostik war bisher die Quadrantenbiopsie in Abständen von 1–2 cm. Wir halten inzwischen die Färbung mit Methylenblau oder neuerdings die Chromoendoskopie mit Indigokarmin plus Zoomendoskopie mit einer bis zu 130fachen Vergrößerung und nachfolgend ganz gezielte Biopsien für vielversprechender. Erste prospektiv vergleichende Daten unter Verwendung von Vergrößerungsendoskopen werden noch 2002 erwartet. Die photodynamische Diagnostik oder die Immunfluoreszenz sind klinisch noch nicht etabliert, jedoch ebenfalls eine Perspektive für die Routineuntersuchung in der nahen Zukunft.
Colitis ulcerosa. Das Risiko, bei Colitis ulcerosa ein kolorektales Karzinomrisiko zu entwickeln, liegt nach einer Metaanalyse aus 116 Studien bei 3,7% [Eaden et al., 1999]. Nach 30 Jahren Krankheitsverlauf wird die Karzinomrate bis 195fach erhöht angegeben. Nach den Empfehlung der DGVS aus dem Jahr 2001 werden ab einer Erkrankungsdauer von >8 Jahren jährliche endoskopische Kontrollen mit Stufenbiopsien im Abstand von 10 cm empfohlen. Bei Detektion hochgradiger Dysplasien wird die Proktokolektomie empfohlen. Falls zusätzlich eine primär sklerosierende Cholangitis vorliegt, sollte die Überwachung intensiviert werden.

Kommentar: Endoskopie und Histologie sind die beiden elementaren Säulen, auf denen die Diagnostik intraepithelialer Neoplasien im Gastrointestinaltrakt steht. Hier gibt es wenig Raum für Kontroversen. Klinisch steht die endoskopische Untersuchung idealerweise mit Videoendoskopen im Vordergrund. Die Materialennahme bei Biopsie und die histopathologische Untersuchung haben sich in jedem Falle anzuschließen, wobei nicht nur Biopsien von endoskopisch auffälligen Arealen, sondern auch von endoskopisch nicht suspekten Schleimhautabschnitten zur Gesamtbeurteilung des Prozesses unerlässlich sind.

KARGER

Fax +49 761 4 52 07 14
E-mail Information@Karger.de
www.karger.com

Accessible online at:
www.karger.com/journals/cga

PD Dr. G. Faller
Pathologisches Institut
Universität Erlangen-Nürnberg
Krankenhausstraße 8–10, D-91054 Erlangen (Deutschland)
Tel. +49 9131 8522524
E-mail Gerhard.Faller@patho.imed.uni-erlangen.de

2. Frage: Wie sollte vorgegangen werden, wenn bei einer Barrett-Zunge histologisch nicht sicher zwischen regenerativen Veränderungen und einer intraepithelialen Neoplasie unterschieden werden kann?

Fuchs: Da der Barrett-Ösophagus häufig mit dem Vorliegen einer gastroösophagealen Refluxkrankheit assoziiert ist, sind regenerative Veränderungen im Zuge der Läsion durch eine Refluxösophagitis nicht selten. Deswegen ist es sehr wichtig, vor einer weiteren histologischen Abklärung den Patienten zunächst mit hoch dosierten Protonenpumpeninhibitoren zu behandeln, um die erosive Veränderung, bedingt durch den pathologischen Reflux, so weit wie möglich auszuschalten. Erst wenn dies über mehrere Wochen geschehen ist, lohnt sich eine weitere Abklärung mit hoch auflösenden Videoendoskopen, gegebenenfalls einer Chromoendoskopie, um eine erneute gezielte Biopsie durchzuführen und hierbei eine intraepitheliale Neoplasie mit hoher Wahrscheinlichkeit ausschließen zu können oder sie einwandfrei zu dokumentieren und histologisch zu verifizieren.

Vieth: Der Pathologe sollte im Zweifelsfall in seiner Diagnose erwähnen, dass es Läsionen gibt, die sich histologisch nicht immer sicher unterscheiden lassen. Empfehlenswert wäre als Konsequenz eine mehrwöchige (z.B. über 4 Wochen) hoch dosierte Therapie mit Protonenpumpeninhibitoren. Regnerative Veränderungen sollten dann abgeheilt sein, während die Neoplasie immer noch nachzuweisen ist. Zusätzliche molekulare Marker (z.B. *p53*) sind im Einzelfall nicht immer anwendbar. Der Pathologe kann allerdings suspekte Läsionen noch tiefer anschneiden lassen, um zu kontrollieren, ob sich nicht doch eine eindeutige intraepitheliale Neoplasie in tieferen Schnittstufen zeigt.

Hochberger: Sollte in einer kleinen Barrett-Zunge der dringende Verdacht auf eine intraepitheliale Neoplasie gestellt werden, empfiehlt es sich, das Ergebnis durch einen Referenzpathologen bestätigen zu lassen. Bei einer schweren Dysplasie sollte eine Kontrolle innerhalb von 3 Monaten erfolgen. Eine Entfernung des Areals mittels endoskopischer Mukosaresektion (EMR) an einem endoskopischen Zentrum kann zur diagnostischen Klärung durchgeführt werden. Sollte das Areal hier im Gesunden entfernt worden sein, handelt es sich dann um die definitive Therapie. Vor einer EMR sollte in jedem Fall ein hoch auflösende Endosonographie (20-MHz-Sonde) zum Ausschluss eines infiltrativen Wachstums durchgeführt werden.

Kommentar: Schleimhautalterationen, bei denen histologisch nicht eindeutig zwischen regenerativen und neoplastischen Veränderungen unterschieden werden kann, sollten zunächst 4–6 Wochen lang mit Protonenpumpenblockern behandelt werden. Danach ist eine Kontrollendoskopie mit erneuter Biopsie durchzuführen. Falls danach wiederum eine fragliche intraepitheliale Neoplasie diagnostiziert wird, sollte zunächst die Zweitbegutachtung durch einen unabhängigen, auf diesem Gebiet besonders erfahrenen und möglichst externen Pathologen erfolgen.

3. Frage: Welche klinischen Konsequenzen ziehen Sie aus einer lediglich histologisch nachgewiesenen Barrett-Mukosa bei endoskopisch unauffälligen Schleimhautverhältnissen an der Z-Linie (mikroskopischer Barrett)?

Fuchs: Das Vorgehen und insbesondere die weitere Überwachung und Aufklärung des Patienten hängen meines Erachtens von den Umständen der Biopsienahme der jeweiligen Klinik und den sonstigen Veränderungen ab. Einen Patienten, der im Rahmen einer routinemäßigen Kontrollabklärung z.B. vor einer Gallenblasenoperation endoskopiert wurde, würde man nach der Refluxanamnese befragen und ihn aufgrund dieses Befundes nicht verunsichern. Man würde ihm erklären, dass im Rahmen einer routinemäßigen Biopsie an einer mikroskopisch kleinen Stelle eine intestinale Metaplasie nachgewiesen wurde, deren Risiko einer malignen Entartung <0,5%, also <1 Metaplasie pro 200 Patientenjahre, beträgt. Unter diesen Umständen wäre eine routinemäßige Kontrolle wenig sinnvoll; sie ist allenfalls nach 4–5 Jahren gerechtfertigt. Bei Patienten mit einem assoziierten Refluxproblem würde man, basierend auf der klinischen Symptomatik, eine Therapie mit Protonenpumpeninhibitoren durchführen und eine endoskopische Kontrolle nach 3 Jahren vorschlagen.

Vieth: Hier stellt sich die grundsätzliche Frage, ob es einen so genannten Mikro-Barrett überhaupt gibt. Gerade werten wir die Daten einer prospektiven Barrett-Studie der Institute für Pathologie in Bamberg und Bayreuth aus. Anhand der bereits gesichteten Bamberger Daten scheint sich abzuzeichnen, dass es eine Barrett-Schleimhaut in einer glatt begrenzten Z-Linie nicht gibt. Die große Differentialdiagnose des Mikro-Barretts ist die komplette intestinale Metaplasie der Kardiaschleimhaut, die vermutlich eine *Helicobacter*-Folge ist und keine präkanzeröse Kondition darstellt. Auf dem gastrointestinalen Gebiet erfahrene Pathologen können diese Läsionen bereits in der Routinefärbung mit Hämatoxilin-Eosin voneinander abgrenzen. Für Zweifelsfälle gibt es Zusatzfärbungen wie die Alcian- oder Astrablau-Färbung bzw. die Immunhistochemie mit dem Antikörper DAS-1, der beide Läsionen unterschiedlich anfärbt. Trotz der geringen Datenlage beim «»mikroskopischen Barett» und der unklaren klinischen Relevanz tendiere ich dazu, eine regelmäßige endoskopisch-bioptische Kontrolle durchzuführen. Über die Zeitintervalle, wann dies am besten geschehen sollte, lässt sich diskutieren. Vorschläge aus den USA empfehlen alle 2–3 Jahre.

Hochberger: Ist eine Barrett-Mukosa – wenn auch nur mikroskopisch – nachgewiesen worden, sollte in Abhängigkeit vom

Dysplasiegrad in jedem Fall eine endoskopisch-bioptische Überwachung erfolgen. Natürlich kann zur genaueren diagnostischen Abgrenzung (gegebenenfalls nach Methylenblau-Chromoendoskopie) das Barrett-Areal mittels einer endoskopischen Mukosaresektion entfernt werden. Bei vollständiger Entfernung handelt es sich um die definitive Therapie. Hierzu verfügen auch in Deutschland endoskopische Zentren über die entsprechende Expertise.

Kommentar: Die Diagnose eines mikroskopischen Barretts, also der histologische Nachweis einer Barrett-Mukosa bei endoskopisch unauffälliger Z-Linie, scheint nach den Daten der von Herrn Vieth angesprochenen Studie vor allem von der Qualität der endoskopischen Untersuchung bzw. von der Erfahrung des Endoskopikers abzuhängen. Vorausgesetzt die Z-Linie wurde genau inspiziert, wird bei endoskopischem Normalbefund nur sehr selten eine Barrett-Schleimhaut gefunden. Dagegen ist bei endoskopisch auffälliger, unregelmäßiger Z-Linie in etwa 7% der Fälle histologisch eine Barrett-Mukosa zu erwarten und entsprechend einem Short-segment-Barrett zu kontrollieren. Wegen der spärlichen Datenlage ergeben sich derzeit aus dem Nachweis einer lediglich mikroskopisch nachgewiesenen Barrett-Schleimhaut – im Unterschied zur Short-segment-Barrett-Schleimhaut – keine konkreten klinischen Konsequenzen.

4. Frage: Von welchen Parametern hängen Ihre Dignitätsbewertung und Therapie neuroendokriner Tumoren im Magen ab?

Fuchs: Die Gruppe der neuroendokrinen Tumoren des Magens lässt sich in 3 verschiedene Typen einteilen: Der Typ 1 wird durch einen Gastrin-abhängigen Typ des Karzinoids charakterisiert, wobei eine chronische atrophische Gastritis assoziiert ist und die Tumorausdehnung sich auf die Mukosa und/oder Submukosa beschränkt. Das Krankheitsbild kann ebenfalls mit einer Hypergastrinämie und G-Zell-Hyperplasie verbunden sein. Bei diesem Typ 1 findet man eine generalisierte Proliferation endokriner Zellen. Beim Typ 2 handelt es sich um nicht Gastrin-abhängige Karzinoide, die wieder mit chronischer Gastritis assoziiert sind. Insgesamt wächst dieser Typ aber aggressiver. Im Typ 3 des neuroendokrinen Magentumors werden hochaggressive Tumorformen zusammengefasst. Insgesamt müssen also die Dignitätsbewertung und die darauf folgende Therapie von einer suffizienten histologischen und endoskopischen bzw. endosonographischen Diagnostik abhängig gemacht werden, die auch die Penetrationstiefe beinhaltet.

Vieth: Für den Pathologen ist dies ganz grundlegend die Größe. Bei einer Größe bis zu 1 cm ohne Nachweis von Lymph- oder Blutgefäßeinbrüchen sind die Tumoren als benigne einzustufen. Eine Größe von 1–2 cm ohne Angioinvasion und Begrenzung auf Mukosa oder Submukosa wird noch als benigne bzw. niedrigmaligne angesehen. Als sicher niedrigmalige werden Tumoren eingestuft, die zwar <2 cm groß sind, aber eine Ausdehnung über die Submukosa oder schon Metastasen aufweisen (dann sollte allerdings die Diagnose niedrigmalignes neuroendokrines Karzinom gewählt werden). Meist sind die benignen Tumoren hormonell inaktiv und sehr hoch differenziert. Hochmaligne Tumoren können funktionell aktiv sein. Als hochmaligne werden Tumoren eingestuft, die vom intermediären oder kleinzelligen Typ sind und funktionell aktiv oder inaktiv sein können. Die Größe und Ausdehnung spielt bei diesen Tumoren keine Rolle mehr. Fast 75% der Patienten mit Tumoren mit hochmalignem Verhalten erleiden multiple Metastasen meist schon im ersten Jahr nach der Diagnose und sterben dann letztendlich auch an ihrem Tumor.

Hochberger: Die Dignitätsbewertung der neuroendokrinen Tumoren im Magen hängt neben einigen histologischen Kriterien im Wesentlichen von der Größe der Tumoren ab. Üblicherweise handelt es sich hier um ECL-Zelltumoren des Fundus, die mit einer chronisch atrophischen Gastritis und Hypergastrinämie assoziiert sind. Patienten mit einem derartigen Befund sollten sich in jährlichen Abständen endoskopischen Kontrolluntersuchungen unterziehen. Bei einer Größenprogredienz sollte eine resezierende Therapie erwogen werden. Dabei kann in Abhängigkeit von Lokalisation und Größe eine minimalinvasive Therapie in Form einer endoskopischen Mukosaresektion (EMR) durchgeführt werden.
Bei einer Größe von 1–2 cm spricht man von benignen bzw. niedrigmalignen neuroendokrinen Tumoren, wenn es sich um gut diffenzierte Tumoren der Mukosa und Submukosa ohne Gefäßinfiltration bei chronisch atrophischer Gastritis und Hypergastrinämie handelt. Auch hier kann noch eine minimalinvasive Therapie in Form einer EMR an einem endoskopischen Zentrum durchgeführt werden. Karzinoide des Magens >2 cm sollten in jedem Fall chirurgisch entfernt werden, wobei die Prognose bei chirurgischer Resektion gut ist.

Kommentar: Die Karzinoidtumoren stellen mit Abstand die häufigste Gruppe endokriner Tumoren im Magen dar. Generell werden drei Typen dieser Entität unterschieden. Typ I ist mit einer chronisch atrophischen Gastritis und Typ II mit der MEN1 vergesellschaftet. Dagegen tritt der Typ III sporadisch auf. Benignes Verhalten dieser Tumoren ist mit folgenden Eigenschaften assoziiert: Tumorgröße <1 cm, hormonelle Inaktivität, Begrenzung auf Mukosa und Submukosa, fehlende Angioinvasion und Tumoren der Typen I und II. Aggressives Verhalten ist dagegen mit folgenden Charakteristika verbunden: Tumorgröße >1 cm, Invasion der Muscularis propria, Angioinvasion, hormonelle Aktivität und Karzinoide vom Typ III. Bei kleinen, polypoiden Typ-I-Tumoren bis 1 cm kann eine endoskopische Exzision empfohlen werden. Bei zahlreichen Herden diesen Typs ist ein chirurgisches Vorgehen zu empfehlen. Bei Typ-III-Karzinoiden >1 cm kommt ebenfalls die chirurgische Resektion in Betracht.

5. Frage: Wie sichern Sie bei der Mukosektomie gastrointestinaler Neoplasien die vollständige Exzision (R0-Resektion)?

Fuchs: Die R0-Situation muss wie bei allen Tumoren auch bei der Mukosektomie über eine sorgfältige histopathologische Untersuchung gesichert werden. Hierfür gibt es in der Pathologie standardisierte Kriterien, die für alle operativ entfernten Präparate gelten. Aus chirurgischer Sicht besteht der Eindruck, dass gegenwärtig zunächst eine zunehmende Erfahrung mit Mukosektomie-Präparaten gesammelt werden muss, um die Radikalitätsgrenzen dieser speziellen Präparate, die häufig über thermische Schäden am Resektionsrand durch die besondere Form der Abtragung mittels Elektrokoagulation entstehen.

Vieth: Der Pathologe sollte das Präparat aus grundsätzlichen Erwägungen komplett einbetten. Es gibt zwei Wege, die R0-Situation zu beurteilen: das Paräparat in parallelen Scheiben aufzuarbeiten oder aber nach einer aufwändigeren Technik mittels gesonderter Einbettung der Resektatränder. Interessanterweise beobachtet man jedoch im weiteren Follow-up der Patienten immer wieder, dass histologisch Ausläufer der Neoplasie bis an einen lateralen Resektatrand heranreichen, aber dann in der Folgeuntersuchung mit Biopsie keine Neoplasie mehr gefunden wird. Dies liegt vermutlich an dem 1–2 mm breiten Nekrose- und Granulationsgewebe durch die Mukosektomie selbst, sodass viele als R1 eingestufte Tumoren dann letztendlich doch R0-Stadien waren. Klinisch können größere stehen gebliebene Brücken noch «wegbiopsiert» oder mukosektomiert werden, und im Zweifelsfall kann man bei nicht sicher im Gesunden resezierten Läsionen die Wundränder noch abladieren (z.B. Argon-Plasma-Koagulation).

Hochberger: Vor einer Mukosektomie werden die Resektionsgrenzen mit einer Argon-Plasma-Koagulationssonde markiert. Im Anschluss daran wird die Neoplasie mit verdünnter Suprarenin-Lösung (1:100 000) unterspritzt. Hebt sich hierbei die Läsion nicht ab, ist von einer Infiltration in tiefere Schichten auszugehen. Bei guter Abhebung der Neoplasie wird diese in Abhängigkeit von der Größe én bloc oder in Piecemeal-Technik abgetragen. Wir bevorzugen dabei in Ösophagus und Magen die EMR mittels Saugkappe und asymmetrischer Schlinge. Die Resektion muss bis zu der Markierung erfolgen. Alle Resektate müssen zur Beurteilung des Resektionsstatus komplett geborgen werden. Zur besseren histologischen Aufarbeitung werden diese mit Stecknadeln auf eine dünne Korkplatte gespannt und anschließend in Formalin fixiert. Die Resektionsränder (horizontal und vertikal) müssen frei von Tumor sein. Sollte aufgrund von Koagulationsartefakten die Beurteilung der Resektionsränder nicht sicher möglich sein, muss mittels ausgiebigen Biopsien der entsprechenden Ränder für weitere diagnostisch Klärung gesorgt werden.

Kommentar: Für die Sicherung der R0-Situation ist in jedem Falle eine sorgfältige histopathologische Begutachtung der Resektionsränder notwendig. Allerdings können thermische und/oder mechanische Artefakte im Bereich der Präparateränder sowie die Exzision einer Läsion in mehreren Anteilen die Randbeurteilung erschweren. Durch zusätzliche ausgiebige separate Biopsien um die Mukosektomiestelle kann dann eine zuverlässigere Bewertung erfolgen.

6. Frage: Welche Empfehlungen geben Sie (noch) nicht erkrankten Familienmitgliedern eines Polyposis-coli- bzw. eines HNPCC-Patienten?

Fuchs: Gründliche Aufklärung über das Problem der betroffenen Personen und umfassende endoskopische, gegebenenfalls histologische Untersuchungen empfehlen.

Vieth: Nach Feststellung der Erkrankung anhand der Bethesda- oder Amsterdam-Kriterien ist auf jeden Fall eine regelmäßige endoskopsich-bioptische Kontrolle anzuraten. Im Einzelfall lässt sich auch über «prophylaktische» Resektionen diskutieren. Letztendlich muss in diesen Fällen jedoch das weitere (auch diagnostische) Vorgehen klinisch zwischen Patient und Gastroenterologen abgestimmt werden.

Hochberger: Polyposis coli (FAP). Es empfiehlt sich zunächst, eine genetische Testung der von der FAP betroffen Person (Indexperson) auf den APC-Gendefekt. Dieser ist in 80% der Fälle nachweisbar. Ist dies der Fall, sollte ein endoskopisches Screening aller leiblichen Familienangehörigen durchgeführt werden. Dieses sieht ab dem 12. Lebensjahr jährliche Rektosigmoidoskopien vor. Beim Nachweis von Polypen empfiehlt sich eine prophylaktische Entfernung des Kolorektums mit Durchführung einer Proktomukosektomie und Anlage einer pouchanalen Anastomose ab dem 18 Lebensjahr. Bei negativem genetischem Test beträgt das Erkrankungsrisiko ab dem 35. Lebensjahr <0,5%, sodass das für die Normalbevölkerung nötige Vorsorgeprogramm genügt.
Hereditäres Nicht-Polyposis-celi-assoziiertes Kolonkarzinom (HNPCC). Hier sollte bei leiblichen Familienangehörigen ab dem 20.–25. Lebensjahr alle 2 Jahre eine Koloskopie, ab dem 40. Lebensjahr jährlich eine Koloskopie durchgeführt werden.

Kommentar: Die klinischen Entscheidungen sollten nach sorgfältiger Aufklärung und Beratung der Betroffenen auf der Grundlage einer engen Kooperation zwischen Chirurgen, Internisten, Pathologen und Humangenetikern erfolgen. Bei genetischem Normalbefund besteht für Angehörige eines auch genetisch gesicherten FAP- oder HNPCC-Patienten kein erhöhtes Risiko, sodass bei dieser Gruppe der Angehörigen kein weiteres Überwachungsprotokoll eingehalten werden muss. Symptomlose Mutationsträger oder Angehörige mit unbekanntem genetischem Status sollten regelmäßig, d.h. jährlich, endoskopisch kontrolliert werden. Sobald sich die Polyposis manifestiert, wird bei erwachsenen APC-Mutationsträgern die chirurgische Therapie empfohlen. Bei HNPCC-Mutationsträgern, die regelmäßig 1- bis 2-jährlich endoskopisch kontrolliert werden sollten, kann wegen der derzeit noch geringen Datenlage und wegen der inkompletten Genpenetranz keine generelle Empfehlung zur prophylaktischen chirurgischen Therapie ausgesprochen werden.

Teilnehmer

Prof. Dr. K.-H. Fuchs
Chirurgische Klinik
Universität Würzburg
Josef-Schneider-Straße 2
D-97080 Würzburg (Deutschland)
Tel. +49 931 201-31202, Fax -31425
E-mail fuchs@chirurgie.uni-wuerzburg.de

PD Dr. J. Hochberger
Medizinische Klinik I
Universität Erlangen–Nürnberg
Krankenhausstraße 12
D-91054 Erlangen (Deutschland)
Tel. +49 9131 8535151
E-mail Juergen.Hochberger@med1.imed.uni-erlangen.de

Dr. M. Vieth
Pathologisches Institut
Otto-von-Guericke-Universität Magdeburg
Leipziger Straße 44
D-39120 Magdeburg (Deutschland)
Tel. +49 391 6717863
E-mail Michael.Vieth@medizin.uni-magdeburg.de

Chirurgische Gastroenterologie Interdisziplinär

Originalarbeit · Original Article

Chir Gastroenterol 2002;18:171–176

Indirekte Magnetresonanz-Fistulographie: Neuer Goldstandard in der Diagnostik perianaler Fisteln?

Ein Sequenzvergleich

O. Schäfer J. Winterer C. Lohrmann J. Laubenberger M. Langer

Abteilung Röntgendiagnostik, Klinikum der Albert-Ludwigs-Universität, Freiburg i.Br.

Schlüsselwörter
Magnetresonanztomographie (MRT) · Perianale Fisteln · Sequenzvergleich

Zusammenfassung
Ziel: Die vorliegende prospektive Studie soll dazu beitragen, ein in der täglichen Routine einsetzbares Messprotokoll für die Magnetresonanztomographie (MRT) für Patienten mit perianalen Fisteln im Rahmen eines Sequenzvergleichs zu etablieren. **Material und Methoden:** In einem Zeitraum von Mai bis Oktober 2000 wurden 17 Patienten mit perianalen Fisteln mittels MRT untersucht. Das Sequenzprotokoll bestand dabei aus einer koronaren TIRM-, einer axialen T1-SE-Sequenz vor und fettsaturiert nach Kontrastmittel(KM)-Applikation sowie einer axial orientierten nativen und KM-gestützten FLASH-3D-Sequenz. Die FLASH-3D-Sequenz wurde nach vorhergehender Bildsubtraktion anhand von 5 Kriterien gegen die KM-gestützte, fettgesättigte T1-SE-Sequenz auf Signfikanz hin getestet. **Ergebnisse:** Im Sequenzvergleich kommen mit der FLASH-3D-Sequenz nach Bildsubtraktion der nativen von der Postkontrastsequenz in 8 Fällen (48%) innere Fistelöffnungen, bei 16 Patienten (100%) äußere Öffnungen, in 17 Fällen (100%) der Fistelverlauf, bei 11 Patienten (66%) Abszesse und in 9 Fällen (54%) sekundäre Fistelgangssysteme zur Darstellung. Zwischen FLASH-3D- und T1-SE-Sequenz bestehen unter Anwendung des McNemar-Tests signifikante Unterschiede hinsichtlich der Detektion innerer Fistelöffnungen und sekundärer Gangaufzweigungen ($p < 0,1$). **Schlussfolgerung:** Die Resultate zeigen, dass die KM-gestützte 3D-Gradientenechotechnik in der nichtinvasiven Diagnostik perianaler Fisteln konventionellen Sequenzprotokollen überlegen ist.

Key Words
Magnetic resonance imaging (MRI) · Perianal fistulas · Comparative studies

Summary
Indirect Magnetic Resonance Fistulography: A New Gold Standard in Diagnosing Perianal Fistulas? Comparative Studies
Purpose: The aim of this prospective study was to establish a feasible MR imaging protocol in the detection of perianal fistulas. For this purpose a conventional sequence protocol was compared with 3D-gradient echo imaging. **Material and Methods:** A T1-weighted FLASH-3D sequence before and after i.v. contrast medium application and image subtraction was tested against a fat-saturated postcontrast T1-weighted spin echo sequence in the axial plane. Levels of significance were analysed upon 5 criteria. **Results:** In the comparative study the contrast-enhanced FLASH-3D-sequence after image subtraction revealed internal openings in 8 cases (48%), external openings in 16 cases (100%), and the fistulous tract in all patients (100%). Abscess formations were detected in 11 cases (66%) and secondary fistulous tracts were seen in 9 patients (54%). In the McNemar test, significant differences between FLASH-3D sequence and T1-weighted spin echo sequence exist concerning the detection of an internal opening and secondary fistulous tracts ($p < 0.1$). **Conclusion:** Our results demonstrate that the contrast-enhanced 3D-gradient echo technique is superior to conventional MR imaging protocols in the detection of perianal fistulas.

KARGER

Fax +49 761 4 52 07 14
E-mail Information@Karger.de
www.karger.com

Accessible online at:
www.karger.com/journals/cga

Dr. O. Schäfer
Abteilung Röntgendiagnostik
Klinikum der Albert-Ludwigs-Universität
Hugstetter Strasse 55, D-79106 Freiburg i.Br. (Deutschland)
Tel. +49 761 270 38-58, Fax -38
E-mail schaefer@mrs1.ukl.uni-freiburg.de

Einleitung

Perianale Fisteln treten mit einer Prävalenz von 0,01% auf [1]. Sie repräsentieren die chronische Verlaufsform kryptoglandulärer bzw. pelvirektaler Abszesse oder sind das Resultat einer transmural fortschreitenden Entzündung bei Morbus Crohn. Das Fistelleiden wird von den Patienten als kompromittierend empfunden und die Erkrankung häufig tabuisiert. Die Exaktheit der prätherapeutischen Diagnostik ist zur Vermeidung von Fistelrezidiven unabdingbare Voraussetzung. Als diagnostische Verfahren stehen heute neben Ano-/Rektoskopie, Fistulographie und Endosonographie insbesondere die Magnetresonanztomographie (MRT) mit Endoanal- oder Body-array-Spule zur Verfügung. Dabei wird der Stellenwert der MRT kontrovers diskutiert [2–5].
Ziel unserer Studie ist es, im Rahmen eines Sequenzvergleichs ein valides und reproduzierbares Untersuchungsprotokoll, welches sich zudem problemlos in die tägliche Routine integrieren lässt, zu etablieren.

Material und Methoden

Patienten
17 Patienten mit Verdachtsdiagnose Perianalfistel, die sich in den proktologischen Ambulanzen der Chirurgischen und Medizinischen Klinik der Universität Freiburg vorstellten, wurden in einem Zeitraum von Mai bis Oktober 2000 einer MRT-Untersuchung zugeführt. Insgesamt handelte es sich dabei um 9 Frauen und 8 Männer mit einem mittleren Alter von 42 Jahren (13–82 Jahre). Bei 11 der 17 Patienten (65%) lag als Grunderkrankung ein Morbus Crohn vor. Alle Untersuchungen erfolgten im Rahmen der klinischen Routine und bedurften somit keiner zusätzlichen Genehmigung der Ethikkommission der Universität Freiburg. Das Versuchsprotokoll entsprach den ethischen Standards der Deklaration von Helsinki in ihrer erweiterten Form von 1975 und ihren Zusätzen von 1983, 1989 und 1996 [6]. Nach Aufklärung gaben alle Patienten ihre schriftliche Einwilligung.

Geräte
Alle Untersuchungen wurden an einem 1,5-Tesla-MRT (SYMPHONY, Siemens, Erlangen, Deutschland) mit Standardgradientensystem durchgeführt. Dabei kam in allen Fällen die Body-array-Spule zum Einsatz, welche in Rückenlage des Patienten auf Höhe der Hüftgelenke zentriert wurde.

Sequenzen
Bei jedem Patienten kam nach vorhergehender Einverständniserklärung folgendes Sequenzprotokoll zum Einsatz:
- hochaufgelöste, koronare TIRM-Sequenz
- hochaufgelöste, axiale T1-SE-Sequenz vor und fettsaturiert nach intravenöser Kontrastmittel(KM)-Applikation
- hochaufgelöste, axiale FLASH-3D-Sequenz vor und nach i.v. KM-Gabe.

Die Sequenzparameter können Tabelle1 entnommen werden.
Die Bildnachverarbeitung erfolgte mit dem handelsüblichen TurboSparc-Host-Computer. Es kamen dabei MPR (multiplanar reconstruction), MIP (maximum intensity projection) und Bildsubtraktion der generierten 3D-Datensätze zur Anwendung.
Als Standard erhielten alle Patienten obligat 20 ml Multihance® (Bracco-Byk Gulden, Konstanz, Deutschland), welches über das SPECTRIS-Injektionssystem (Medrad, Pittsburgh, USA) mit einer Geschwindigkeit von 1ml/s appliziert wurde.

Tab. 1. Sequenzparameter

	TIRM	T1-fett-gesättigtes KM	FLASH-3D
TR, ms	5289	517	7
TE, ms	60	12	2,7
TI, ms	140	×	×
TD, ms	×	×	51505
Flip-Winkel	180°	90°	45°
SD, mm	4	4	×
Effektive Dicke, mm	×	×	maximal 2
Slab, mm	×	×	mindestens 96
Partitionen	×	×	mindestens 48
Matrix	264 × 512	192 × 512	282 × 512
FOV	250	280	280
Akquisitionen	1	2	4
Pixelgröße, mm	1,14 × 0,59	1,17 × 0,59	1,42 × 0,78
Messzeit, min:s	4:53	3:26	2:32

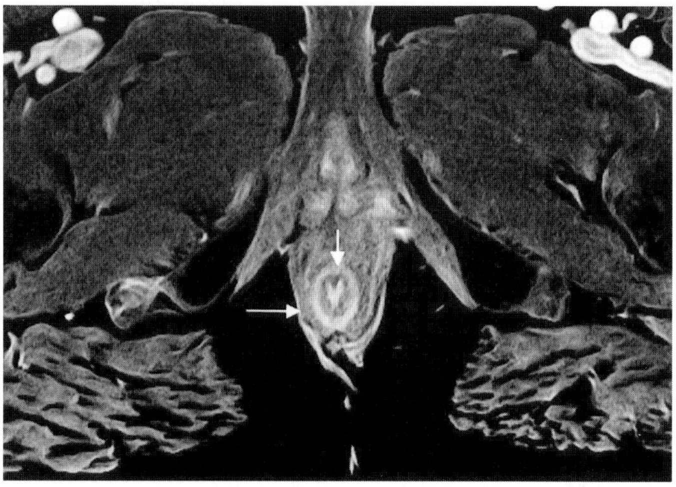

Abb. 1. Hochaufgelöster axial orientierter FLASH-3D-Datensatz nach Bildsubtraktion der nativen von der Postkontrastsequenz.Darstellung der normalen Sphinkteranatomie, wobei der glatte Musculus sphincter ani internus (vertikaler Pfeil) ein stärkeres KM-Enhancement aufweist als der aus quergestreifter Muskulatur bestehende Musculus sphincter ani externus (horizontaler Pfeil).

Klassifikation der Fisteln
Die Einteilung der Fisteln erfolgte gemäß der «MR imaging classification of perianal fistulas» des St. James University Hospital, Leeds, England [7]. Dabei werden in Anlehnung an die Parks-Klassifikation [8] die Fisteln in 5 Grade unterteilt. Bei Grad 1 handelt es sich um eine einfache, linear verlaufende intersphinktäre Fistel. Grad 2 ist durch das zusätzliche Vorliegen eines Sekundärgangs oder einer intersphinktären Hufeisenformation gekennzeichnet. Die Grad-3-Fistel ist eine einfache transsphinktäre Fistel ohne Gangaufzweigung oder Abszedierung. Bei Grad 4 liegt zusätzlich ein Abszess der Fossa ischioanalis bzw. eine Sekundärfistel vor. Schließlich handelt es sich bei der Grad-5-Fistel um eine supra- oder translevatorische Fistel mit oder ohne Abszess.

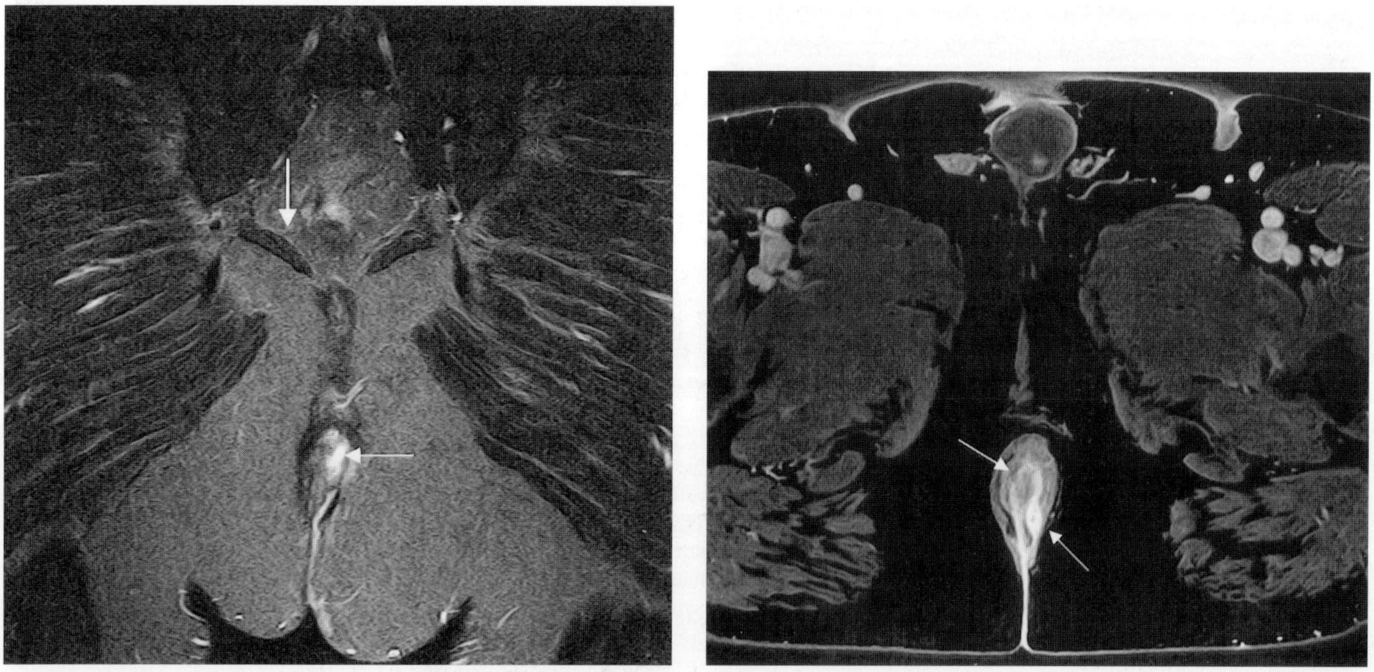

a b

Abb. 2. 41jähriger Patient mit perianaler Fistel. Endosonographisch wurde eine supralevatorische Fistel vermutet, innere Öffnung bei 11 Uhr Steinschnittlage (SSL), äußere Öffnung bei 5 Uhr SSL. **a** Hochaufgelöste koronare TIRM-Sequenz. Suchsequenz für die exakte Planung des axial orientierten Untersuchungsprotokolls. Deutliche Abgrenzbarkeit der Levatorplatte (vertikaler Pfeil). Pathologische Flüssigkeitsansammlung links perianal, die auf eine aktive Fistel hinweist (Pfeil). **b** Die hochaufgelöste axiale FLASH-3D-Sequenz nach Bildsubtraktion zeigt eine intersphinktäre Fistel Grad 2 aufgrund intersphinktär lokalisierter Hufeisenformation. Innere Öffnung bei 11 Uhr SSL (Pfeil oben). Gangverlauf zur äußeren Öffnung bei 5 Uhr SSL (Pfeil unten). Intraoperative Befundbestätigung, keine supralevatorische Fistel.

Statistik

Die Bildauswertung erfolgte durch zwei erfahrene Radiologen verblindet im «consensus-reading». Es wurden der FLASH-3D-Datensatz nach vorheriger Bildsubtraktion und die kontrastmittelgestützte, fettsaturierte T1-SE-Sequenz hinsichtlich folgender Kriterien miteinander verglichen:

1. Detektion einer inneren Fistelöffnung
2. Detektion einer äußeren Fistelöffnung
3. Detektion des Fistelverlaufes
4. Detektion eines Abszesses
5. Detektion vorhandener sekundärer Fistelgänge.

Für die statistische Auswertung wurde der McNemar-Test angewendet.

Ergebnisse

Die MRT-Untersuchungen konnten bei allen Patienten vollständig durchgeführt werden, das gewonnene Datenmaterial war in allen Fällen diagnostisch verwertbar. Die koronare TIRM-Sequenz diente im Untersuchungsprotokoll als Suchsequenz. Perianale Fisteln, sofern sie aktiv sind, imponieren aufgrund pathologischer Flüssigkeitsretention bandförmig hyperintens. Sowohl die axialen T1-SE-Sequenzen als auch der FLASH-3D-Datensatz konnten daraufhin gezielt geplant und im Rahmen eines Sequenzvergleichs hinsichtlich der aufgeführten Kriterien gegeneinander getestet werden (Abb. 1).

Bei jedem der 17 Patienten (100%) ließ sich die St.-James-Klassifikation perianaler Fisteln anwenden. Danach liegen in 1 Fall eine Grad-1-Fistel (6%), bei 4 Patienten eine Grad-2-Fistel (24%), in 5 Fällen (29%) eine Grad-3-Fistel, bei 1 Patienten eine Grad-4-Fistel (6%) und in 6 Fällen eine Grad-5-Fistel (35%) vor. In der Mehrzahl der Fälle handelte es sich somit um komplexe Fisteln. Im Falle einer Crohn-Patientin wurde bei Defäkationsschmerz klinisch eine Analfistel vermutet. Bei der Inspektion fand sich jedoch keine äußere Fistelöffnung.

Im Sequenzvergleich konnten mit der fettsaturierten, KM-gestützten T1-SE-Sequenz in nur 3 Fällen (18%) eine innere Fistelöffnung, in 12 Fällen (75%) eine äußere Öffnung, bei 14 Patienten (84%) der Fistelverlauf, in 7 Fällen (42%) Abszesse und bei 4 Patienten (24%) Sekundärfistelgänge nachgewiesen werden.

Im Gegensatz dazu kamen mit der FLASH-3D-Sequenz nach Bildsubtraktion der nativen von der Postkontrastsequenz in 8 Fällen (48%) innere Fistelöffnungen, bei 16 Patienten (100%) äußere Öffnungen, in 17 Fällen (100%) der Fistelverlauf, bei 11 Patienten (66%) Abszesse und in insgesamt 9 (54%) Fällen sekundäre Gangsysteme zur Darstellung (Abb. 2–4).

Unter Anwendung des McNemar-Tests bestehen zwischen FLASH-3D- und T1-SE-Sequenz signifikante Unterschiede hinsichtlich der Detektion innerer Fistelöffnungen und sekundärer Fistelgangaufzweigungen ($p < 0{,}1$). Trends zur Signifi-

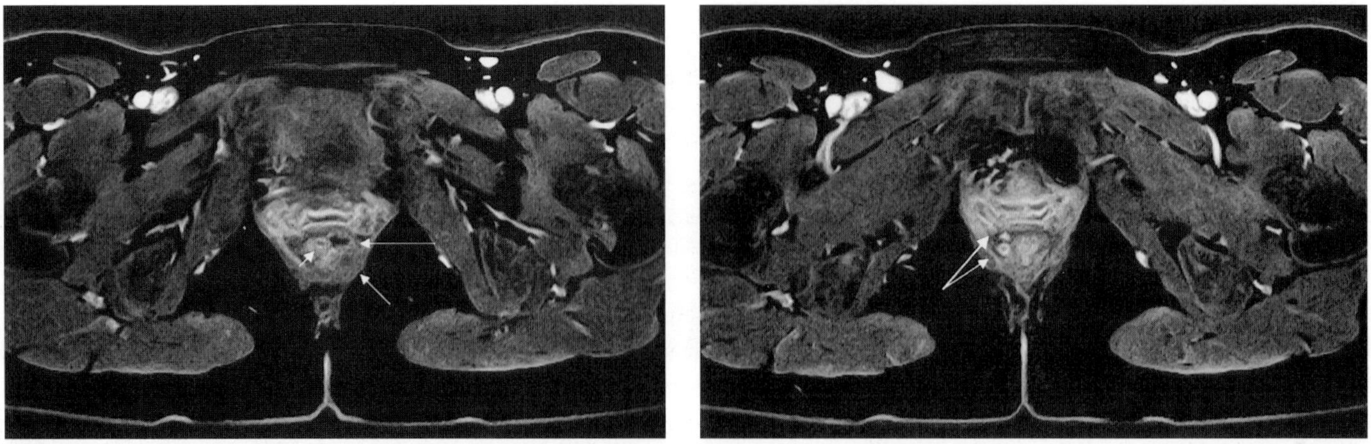

a b

Abb. 3. 21-jährige Patientin mit perianalen Fisteln bei Morbus Crohn. **a** Die axiale FLASH-3D-Sequenz nach Bildsubtraktion veranschaulicht die Kriterien der inneren Fistelöffnung bei 9 Uhr SSL auf Höhe des Musculus puborectalis (Pfeil unten rechts): Deutliche transmurale KM-Aufahme bei 9 Uhr SSL mit zentraler Hypointensität als Hinweis auf kleinen Wandabszess (Pfeil links). Direkte Kontinuität zum ebenfalls hypointens imponierenden Lumen der Ampulla recti (Pfeil horizontal), somit Grad-5-Fistel. **b** Gangaufzweigung intersphinkter rechts (Pfeile), erkennbar an 2 ovalären Hyperintensitäten, wobei der dorsal lokalisierte Fistelgang flüssigkeitsgefüllt erscheint. Bei der Patientin lagen klinisch 3 äußere Fistelöffnungen vor, 2 rechts perianal und eine Scheidenfistel rechts, die mittels 3D-Gradientenecho-Technik sicher identifiziert werden konnten.

kanz ergeben sich angesichts des geringen Stichprobenumfangs für die Kriterien «Abszess» und «äußere Fistelöffnung» auf dem 0,05-Signifikanzniveau.

Diskussion

Mehrere Studien belegen den Stellenwert der MRT in der Diagnostik perianaler Fisteln [9–13], wobei unseres Wissens nach aber keine Vergleichsarbeiten zur vorliegenden Thematik existieren. Die aktuelle Literatur beschränkt sich auf die Korrelation von konventionellen MRT-Sequenzprotokollen mit Endoanalspule bzw. Endosonographie und der Operation als Goldstandard. Das Outcome der operativen Sanierung perianaler Fisteln ist jedoch in hohem Maß abhängig von der Erfahrung des koloproktologisch tätigen Chirurgen sowie der Komplexität des zugrunde liegenden Fistelgeschehens, aber auch von der Qualität der präoperativen Diagnostik. Aus diesem Grunde stellt sich die Frage, ob die intraoperative Exploration tatsächlich als Goldstandard in der Fisteldetektion betrachtet werden kann.

Chapple et al. [14] vergleichen die dynamische, KM-gestützte MRT bei 52 Patienten mit der initialen chirurgischen Exploration. Dabei zeigt die MRT eine Sensitivität von 81% bei gleichzeitiger Spezifität von 73% und einem positiven prädiktiven Wert von 75%. Im Vergleich dazu weist die Operation eine Sensitivität von 77% bei einer Spezifität von 46% und einem positiven prädiktiven Wert von 59% auf. Orsoni et al. [2] stellt bei 22 Patienten mit anorektalen Fistelleiden und Abszessen einen Vergleich zwischen MRT und endoanaler Sonographie (EAS) unter Anwendung eines rotierenden Schallkopfs an. Dabei werden lediglich native und KM-gestützte T1- und T2-gewichtete Spinechosequenzen durchgeführt. Die Sensitivität der EAS wird mit 89%, die der MRT nur mit 48% angegeben. Danach sei die EAS zur Detektion komplexer Fistelverläufe oder sekundärer Abszedierungen erheblich besser geeignet als die MRT. Hussain et al. [1] kommen zu dem Schluss, dass die MRT mittels Endoanalspule in der Fisteldiagnostik der EAS überlegen ist. DeSouza et al. [15] hingegen schlagen für die präoperative Evaluation perianaler Fisteln ein kombiniertes Vorgehen aus Endoanal-MRT und der konventionellen Phased-array-Technik vor. Halligan und Bartram [16] werfen in ihrem Artikel die Frage auf, ob sich die Endoanalspulentechnik als Goldstandard in der Fisteldetektion herausstellen wird und kommen zu dem Ergebnis, dass sie aufgrund von «field of view»(FOV)-Limitationen keine Vorteile gegenüber dem «body coil imaging» bietet.

Nach unseren Erfahrungen besitzt die endoanale MRT drei gravierende Nachteile. Sie muss wie die Endosonographie als «semi-invasives» Verfahren betrachtet werden. Viele Patienten tolerieren schmerzbedingt das Einführen der Spule nicht. Somit ist die Endoanalspule nicht in der Akutsituation einsetzbar und auf ein selektiertes Patientengut beschränkt. Ferner zeigt das Verfahren FOV-Limitationen, d.h. komplexe Fistelverläufe, die gerade bei Crohn-Patienten auftreten. können der Detektion entgehen. Durch den Kompressionseffekt der Spule selbst ist es möglich, dass innere Fistelöffnungen, Hufeisenformationen und kleinere Fistelseitengänge maskiert werden.

Sicherlich muss kritisch angemerkt werden, dass in der Fisteldiagnostik mittels MRT konventionelle Sequenzprotokolle, bestehend aus T1-SE- bzw. T2-TSE-Sequenzen, nicht mehr den Anforderungen an die Methode genügen, da beispielsweise Schichtdicken von mehr als 3 Millimetern in Kauf ge-

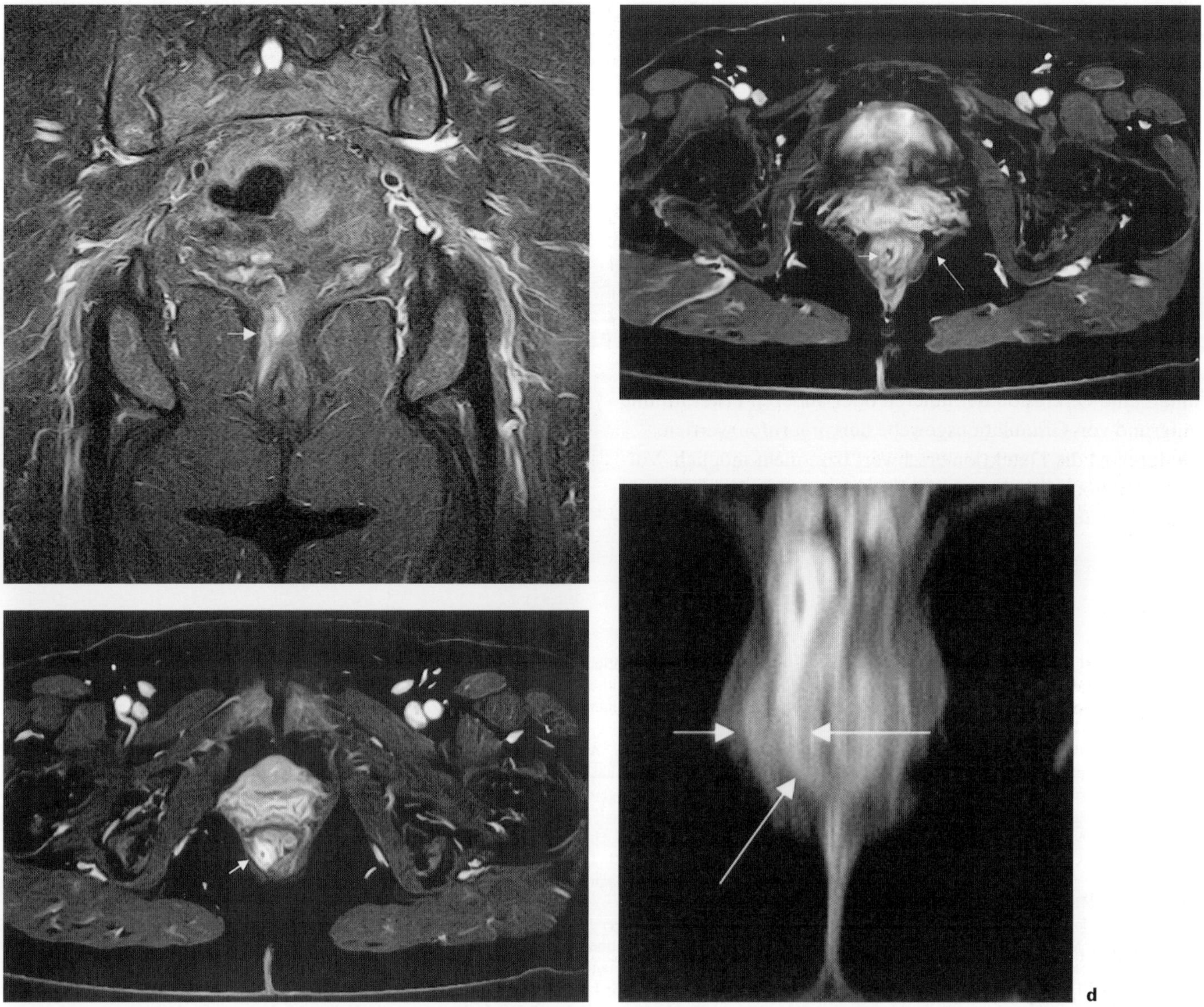

Abb. 4. 46-jährige Patientin mit perianalem Druckschmerz. Klinisch keine äußere Fistelöffnung abgrenzbar. **a** Die koronare TIRM-Sequenz zeigt rechts medial des Musculus levator ani eine bandförmige Hyperintensität, die auf eine aktive Fistel ohne Kontakt zur perianalen Kutis (Pfeil) hinweist. **b** Axiale FLASH-3D-Sequenz nach Bildsubtraktion auf Höhe des Musculus puborectalis (Pfeil rechts) zeigt eine innere Fistelöffnung bei 11 Uhr SSL (Pfeil) mit direkter Kontinuität zum Rektumlumen und umschriebenen Wandabszess. Die zentrale Hypointensität entspricht retinierter Flüssigkeit. **c** Unter Verdrängung des Musculus sphincter ani internus sowie des Analkanallumens zur Gegenseite verläuft die stark KM-anreichernde Fistel nach intersphinktär (Pfeil) und endet kaudal blind. **d** Bestätigung des Befundes durch die koronare MPR des 3D-Datensatzes, wobei die Fistel perirektal rechts zwischen der Sphinktermuskulatur verläuft (Pfeile horizontal) und blind endet (Pfeil unten). Es handelt sich um eine seltene supralevatorische Verlaufsform einer intersphinktären Fistel (Grad 5).

nommen werden müssen. Ziel der nichtinvasiven Diagnostik perianaler Fisteln mittels MRT muss es sein, die Detektion vor allem innerer Fistelöffnungen und sekundärer Fistelgänge bei gleichzeitiger Reduktion von Schichtdicke und Messzeit ohne Verlust an Bildqualität zu steigern.

Ziel unserer Arbeit ist es zu demonstrieren, dass mit der hochaufgelösten, KM-gestützten 3D-Gradientenechotechnik ein Verfahren in der MRT-Diagnostik perianaler Fisteln zur Verfügung steht, das valide und reproduzierbar ist. Wie die Ergebnisse des Sequenzvergleichs zeigen, werden signifikant mehr innere Fistelöffnungen und sekundäre Gangaufzweigungen erkannt. Trends zur Signifikanz bestehen in der Detektion von äußeren Fistelöffnungen und Abszessen.

Kontrovers erscheint die Diskussion um den Goldstandard in der Fisteldiagnostik. Derzeit wird die operative Exploration als Goldstandard favorisiert, jedoch gerade Patienten mit perianalen Fisteln bei Morbus Crohn werden häufig einer konservativen Therapie zugeführt. Auch die endoanale Sonographie ist als Goldstandard in der Fisteldiagnostik zu relativieren, da sie ein stark untersucherabhängiges Verfahren darstellt, konsekutiv sind falsch-positive oder falsch-negative Ergebnisse möglich. Zudem besitzt die Methode aufgrund der begrenzten Schalleindringtiefe bei supralevatorischen und translevatorischen Fistelverläufen Einschränkungen.

Hinsichtlich der 3D-Gradientenechotechnik sind ebenfalls falsch-positive Befunde technisch denkbar, z.B. Artefakt durch Glutealfalten. In der Bildsubtraktion erscheint die perianale Kutis im Bereich der Glutealfalte hyperintens, was eine paramedian verlaufende Fistel vortäuschen kann. Das Artefakt zeigt aber keinen Kontakt zu den Sphinkteren. Als weitere Möglichkeit ist ein Gefäßverlauf zur Zona haemorrhoidalis mit einem Fistelgang zu verwechseln. In der Regel aber zeigen Gefäße ein höheres Signal. Falsch-negative Ergebnisse können durch eine Okklusion der inneren oder äußeren Fistelöffnung aufgrund von Granulationsgewebe hervorgerufen werden.

Dadurch ist die Detektion erschwert bzw. nicht möglich. Vorteile der hochaufgelösten, KM-gestützten 3D-Gradientenechotechnik in der Detektion perianaler Fisteln sind:

- hohe Reproduzierbarkeit
- hohe Bildauflösung bei minimaler Schichtdicke
- Multifunktionalität durch die Möglichkeit der computergestützten Bildnachverarbeitung, wie MPR, MIP und Bildsubtraktion und dadurch additive Bildinformation aus einem Datensatz
- kurze Meßzeit.

Die Ergebnisse zeigen, dass die 3D-Gradientenechotechnik den «konventionellen Sequenzen» in der Detektion perianaler Fisteln überlegen ist. Als Konsequenz daraus besteht unser Messprotokoll bei der Fragestellung «Analfistel» lediglich noch aus einer koronaren TIRM-Sequenz und der axial orientierten, hier vorgestellten FLASH-3D-Sequenz vor und nach KM-Applikation. Inwieweit das von uns als «indirekte MR-Fistulographie» etablierte Sequenzprotokoll mit chirurgischer Exploration und EAS um den Rang als Goldstandard in der Diagnostik perianaler Fisteln konkurrieren kann, ist derzeit Gegenstand weiterführender Studien.

Literatur

1 Hussain SM, Outwater EK, Joekes EC, Ulrich F, et al: Clinical and MR imaging features of cryptoglandular and Crohn's fistulas and abscesses. Abdom Imaging 2000;25:67–74.

2 Orsoni P, Barthet M, Portier F, Panuel M, et al: Prospective comparison of endosonography, magnetic resonance imaging and surgical findings in anorectal fistula and abscess complicating Crohn's disease. Br J Surg 1999;86:360–364.

3 Spencer JA, Chapple K, Wilson D, Ward J, et al: Outcome after surgery for perianal fistula: Predictive value of MR imaging. AJR 1998;171:403–406.

4 Lunniss PJ, Armstrong P, Barker PG, Reznek RH, Phillips RK: Magnetic resonance imaging of anal fistulae. Lancet 1992;15:394–396.

5 Scholefield JH, Berry DP, Armitage NC, Wastie ML: Magnetic resonance imaging in the management of fistula in ano. Int J Colorect Dis 1997;12: 276–279.

6 World Medical Association Declaration of Helsinki: Recommendations guiding physicians in biomedical research involving human subjects. JAMA 1997; 277:922–923.

7 Morris J, Spencer JA, Ambrose S: MR imaging classification of perianal fistulas and its implications for patient management. Radiographics 2000; 20:623–635.

8 Parks AG, Gordon PH, Hardcastle JD: A classification of fistula-in-ano. Br J Surg 1976;63 1–12.

9 Halligan S: Review imaging fistula-in-ano. Clin Radiol 1998;53:85–95.

10 Beckingham IJ, Spencer JA, Ward J, Dyke GW, et al: Prospective evaluation of dynamic contrast enhanced magnetic resonance imaging in the evaluation of fistula in ano. Br J Surg 1996;83:1396–1398.

11 Borley NR, Mortensen NJ, Jewell DP: MRI scanning in peianal Crohn's disease: An important diagnostic adjunct. Inflammat Bowel Dis 1999;5:231–233.

12 Beets-Tan RG, Beets GL, van der Hoop AG, Kessels AG, et al: Preoperative MR imaging of anal fistulas: Does it really help the surgeon? Radiology 2001;218:75–84.

13 Beets-Tan RG, Beets GL, van der Hoop AG, Borstlap AC, et al: High-resolution magnetic resonance imaging of the anorectal region without an endocoil. Abdom Imaging 1999;24:576–581.

14 Chapple KS, Spencer JA, Windsor AC, Wilson D, et al: Prognostic value of magnetic resonance imaging in the management of fistula-in-ano. Dis Colon Rectum 2000;43:511–516.

15 DeSouza NM, Gilderdale DJ, Coutts GA, Puni R, Steiner RE: MRI of fistula-in-ano: A comparison of endoanal coil with external phased array coil techniques. JCAT 1998;23:357–363.

16 Halligan S, Bartram CI: MR imaging of fistula in ano: Are endoanal coils the gold standard? AJR 1998;171:407–412.

Chirurgische Gastroenterologie Interdisziplinär

Berufliche Weiterbildung · Professional Education

Chir Gastroenterol 2002;18:177–178

Stand der chirurgischen Weiterbildung

B. Ulrich

Allgemein-, Viszeral-, Thoraxchirurgie, Krankenhaus Gerresheim, Kliniken der Landeshauptstadt Düsseldorf

Die Weiterbildungskommission tagt regelmäßig seit $1^1/_2$ Jahren. In Zukunft unterteilt sich das Gebiet Chirurgie in 8 Fachärzte:

1. Allgemeine Chirurgie
2. Gefäßchirurgie
3. Herzchirurgie
4. Kinderchirurgie
5. Plastische Chirurgie
6. Thoraxchirurgie
7. Unfallchirurgie, Orthopädie und Orthopädische Chirurgie
8. Viszeralchirurgie

Jede Säule stellt für die Weiterbildungskommission 2 Mitglieder (Präsident und Generalsekretär). Die Allgemeinchirurgie wird durch 2 Mitglieder des Konvents der Leitenden Krankenhauschirurgen vertreten.

Die Weiterbildung zu einem der 8 Fachärzte dauert demnach 6 Jahre. Davon entfallen mindestens 2 Jahre auf die Basischirurgie (Common trunk). Diese gliedert sich in $^1/_2$ Jahr Ambulanz und Notfallmedizin, $^1/_2$ Jahr Stationsdienst, $^1/_2$ Jahr Intensivmedizin, $^1/_2$ Jahr zur freien Wahl innerhalb der Fächer des Gebiets (einschließlich Tätigkeit in niedergelassener Praxis) sowie mindestens 4 Jahre Weiterbildung im Fach (Special trunk). Der Special trunk untergliedert sich in 3 Jahre Stationsdienst und 1 Jahr zur zusätzlichen Qualifikation (so genanntes assoziiertes Jahr).

Die Kommission ist inzwischen soweit, dass auch ein Abgleich zwischen den einzelnen Säulen stattgefunden hat und sich die einzelnen Fächer anerkannt haben (Inhalt und Zahl). Die von den Mitgliedern der Kommission nun geforderte Prüfung nach dem Common trunk wird von der Bundesärztekammer abgelehnt, so dass die Prüfung möglicherweise durch die Deutsche Gesellschaft für Chirurgie (die dann als Dachgesellschaft zu verstehen ist) durchgeführt werden könnte.

Zur Zeit wird über Befähigungsnachweise (gebietsübergreifend) und Schwerpunkte diskutiert. Die Bundesärztekammer setzt sich momentan auch mit dem Vorschlag auseinander, die Handchirurgie als 9. Säule zum Facharzt zuzulassen.

Auf der letzten Sitzung der Weiterbildungskommission am 08.05.2002 anlässlich des Chirurgenkongresses in Berlin wurde der Entwurf des ständigen Arbeitsausschusses «Ärztliche Weiterbildung» vom 11.04.2002 der Bundesärztekammer diskutiert (Tab. 1). Demnach sollen angedachte Schwerpunkte in Befähigungsnachweise umgewandelt werden. Am Beispiel des neuen Facharztes für Orthopädie und Unfallchirurgie/Unfallchirurgie und Orthopädie wurden folgende Hinweise an die Bundesärztekammer erstellt:

1. Durch die Zusammenlegung von Orthopädie und Unfallchirurgie in einen 6-jährigen Facharzt können nicht alle speziellen Inhalte der beiden bisherigen Fächer vermittelt werden. Schwerpunktbezeichnungen wären dazu gut geeignet.
2. Der von der Bundesärztekammer vorgesehene Befähigungsnachweis hätte bedeutend geringere Inhalte. Die beantragten Schwerpunkte hätten wesentlich größere Inhalte, die den anderen Gebieten entsprechen würden (müsste natürlich nach der Facharztprüfung erworben werden und zeitlich sowie inhaltlich definiert sein).

Die Weiterbildungskommission wendet sich gegen die vorgesehene Facharztbezeichnung Handchirurgie, weil der entsprechende Unterbau wie in den anderen Spezialitäten des Gebietes Chirurgie nicht gegeben ist.

Die Befürchtung der Bundesärztekammer, dass bei der Struktur des Common trunk ($4 \times {}^1/_2$ Jahr Basisweiterbildung) die zukünftigen Klinikstrukturen nicht ausreichend berücksichtigt worden seien, wird von der Weiterbildungskommission zurückgewiesen. Die von der Weiterbildungskommission vorgesehene Festlegung von 6 Monaten Intensivmedizin, 6 Monaten Ambulanztätigkeit und 6 Monaten Stationsdienst kann sowohl in den jetzt geltenden und damit praktizierten Tätigkeiten der Weiterbildungsassistenten wie auch in Zukunft gefordert werden (ist flexibel zu handhaben).

Auch die Befürchtung der Bundesärztekammer, dass im Common trunk eine zu geringe operative Tätigkeit vorgesehen sei, wird ebenfalls anders gesehen, weil die im speziellen Weiter-

KARGER

Fax +49 761 4 52 07 14
E-mail Information@Karger.de
www.karger.com

Accessible online at:
www.karger.com/journals/cga

Prof. Dr. med. B. Ulrich
Allgemein-, Viszeral-, Thoraxchirurgie, Krankenhaus Gerresheim
Kliniken der Landeshauptstadt Düsseldorf
Gräulinger Straße 120, D-40625 Düsseldorf
Tel. +49 211 2800-3301, Fax -953
E-mail B.Ulrich@kliniken-duesseldorf.de

bildungsinhalt geforderten Operationen bereits während des Common trunk durchgeführt und angerechnet werden sollen, womit das System auch unter diesem Aspekt wesentliche Flexibilität aufweist.

Abschließend sei darauf hingewiesen, dass es nach anfänglichen Problemen in der Weiterbildungskommission eine vertrauensvolle Zusammenarbeit gibt. Diese neue Weiterbildungsordnung für Chirurgen wird inzwischen von anderen Disziplinen als vorbildlich angesehen. Es muss ausdrücklich darauf hingewiesen werden, dass Herrn Prof. Witte als Vorsitzendem dieser Kommission ein hohes Lob für die integrative Arbeit zukommt.

Tab. 1. Entwurf der Facharzt- und Schwerpunktkompetenzen auf dem Gebiet Chirurgie (Stand 11.04.2002)

FA- und Schwerpunkt-Kompetenz	Erläuterungen	Weiterbildungsinhalte
FA Allgemeine Chirurgie FA Gefäßchirurgie	Im Gebiet keine weitere Aufdifferenzierung in die beantragten Schwerpunkte: Säuglings- und Kinderherzchirurgie, Ästhetische Chirurgie (Plastische Chirurgie), Verbrennungsmedizin (Plastische Chirurgie), Orthopädische Rheumatologie, Spezielle Orthopädische Chirurgie, Spezielle Unfallchirurgie, Spezielle Rehabilitative Orthopädie, Handchirurgie	Viermal 1/2 Jahr Basisweiterbildung dürfte unter den zukünftigen Klinikstrukturen schwer umsetzbar sein; zeitlich und inhaltlich zu straff reglementiert; zu geringe Beteiligung an operativen Tätigkeiten während der Basisweiterbildung.
FA Handchirurgie (?)	Bei überwiegender Ablehnung des FA Handchirurgie durch die Vertreter anderer chirurgischer Sektionen ist der Vorschlag zur Einführung ausführlich in der ständigen Konferenz zu diskutieren, ob die Kompetenz «Handchirurgie» gleichbedeutend zu den anderen FA-Kompetenzen sein soll (horizontale Übergänge wären aus der Orthopädie/Unfallchirurgie und Plastischen Chirurgie über anrechnungsfähige Zeiten, z.B. 2 Jahre, regelbar). Der Ausschuss lehnt zurzeit eine Schwerpunktlösung im Common trunk grundsätzlich ab.	«Qualifizierendes Jahr» fakultativ über Anrechnungsmöglichkeit regeln.
FA Herzchirurgie		
FA Kinderchirurgie		
FA Plastische Chirurgie	Diskussion über eine Titelerweiterung für die Plastische Chirurgie um die Begriffe «Ästhetische» oder «Rekonstruktive» Chirurgie. Gemäß gegenseitiger Abstimmung zwischen Chirurgie, HNO-Heilkunde und Mund-Kiefer-Gesichtschirurgie wäre ggf. das Adjektiv «Rekonstruktiv» verzichtbar, obwohl es in der EU üblich ist. Ziel ist, eine Überfrachtung der Titels zu vermeiden.	In der Plastischen Chirurgie ästhetisch-chirurgische Inhalte deutlicher darstellen.
FA Thoraxchirurgie		
FA Orthopädie und Unfallchirurgie	Titel sollte «FA Orthopädie und Unfallchirurgie» heißen. Es ist zu bedenken, wie zukünftig konservativ-orthopädische Inhalte vermittelt werden können. Subspezialisierungen innerhalb der Commun trunks sollen als Befähigungsnachweis eingegliedert werden, z.B. Operative Rheumatologie für den FA für Orthopädie und Unfallchirurgie.	
FA Viszeralchirurgie		

FA = Facharzt.

Chirurgische Gastroenterologie Interdisziplinär

Chir Gastroenterol 2002;18:179–182

Diagnostik auf dem Prüfstand

Wiesbaden, 7. April 2002 (dk) – Für sein Forschungsprojekt zum Thema «Intra-Interobserver-Variabilität und Treffsicherheit in der endoskopischen Diagnostik des Barrett-Ösophagus – Verbesserung durch den Einsatz der Vergrößerungs- und/oder Chromoendoskopie?» erhält Dr. Alexander Meining vom Klinikum Innenstadt der Ludwig-Maximilians-Universität in München, das Ludwig-Demling-Forschungsstipendium 2002 der Firma Olympus. Das mit 15 000 Euro dotierte Stipendium wurde im Rahmen des 108. Kongresses der Deutschen Gesellschaft für Innere Medizin von Professor Dr. Jürgen F. Riemann, Klinikum rechts der Isar, München, übergeben.

«Verbesserungen der endoskopisch/bioptischen Diagnostik des Barrett-Ösophagus sind dringend erforderlich», so Prof. Riemann in seiner Laudatio. Er bezog sich dabei auf eine von dem Preisträger durchgeführte Studie, die ergab, dass nach zwei bis drei Jahren in zirka 50 Prozent der Fälle mit histologisch gesichertem Barrett-Ösophagus der Befund endoskopisch nicht mehr bestätigt werden konnte.

Ziel des Forschungsprojekts ist die Erstellung einer bislang fehlenden Datengrundlage zur Reproduzierbarkeit der einzelnen Diagnosemethoden. Meining will jetzt mittels spezieller Färbemethoden und der Vergrößerungsendoskopie erstmalig die Frage klären, in wie weit die individuelle Beurteilung endoskopischer Nachweise innerhalb eines Expertengremiums (Observer) vergleichbar ist (Maß der Interobserver-Variabilität). Weiterhin sollen die Ergebnisse seiner Untersuchung darüber Aufschluss geben, welche von den Experten festgestellten endoskopischen Befunde mittels welcher Färbemethode mit dem histologischen Nachweis übereinstimmen (Maß der Intraobserver-Variabilität).

Mit der Vergabe des Stipendiums fördert die Olympus Europa Stiftung «Wissenschaft fürs Leben» seit 1990 Forschungsvorhaben junger Wissenschaftler auf dem Gebiet der gastroenterologischen Endoskopie. Das Stipendium ist Prof. Ludwig Demling, dem ehemaligen Direktor der Medizinischen Klinik und Poliklinik Erlangen, gewidmet. Ihm sind zahlreiche richtungsweisende Entdeckungen und Entwicklungen im Bereich der gastroenterologischen Endoskopie zu verdanken.

Herausgeber:
Olympus Optical Co. (Europa) GmbH, Thomas Pracht, Wendenstraße 14–16, 20097 Hamburg

Weitere Informationen bei:
Dorothea Küsters Life Science Communications GmbH
Dr. Detlef v. Meien-Vogeler
Oberlindau 80–82
D-60323 Frankfurt/Main
Tel.: 069/6 19 98 25, Fax: 069/6 19 98 10
E-mail: meien@dkcommunications.de

Zulassung für orales Chemotherapeutikum UFT® erteilt

«Die Zulassung von UFT® ermöglicht Patienten mit fortgeschrittenem kolorektalem Karzinom eine wirksame und gut verträgliche Therapieoption», kommentiert Professor Dr. Carsten Bokemeyer, Universitätsklinik Tübingen, die Entscheidung des BfArM. «Anstelle der bisher üblichen ambulanten oder stationären intravenösen Gabe von 5-Fluorouracil (5-FU), können Betroffene das neue orale Chemotherapeutikim zu Hause einnehmen», so Bokemeyer weiter.

Das neue Zytostatikum von Bristol-Myers Squibb hat einen einzigartigen dualen Wirkmechanismus: Tegafur, der Hauptwirkstoff von UFT®, ist ein Prodrug von 5-FU. Im Körper wird Tegafur nach und nach in 5-FU umgewandelt. Der zweite Bestandteil von UFT®, Uracil, hemmt selektiv den Abbau von 5-FU in den Tumorzellen. Dies erhöht den 5-FU-Spiegel im Tumor und dadurch die Wirksamkeit der Substanz. So können zum einen höhere 5-FU-Konzentrationen über einen längeren Zeitraum aufrechterhalten werden. Zum anderen ermöglicht dies die Gabe von niedrigeren Dosen, die eine gleich gute Wirksamkeit erzielen, aber für Patienten aufgrund signifikant weniger Nebenwirkungen wesentlich besser verträglich sind.

In Deutschland erkranken jährlich über 50 000 Patienten neu an einem kolorektalen Karzinom. Eine metastasierte Erkrankung liegt bei zirka einem Viertel der Patienten bereits bei Diagnosestellung vor, bei weiteren 25 Prozent treten Metastasen im Verlauf der Erkrankung auf. Primäres Therapieziel ist dann die Verlängerung des Überlebens bei guter Lebensqualität.

UFT® wurde von Bristol-Myers Squibb klinisch entwickelt. Die deutsche Markteinführung ist für März 2002 geplant. Bristol-Myers Squibb gehört zur Spitzengruppe forschender Pharmaunternehmen. Auf dem Gebiet der Krebsforschung und Entwicklung von innovativen Präparaten ist das Unternehmen weltweit führend. Insgesamt werden zur Zeit über ein Dutzend Medikamente, darunter zum Beispiel Taxol® (Paclitaxel), Carboplat® (Carboplatin), Etopophos® (Etoposidphosphat) oder Megestat® (Megestrolacetat), zur Behandlung unterschiedlicher Krebsarten eingesetzt. Weitere vielversprechende Substanzen befinden sich bereits in der Entwicklung.

Weitere Informationen bei:
SWK Semnar & Wolf Kommunikation
Hainer Weg 48
D-60599 Frankfurt am Main
Beate Sauer
Tel.: 069/91 33 31-50, Fax: -33
E-mail: bsauer@swk-ffm.de

Glivec® erhält FDA-Zulassung für Behandlung von lebensbedrohlichem Magen-Darm-Krebs

Die Zulassung der FDA für GIST basiert auf den Ergebnissen einer offenen, multinationalen Studie, an der 147 Patienten mit inoperablen oder metastasierten GISTs teilnahmen. In der randomisierten Studie erhielten Patienten über einen Zeitraum von 24 Monaten 400 mg bzw. 600 mg Glivec® pro Tag. Die durchschnittliche Ansprechrate lag bei 38% (400 mg: 33%; 600 mg: 43%).

GISTs sind die am weitesten verbreiteten bösartigen Weichteilsarkome im Magen-Darmtrakt und ausgesprochen schwer zu behandeln; nicht zuletzt wegen ihrer hohen Resistenz gegen herkömmliche Chemo- und Radiotherapie. Eine Operation war bis heute die einzig wirksame Behand-

KARGER
Fax +49 761 4 52 07 14
E-mail Information@Karger.de
www.karger.com

Accessible online at:
www.karger.com/journals/cga

lung dieser Krankheit, eine Maßnahme, die sich im Wesentlichen auf die Linderung der Erkrankung beschränkte. Bei Patienten mit metastasierten oder inoperablen Erkrankungen galten GISTs als unheilbar. Die mittlere Lebenserwartung lag bei ungefähr 10–12 Monaten.

Obwohl bei der Mehrzahl der Patienten während der Studie ein- oder mehrmals Nebenwirkungen auftraten, verliefen diese leicht bis moderat. Lediglich 6 Patienten (8%) aus beiden Dosierungsstufen beendeten aufgrund von Nebenwirkungen ihre Teilnahme an der Studie. Am häufigsten wurden Ödeme, Übelkeit, Erbrechen, Durchfall, Bauchschmerzen, Muskelkrämpfe, Müdigkeit und Hautausschläge beobachtet. Sieben Patienten (5%) berichteten von gastrointestinalen oder intratumoralen Blutungen. Die Ursache hierfür liegt darin, dass aufgrund der Therapie der Tumor zu schrumpfen beginnt und die ihn ernährenden Blutgefäße unterbrochen werden.

Glivec®, als Signaltransduktionshemmer, ist eines der ersten Krebs-Medikamente, dessen Wirkmechanismus die molekulare Ursache der Erkrankung angreift. Es wirkt gezielt auf die Aktivität verschiedener Enzyme, so genannter Tyrosinkinasen. Die Aktivität einer dieser Tyrosinkinasen, Kit, wird für das ungehemmte Wachstum der meisten GISTs verantwortlich gemacht. Durch die Hemmung dieser Enzymaktivität ist eine gezielte und damit nebenwirkungsarme Therapie möglich. Das seltene Auftreten von GIST führte dazu, dass die FDA Glivec® für dieses Indikationsgebiet den Status einer *Orphan Drug* zuwies.

Glivec® wurde im Mai vergangenen Jahres in den USA für die Behandlung von CML (Chronische Myeloische Leukämie), einer seltenen Art von Blutkrebs, zugelassen. Im November 2001 erhielt Glivec® auch von der EMEA (European Agency for the Evaluation of Medical Products) die Zulassung für die Indikation CML, zur Behandlung von Patienten in der Blastenkrise oder in der chronischen Phase nachdem eine Interferon-alpha-Therapie versagt hat. Bereits im selben Monat reichte Novartis bei der EMEA für Glivec® (Imatinib) den Zulassungsantrag zur Behandlung von GIST-Tumoren ein.

Weitere Informationen bei:
Fleishman-Hillard Germany
Hanauer Landstraße 182c
D-60314 Frankfurt
Meike Zimni
Tel.: 069/4057024 71, Fax: 069/94 41 13 26
E-mail: ZimniM@fleishman.com

Anja Dörner
Tel.: 069/4 05 70 23 46, Fax: 069/94 41 13 26
E-mail: DoernerA@fleishman.com

Krankheitskosten der schweren Sepsis: Enorme Bürde für das deutsche Gesundheitswesen

Sepsis ist charakterisiert durch eine generalisierte Entzündungsreaktion mit Gerinnungsneigung des Körpers auf eine Infektion. Diese Reaktion nimmt häufig einen fulminant progredienten Verlauf, in dessen Folge es zu schweren Entgleisungen des Gerinnungssystems kommen kann mit massiven Störungen der Mikrozirkulation, Organdysfunktion und schließlich Tod des Patienten. In Deutschland erkranken jedes Jahr zwischen 44000 und 95000 Menschen an schwerer Sepsis [1–3]. Sie werden auf der Intensivstation behandelt, einem sehr kostenintensiven Bereich der Krankenhausversorgung. Bis heute steht in Deutschland keine speziell für die Sepsis zugelassene Therapie zur Verfügung; die Standardbehandlung besteht in der Bekämpfung der Infektion sowie unterstützenden Maßnahmen für die verschiedenen Organfunktionen.

Jetzt hat sich angesichts der hohen Neuerkrankungsrate und der mit der Behandlung und Betreuung von Sepsis-Patienten verbundenen Kosten eine Arbeitsgruppe um Prof. Hilmar Burchardi, Göttingen, zur Aufgabe gemacht, die direkten und indirekten Patienten-bezogenen Krankheitskosten der schweren Sepsis in Deutschland zu ermitteln. Dafür wertete sie zunächst retrospektiv und im so genannten Bottom-up-Verfahren 385 elektronische Akten erwachsener Patienten mit schwerer Sepsis an den Universitätskliniken Göttingen, Jena und Halle aus. Im Ergebnis zeigte sich, dass die direkten auf der Intensivstation anfallenden Kosten für einen Patienten mit schwerer Sepsis im Mittel bei 23297 Euro liegen. Aufgrund des höheren intensivmedizinischen Aufwands sind die Kosten für Patienten, die die Krankheit nicht überleben, deutlich höher anzusetzen als für überlebende Patienten (25446 Euro gegenüber 21984 Euro). Dabei machen Medikamente 40%, Personal 36% und Labor 10% der direkten Kosten aus.

Die indirekten Kosten errechneten die Autoren der in Cannes vorgestellten Untersuchung mit Hilfe des Humankapital-Ansatzes auf Basis von Daten des Statistischen Bundesamts der Jahre 1997–1999 sowie der 1998 gültigen Preise. Dabei wurde deutlich, dass der vorübergehende Produktivitätsverlust durch schwere Sepsis in Deutschland mindestens bei 151 Mio. Euro bis hin zu 361 Mio. Euro liegt, je nachdem, ob man eine Neuerkrankungsrate von 44000 oder 95000 Patienten pro Jahr zugrunde legt. Noch dramatischer stellt sich der dauerhafte Produktivitätsverlust dar: Er beträgt jährlich zwischen 638 Mio. und 1,377 Mrd. Euro. Und schließlich gehen der Volkswirtschaft durch frühzeitigen Tod zwischen 3,275 und 7,071 Mrd. verloren. Diese Zahlen summieren sich zu indirekten Kosten der schweren Sepsis von 4,064 bis zu 8,774 Mrd. Euro pro Jahr allein in Deutschland.

Betrachtet man die Krankheitskosten der schweren Sepsis insgesamt, ergibt sich eine Belastung des Gesundheitswesens und der Gesellschaft von 5,089 bis zu 10,988 Mrd. Euro im Jahr.

Umso wichtiger ist es, ein Medikament zur Verfügung zu haben, das sowohl die Sepsis-Sterblichkeit senkt als auch die Morbidität günstig beeinflusst. Die amerikanische Zulassungsbehörde FDA hat jetzt Drotrecogin alfa (aktiviert) von Lilly zur Behandlung von Patienten mit schwerer Sepsis und einem hohen Sterberisiko zugelassen.* Aufgrund seiner Wirktrias von antithrombotischen, profibrinolytischen und antiinflammatorischen Mechanismen greift Drotrecogin alfa (aktiviert) regulierend in die Hämostase ein und stellt somit einen wichtigen neuen Baustein in der Therapie der Sepsis dar. In einer internationalen Phase-III-Studie, der PROWESS-Studie (Recombinant Activated PROtein C Worldwide Evaluation in Severe Sepsis) konnten Ärzte mit Drotrecogin alfa (aktiviert) eine Senkung des relativen Sterblichkeitsrisikos um 19,4% erreichen. Das bedeutet, dass 1 von 5 Patienten, die sonst verstorben wären, mit Drotrecogin alfa (aktiviert) überlebt hat. Damit ist nach Jahrzehnten erfolgloser Forschung ein Durchbruch für die Sepsis-Therapie gelungen, der Ärzten und Patienten endlich Anlass zur Hoffnung geben kann.

Literatur

1 Moerer O, Hofmann M, Herklotz A, Schmidt A, Schneider H, Burchardi H: Direct costs of severe sepsis patients in three German intensive care units based on retrospective electronic patient record analysis of resource use. Oral presentation 'Costing the septic patient', ESICM 2001.
2 Schmid A, Burchardi H, Clouth J, Schneider H: Burden of illness imposed by severe sepsis in Germany, Poster presentation, ISPOR 2001, abstract ID 1620.
3 Davies A, Hutton J, Green, Chinn C: Severe Sepsis: A European estimate of the burden of disease in ICU. Oral presentation 'Costing the septic patient', ESICM 2001.

Weitere Informationen bei:
Dr. Irene Haas
Haas & Health Partner
Tel.: 06123/7057-10
E-mail: haas@haas-health.de

* Drotrecogin alfa (aktiviert) wird in den USA unter dem Handelsnamen Xigris™ vertrieben.

Helicobacter pylori: Ulzera und Magenkarzinom – die Folgen einer Infektion

Die Infektion mit *H. pylori* ist eine der häufigsten chronischen bakteriellen Infektionen. In Deutschland sind rund 30% der Bevölkerung *H.-p.*-positiv. Nach heutigem Kenntnisstand wird das Bakterium von Mensch zu Mensch übertragen, wobei die Infektion zumeist in der Kindheit auf oralem Wege erfolgt. Die Gefahr, dass eine infizierte Person im Erwachsenenalter eine andere ansteckt, tendiert gegen Null. Vermutlich ist das kindliche Immunsystem dem Angriff von *H. pylori* noch nicht gewappnet.

Vielfach verursacht das Bakterium eine Gastritis, die zwar auch stumm verlaufen kann, sich jedoch in den meisten Fällen mit Schmerzen, Völlegefühl oder Übelkeit bemerkbar macht. Die Gastritis kann wiederum einer Vielzahl von weiteren Erkrankungen den Weg bereiten, besonders dann, wenn Faktoren wie genetische Disposition, Rauchen oder eine Dauermedikation beispielsweise mit Nicht-steroidalen Antirheumatika (NSAR) hinzukommen. Etwa 95 Prozent aller Zwölffingerdarmgeschwüre sowie 70–85% aller Magengeschwüre gehen zu Lasten von *H. pylori*.

Dem Maastricht Consensus Report 2000 [Malfertheiner et al., 2002] zufolge sollte eine Keimeradikation bei allen aktiven und inaktiven Ulcera ventriculi und duodeni sowie bei MALT (mucosa associated lymphoid tissue)-Lymphomen im niedriggradigen Stadium vorgenommen werden. Dringend empfohlen wird die Eradikation darüber hinaus bei Patienten mit atrophischer Gastritis, bei Zustand nach Magenoperation und Magentumorresektion sowie bei Patienten, die mit an Magenkrebs Erkrankten ersten Grades verwandt sind. Für ratsam hält die Expertengruppe eine Keimsanierung außerdem bei Patienten mit funktioneller Dyspepsie, bei säurehemmender Langzeittherapie der Refluxkrankheit und bei geplanter Therapie mit NSAR.

Bereits 1994 hat die Weltgesundheitsorganisation *H. pylori* als karzinogen eingestuft, auch wenn nur wenige valide Daten diese Entscheidung untermauern konnten. Eine groß angelegte japanische Studie [Nemura N et al: N Engl J Med 2001;345:784–789] konnte nun eindrucksvoll beweisen, dass *H. pylori* ähnlich eng mit Magenkrebs assoziiert ist wie Rauchen und Lungenkrebs. Die erst kürzlich in New England Journal of Medicine publizierte Untersuchung ist die erste prospektive Langzeitstudie, die den Krankheitsverlauf infizierter und nicht infizierter Patienten im Vergleich beobachtet.

So hat die Arbeitsgruppe um Dr. Naomi Uemura 1526 Patienten mit peptischen Ulzera, gastrischer Hyperplasie oder funktioneller Dyspepsie im Mittel acht Jahre lang überwacht. 1246 von ihnen waren zu Studienbeginn *H.-p.*-positiv.

Acht Jahre später waren 36 Studienteilnehmer (2,9 Prozent) an Magenkrebs erkrankt. Während *H.-p.*-positive Patienten mit Dyspepsie, U. ventriculi und Magenpolypen zu 4,7%, 3,4% und 2,2% ein Magenkarzinom entwickelten, war dies bei keinem der *H.-p.*-negativen bzw. eradizierten Studienteilnehmern der Fall. Der Anteil von an Krebs Erkrankten war mit 4,7% (21 von 445 Patienten) bei den *H.-p.*-positiven Dyspepsie-Kranken am höchsten.

Die Plausibilität dieses überraschenden Befundes wird durch die Beobachtung unterstrichen, dass *H. pylori* offenbar chronische Entzündungsvorgänge provoziert. So entwickelten die *H.-p*-positiven Patienten während der Beobachtungsdauer zu 70 Prozent eine mäßige bis schwere Atrophie der Magenschleimhaut und zu 37% eine intestinale Metaplasie. Demgegenüber fand sich nur bei 4% der *H.-p.*-negativen Patienten eine Atrophie und nur bei 2% eine intestinale Metaplasie. Dies bestätigt die Erkenntnisse früherer Studien, wonach schätzungsweise 40–50% der Infizierten diese präkanzerösen Konditionen entwickeln, während sie bei nicht infizierten Personen äußerst selten vorkommen. Uemura und Mitarbeiter schließen aus ihren Ergebnissen, dass *H.-p.*-infizierte Patienten mit corpusprädominanter Gastritis, Magenschleimhautatrophie oder intestinaler Metaplasie einem signifikant erhöhten Risiko unterliegen, an Magenkrebs zu erkranken.

Nach den Ergebnissen der japanischen Studie ist die Eradikationstherapie als Krebsprophylaxe ein probates Mittel für *H.-p*-positive Patienten mit präkanzerösen Konditionen wie der atrophischen Gastritis sowie mit Magenkarzinom in der Familienanamnese, wie es die aktuelle Zweitauflage des Maastricht Consensus Reports wiedergibt. Auch für infizierte Dyspeptiker kann eine *H.-p.*-Sanierung sinnvoll sein, wenn man bedenkt, dass diese Patienten laut Studie am häufigsten ein Magenkarzinom entwickeln und andere Therapieoptionen keine höheren Erfolgsaussichten versprechen.

Im Hinblick auf die Erstlinientherapie der *H.-p.*-Infektion spricht sich die europäische Konsensuskonferenz aus Gründen der – auch in Deutschland – sehr hohen Metronidazolresistenz für das mit Eradikationsraten von durchschnittlich 90 Prozent hocheffiziente französische Tripelschema bestehend aus einem Protonenpumpenhemmer (z. B. Pantoprazol) und den beiden Antibiotika Amoxicillin und Clarithromycin aus. Das 7-tägige Behandlungsschema gibt es mittlerweile auch als intelligent aufgebaute Kombinationspackung (ZacPac®) zur Förderung der für den Therapieerfolg wesentlichen Compliance.

Herausgeber:
Abbott GmbH & Co. KG
Postfach 21 08 05
D-67008 Ludwigshafen

Byk Gulden
Business Unit Deutschland
Byk-Gulden-Straße 2
D-78467 Konstanz

Weitere Informationen bei:
3K Agentur für Kommunikation GmbH
Silke Hofmann
Oeder Weg 34
D-60318 Frankfurt
Tel.: 0 69 / 97 17 11-13, Fax: -22
E-mail: info@3K-Komm.de

Oxaliplatin-Firstline hervorragend in der Neoadjuvanz

Dass Oxaliplatin zu einem eindrucksvollen Downstaging von Lebermetastasen führt, wird durch eine neue prospektive Studie untermauert: Unter der Oxaliplatin Firstline-Therapie wurde mit 19 vs. 7,5% ($p = 0{,}025$) im Vergleich zur Irinotecan-Firstline eine signifikant bessere Resektabilität der Lebermetastasen erreicht. Mit Oxaliplatin erreichten 21 von 111 Patienten eine Resektion, unter Irinotecan lediglich 8 von 109 Patienten. Die Dosierung dieser randomisierten Phase-III-Studie umfasste 180 mg/m^2 Irinotecan, 200 mg/m^2 FA am Tag 1 und 5-FU als Bolus mit 400 mg/m^2, gefolgt von 5-FU als 46-h-Infusion in der Dosierung zwischen 2,4 bis 3 g/m^2 alle zwei Wochen. Oxaliplatin wurde am Tag 1 in einer Dosierung von 100 mg/m^2 verabreicht, gekoppelt an dasselbe Therapieschema alle 2 Wochen.

Diese neoadjuvante Wirksamkeit wird auch durch retrospektive Studien belegt. In einer Chemokombinationstherapie aus Oxaliplatin plus 5-FU/FA sollte der klinische Benefit für die Patienten ermittelt werden. Insgesamt wurden 151 Patienten mit kolorektalem Karzinom und Lebermetastasen in die Studie aufgenommen. Durchschnittlich konnten sich nach 5,5 Monaten 77 Patienten (51%) einer Resektion unterziehen, wobei es bei 58 der 77 Patienten (38%) möglich war, die vorhandenen Metastasen makroskopisch komplett zu entfernen. Die histologische Untersuchung ergab, dass bei insgesamt 48 der 55 Patienten (32%) eine R_0-Resektion gelungen war. Nach fünf Jahren lebten 50% der resezierten Patienten, dagegen lebten von den nicht operierten Patienten nur noch 5%. Selbst nach insgesamt 7 Jahren war ein Drittel der resezierten Patienten noch am Leben.

Der Erfolg des Konzeptes basiert zu einem auf der herausragenden Wirksamkeit von Oxaliplatin und zum anderen auf einer engen Abstimmung zwischen internistischen und chirurgischen Onkologen. Darüber hinaus ermöglichen auch die neuen Einschlusskriterien ein Langzeitüberleben von oftmals bisher «aussichtslosen Fällen». Früher galten eine synchrone Metastasierung, ein hohes Alter, drei und mehr Metastasen als Kontraindikationen einer Resektion. Heute werden auch diese Patienten in das Therapie-Konzept mit eingebunden. Insgesamt werden schwer wiegende operative Komplikationen nur bei 10% der Patienten beobachtet.
Ziel einer weiteren Studie ist es, die Wirkungen des FUFOX-Regimes (5-Fluoruracil und Folinsäure in Kombination mit Oxaliplatin) auf Ansprechrate, progressionsfreie Überlebenszeit, Toxizität und Gesamtüberleben im Vergleich zum Mayo-Klinik-Protokoll zu ermitteln. Die randomisierte multizentrische Phase-III-Studie belegt, dass bei Patienten mit metastasiertem kolorektalem Karzinom mit Oxaliplatin in Kombination mit 5-FU/FA (FUFOX) die längsten medianen Überlebenszeiten erreicht werden können: Die Zeitspanne des medianen Gesamtüberlebens kann unter FUFOX auf insgesamt 21,4 Monate angehoben werden. Das Mayo-Klinik-Protokoll erreicht ein Gesamtüberleben von 16,4 Monaten. Unter FUFOX treten keine lebensbedrohlichen dosislimitierenden Toxizitäten auf, wie beispielsweise Diarrhoe oder neutropenische Sepsis. Das Regime verursacht nur wenig Alopezie und auch die Neuropathie-Rate ist optimiert: Bei einer Kumulativ-Dosis von 1000 mg/m^2 weisen nur 15% der Patienten Neuropathien Grad 3–4 auf.
Eine Resektion der Lebermetastasen in Verbindung mit Oxaliplatin ist bei rund einem Drittel der Patienten möglich. Dies bietet Patienten mit metastasiertem kolorektalem Karzinom eine echte Heilungschance und sollte heute grundsätzlich bei jedem Patienten als therapeutische Option in Erwägung gezogen werden.

Weitere Informationen bei:
Cristina Iannazzo
P.R. Konzept GmbH
Postfach 13 42
D-61468 Kronberg
Tel.: +49(0)61 73 99 63-68, Fax: -30
E-mail: c.iannazzo@prkonzept.de

M2A® Kapsel-Endoskopie schließt diagnostische Lücke Dünndarm

Der Dünndarm – auch als gastroenterologisches Niemandsland bezeichnet [1] – ließ sich vor der M2A® Kapsel-Endoskopie weder endoskopisch noch radiologisch ausreichend darstellen. Konventionelle endoskopische Verfahren erlauben es lediglich, ca. 30% des Dünndarms einzusehen. Folge ist, dass Dünndarmerkrankungen nicht selten übersehen werden. Insofern bestand ein deutlicher medizinischer Bedarf zur verbesserten und auch weniger belastenden Diagnostik des kompletten Dünndarms.
Die M2A® Kapsel-Endoskopie schließt mit deutlichen und detaillierten Aufnahmen die bisherige diagnostische Lücke Dünndarm, schmerzfrei und ohne Sedierung.
Das Given® Diagnostic Imaging System ist ein nicht-invasives Verfahren, das auf modernster Technologie beruht [2] und besteht aus:

- M2A®-Videokapsel (11×26 mm, 3,7 g) mit einem winzigen Mikrokamera-Chip. Die Kapsel kann problemlos eingenommen werden, wird durch die natürliche Peristaltik durch den Gastrointestinaltrakt befördert und via naturalis ausgeschieden.
- Given®-Datenrekorder, der an einem Gürtel um die Hüfte getragen wird, und die Signale von 2 Bildern pro Sekunde empfängt, die von der Kapsel über 6–8 h aus dem Inneren des Körpers gesandt werden. Für den Empfang der Signale werden am Bauch des Patienten Sensoren angebracht. Die Patienten behalten während der Untersuchung ihre volle Mobilität.
- RAPID™-Workstation, ausgestattet mit der RAPID™-Anwendungssoftware. Die insgesamt ca. 50 000 aus dem Inneren des Körpers gesendeten Bilder werden von dem Datenrekorder als Videofilm auf eine Computer-Workstation geladen. Die spezielle RAPID™-Software ermöglicht die Bildanalyse, Auswertung und Diagnose-Erstellung. Einzelbilder oder auch kurze Video-Clips können exportiert werden.

Die M2A® Kapsel-Endoskopie ist derzeit *keine Alternative für die herkömmliche Gastroskopie bzw. Koloskopie,* sondern eine sinnvolle Ergänzung, die bei negativem Befund der genannten Untersuchungen durch die endoskopische Darstellung des gesamten Dünndarms signifikant zur Diagnose und damit zur Einleitung einer gezielten Therapie beitragen kann. Kontraindiziert ist das Verfahren bei Patienten mit Verdacht auf gastrointestinale Obstruktionen (ggfs. radiologische Abklärung) und mit Herzschrittmacher oder anderen elektromedizinischen Implantaten bzw. bei schwangeren Patientinnen, da für beide Gruppen noch keine klinischen Erfahrungen vorliegen.
In klinischen Studien wurden bereits über 240 M2A® Kapsel-Endoskopien in Deutschland, Schweden, Belgien, Frankreich, Italien, Spanien, USA, Australien und Israel durchgeführt (Stand Herbst 2001). Die Resultate von 16 Studienzentren liegen vor [3, 4].
Daten von 56 Patienten aus 4 Studien weisen mit einer Detektionsrate von 67% für die Kapsel-Endoskopie im Vergleich fast doppelt so hohe Werte auf wie die Push-Enteroskopie mit 37%. Der Unterschied zwischen den Methoden war mit $p = 0{,}002$ hochsignifikant [5]. Noch deutlicher war die Überlegenheit der M2A® Kapsel-Endoskopie im Vergleich zur Dünndarm-Kontrast-Untersuchung: Während die radiologische Methode eine Detektionsrate von 15% aufwies, kam die Kapsel-Endoskopie auf 60% ($p = 0{,}004$).
Die M2A® Kapsel-Endoskopie ist neben Europa (CE-Zertifizierung) u. a. auch in den USA (FDA) zugelassen und kommerziell verfügbar. Ein Starter-Satz besteht aus dem kompletten Given® Diagnostic Imaging System, einschießlich 10 Kapseln, die nachbestellt werden können.

Literatur

1 Riemann J: Pressegespräch im Rahmen des 107. Internisten-Kongresses in Wiesbaden. MMW-Fortschr Med 20/2001.
2 Iddan G, et al: Wireless capsule endoscopy. Nature 2000;450:417.
3 Lewis B, Swain P: Gastrointestinal endoscopy. 2001;53: abstract no. 70.
4 Scapa ES, et al: Endoscopy. 2001;33(suppl 1):abstract no. 1940.
5 Migdal M, et al: 2001, data on file, Given Imaging.

Weitere Informationen bei:

Dr. Orm Proske
European Marketing Communication Manager
Given Imaging GmbH
European Headquarters
Borsteler Chaussee 47
D-22453 Hamburg, Germany
Tel.: +49 40-5 13 30 00, Fax: -46 06 96 11
E-mail: proske@givenimaging.com
www.givenimaging.com

Chirurgische Gastroenterologie Interdisziplinär

Chir Gastroenterol 2002;18:183–185

Controversies in Surgery

Editors: *M. Schein, L. Wise*
Berlin, Springer, 2001
395 p., 43 fig., 3 tab., EUR 99,95; US$ 95,00
ISBN 3-540-41103-8

Das Buch ist der vierte Band einer Serie, die 1994 von den Autoren gestartet wurde. Das Prinzip der Wissensvermittlung mit Hilfe der Darstellung von Kontroversen bei unterschiedlichen Themen aus der Viszeral- und Gefäßchirurgie wird konsequent beibehalten. Dabei werden kontroverse Themenbereiche in den einzelnen Kapiteln stichpunktartig aufgelistet, um von den jeweiligen Autoren, den eingeladenen Kommentatoren und abschließend von den Herausgebern selbst dargestellt und gewertet zu werden. Die Praxisnähe dieses Buches zeigt sich z.B. im Kapitel über akute Cholecystitis. Folgende Kontroversen werden aufgezählt: intraoperative Cholangiographie, operative Verfahrensweise und Zeitpunkt der Operation, akute Cholecystitis und Schwangerschaft, akute Cholecystitis und Diabetes mellitus und akute Cholecystitis bei Hochrisikopatienten. Auf diese Weise werden verschiedene gutartige und bösartige Erkrankungen, aber auch Themen wie akute Appendizitis, mesenteriale Durchblutungsstörungen, Gefäßverletzungen und Adipositas permagna abgehandelt. Ein ausführliches Kapitel ist der laparoskopischen Chirurgie gewidmet. Neben diesen gängigen Themen finden sich aber auch Beiträge, die in klinisch betonten Chirurgiebüchern seltener sind. So beginnt das Buch mit einem Kapitel über das Publizieren auf dem Gebiet der Chirurgie im 21. Jahrhundert. Hier werden die modernen Medien gegeneinander abgewogen, wobei trotz der «unbegrenzten» Möglichkeiten des Internets das klassische Buch nach Ansicht mehrerer Autoren seinen Stellenwert behalten wird. Das Buch schließt mit einem Kapitel über chirurgische Fehler ab, wobei die Befindlichkeiten aus Sicht von Chirurgen, Patienten und Juristen sehr einfühlsam dargestellt werden. Die Autoren dieses Buches kommen überwiegend aus den USA, England und anderen europäischen Staaten. Die unterschiedlichen Mentalitäten finden sich auch in fachlichen Darstellungen wieder. Zur richtigen Einschätzung der unterschiedlichen Meinungen ist es von Nutzen, wenn man einige Erfahrungen auf internationalen Kongressen gemacht hat. Meines Erachtens ist das Buch deshalb auch eher für den erfahrenen Kliniker geeignet, der mit einem gewissen Abstand an die Themen herangeht und nicht mehr oder weniger unkritisch Wissen in sich aufnehmen will oder muss. Es entspricht den Anforderungen einer Evidence-basierten Medizin, wobei einige Kapitel mit 70 bis über 1000 Literaturstellen etwas überfrachtet erscheinen. Sein Preis ist angemessen.

R. Kirchner, Hannover

Praxis der enteralen Ernährung. Indikation – Technik – Nachsorge

Herausgeber: *C. Löser, M. Keymling*
Stuttgart, Thieme, 2001
296 S., 88 Tab., 197 Abb., EUR 79,95; SFr 131,00
ISBN 3-13-129261-X

Der signifikante Einfluss einer frühzeitigen Diagnostik und Therapie der Mangelernährung auf die individuelle Komplikationsrate, Therapietoleranz, Morbidität, Mortalität und damit auf die generellen Prognose der Patienten wird auch heute nicht selten unterschätzt. Dabei wurden die Erfolge der nutritiven Therapie in der Onkologie sowie bei neurologischen und geriatrischen Patienten nach Einführung der perkutanen endoskopischen Gastrostomie (PEG) in Deutschland offensichtlich. Das Buch wendet sich fachübergreifend an alle in Klinik und Praxis tätigen Ärzte, Schwestern und Pfleger, die mit der künstlichen Ernährung befasst sind. Es stellt eine aktuelle Zwischenbilanz unter Berücksichtigung aktueller Studienergebnisse dar.

Der Inhalt dieses Buches ist übersichtlich gegliedert. Am Beginn stehen physiologische Grundlagen der Ernährung sowie die Pathophysiologie der Malnutrition. Es folgt eine kritische Darstellung der Vor- und Nachteile enteraler und parenteraler Ernährungsstrategien bei kritisch Kranken, wobei besonders auch immunologische Aspekte berücksichtigt werden. Wertvolle Hinweise für die praktische Durchführung der enteralen Ernährung finden sich in den Kapiteln über Techniken der Sondeneinlage, die das gesamte Spektrum von der einfachen nasogastralen oder nasojejunalen Sonde über perkutan endoskopisch, laparoskopisch oder radiologisch platzierte Sonden hin zur operativen Anlage von Ernährungsfisteln einbeziehen. Dabei werden neben Indikation, Kontraindikation und Komplikationen auch ethische und juristische Aspekte dargestellt. Danach wird die enterale Ernährung, als Teil multimodaler Therapiekonzepte perioperativ, bei Tumorerkrankungen, in der Geriatrie und Pädiatrie sowie auf Intensivstation abgehandelt. Ausreichend Raum wird auch der Pflege und Langzeitbetreuung von Patienten mit enteralen Sondensystemen

KARGER
Fax +49 761 4 52 07 14
E-mail Information@Karger.de
www.karger.com

Accessible online at:
www.karger.com/journals/cga

gewidmet. Kasuistiken und ein tabellarischer Anhang über Produkte und Hersteller runden das Ganze ab.
Insgesamt spricht das Buch eine für manchen Kliniker nicht vertraute Materie an und stellt sie anschaulich mit vielen, zum großen Teil farbigen Abbildungen und didaktisch gelungenen Tabellen auf dem neuesten wissenschaftlichen Stand dar. Es ist von Autoren verschiedener Fachrichtungen und unterschiedlicher Institutionen verfasst und für alle, die mit der enteralen Ernährung konfrontiert sind, eine sowohl theoretische als auch sehr praktische Hilfe.

R. Kirchner, Hannover

Klinikleitfaden Chirurgie

3. Aufl.
Herausgeber: *F.-M. Hasse, H. Nürnberger*
München, Urban & Fischer, 2002
1072 S., 250 Abb., 195 Tab., EUR 39,95, SFr 69,20
ISBN 3-437-22450-6

Die Herausgeber haben mit weiteren 33 Autoren aus ganz Deutschland die 3. Auflage des bewährten Klinikleitfadens Chirurgie vorgelegt, der in der Kitteltasche getragen werden kann und sich hervorragend für die Arbeit in der chirurgischen Klinik eignet. Das Buch ist kurz, präzise und praxisnah aufgebaut. Im Zentrum des komprimiert dargestellten medizinischen Wissens stehen die Probleme des klinischen Alltags. Deswegen wird auf die Darstellung theoretischer Grundlagen wie Pathophysiologie und allgemeine Pharmakologie weitgehend verzichtet. Um Wiederholungen zu vermeiden, sind viele Querverweise eingefügt, die mit einer weisenden Hand hervorgehoben sind. Als weitere bildliche Hinweise finden sich Ausrufungszeichen für wichtige Zusatzinformationen, Blitzzeichen für Notfälle und -maßnahmen und das Bild einer Bombe für Warnhinweise. Das Buch ist in Tipps für die Stationsarbeit, Hinweise auf chirurgische Arbeitstechniken, den chirurgischen Eingriff, häufige internistische und neurologische Probleme, Begutachtung und apparative Diagnostik, vor allem Röntgen, Sonographie und Verfahren der Endoskopie, Darstellung der Grundlagen der chirurgischen Notfall- und Intensivtherapie, Transplantationschirurgie, praktische Onkologie und Infektionen nach Organsystemen gegliedert. Die Kapitel 30–33 behandeln Probleme der Arzneitherapie, Referenzbereiche und Differenzialdiagnose pathologischer Laborparameter, wichtige Adressen mit Internetangabe (Redaktionsschluss November 2001) und die AO-Klassifikation langer Röhrenknochen. Zum Schluss folgt ein ausführliches Sachverzeichnis. Der Klinikleitfaden eignet sich hervorragend für den chirurgischen Assistenten. Er ist didaktisch sehr gut aufgebaut, zweifarbig, trotz der kleinen Schrift gut lesbar und verständlich. Dazu tragen hervorragend reproduzierte Abbildungen, teilweise als Schemazeichnungen, bei. Inhaltlich sind vereinzelt unbedeutende Mängel aufgefallen, die jedoch bei einem so umfangreichen Werk vernachlässigt werden können. Der Klinikleitfaden ist daher ohne Einschränkung zu empfehlen. Sein Preis ist sehr günstig.

K.-J. Paquet, Hannover

Funktionsdiagnostik in der Gastroenterologie. Medizinische Standards

Herausgeber: *J. Stein, T. Wehrmann*
Berlin, Springer, 2002
358 S., 87 Abb., 81 Tab., EUR 34,95
ISBN 3-540-67391-1

Die Herausgeber sind ausgewiesene Endoskopiker und Gastroenterologen, die für ihr Engagement für die Funktionsdiagnostik in der Gastroenterologie bekannt sind. Mit wenigen Mitarbeitern haben sie dieses umfangreiche Gebiet in fünf Kapiteln gründlich abgehandelt. Sie beginnen mit dem oberen Gastrointestinaltrakt, woran sich der untere Gastrointestinaltrakt, Funktionstests für Pankreas, Leber und Galle und solche für Leitsymptome, wie z.B. Obstipation, anschließen. Das umfangreiche Taschenbuch enthält alle wesentlichen Aspekte der Thematik und ist durch Zweifarbigkeit bei Merksätzen, guten Schwarzweiß- bzw. farbigen Abbildungen und unterschiedliche Schriftbilder illustriert. Jedes Kapitel enthält ein kurzes Literaturverzeichnis. Das Sachverzeichnis ist für das umfangreiche Buch etwas kurz geraten. Trotz dieses kleinen Mangels kann dieses hervorragende Taschenbuch als Standardwerk für die Thematik insbesondere den Gastroenterologen, jedoch auch Viszeralchirurgen, zur bereichernden Lektüre empfohlen werden. Sein Preis ist angemessen.

K.-J. Paquet, Hannover

Das hepatozelluläre Karzinom

Herausgeber: *H.-P. Allgaier*
Berlin, UNI-MED, 2002
126 S., 79 z.T. farbige Abb., 26 Tab., EUR 44,80
ISBN 3-89599-607-6

Die Science-Reihe des Verlags UNI-MED stellt aktuelle Forschungsergebnisse zur Diagnostik und Therapie wichtiger Erkrankungen dar, die sich durch höchste wissenschaftliche Kompetenz und anspruchsvolle Präsentation auszeichnen sollen. Die Autoren werden als Meinungsbilder auf ihren Fachgebieten bezeichnet. Das ist ein sehr hoher Anspruch an das Buch und seinen Herausgeber. Als Mitautoren hat er zehn seiner Kolleginnen und Kollegen der Medizinischen Universitätsklinik II und des Pathologischen Instituts der Universität Freiburg – einschließlich seines Lehrers und Chefs, Hubert E. Blum – und zwei Chirurgen des Universitätsklinikums Charitè Berlin, Virchow-Klinikum, gewinnen können. Das Buch hat folgende Kapitel: «Epidemiologie und Klinik», «Pathogenese», «Diagnostik», «HCC-Stadien» und «Prognose», «Therapie», «Gen-Therapie des HCC», «Zusammenfassung», «Perspektiven» sowie einen Sachindex. Es ist didaktisch hervorragend gestaltet, indem wichtige Aussagen farblich unterlegt und die Ausführungen durch sehr gute Farbabbildungen und Tabellen illustriert sind. Die Literaturverzeichnisse am Ende der Kapitel sind etwas spärlich ausgefallen. Gleiches gilt für den Index. Hinter beidem vermutet der Rezensent Zeitdruck. Aus diesen und auch anderen inhaltlichen Gründen wird dieses ansonsten hervorragende Buch dem genannten Anspruch, dass es höchste wissenschaftliche Kompetenz aufweist, nicht vollständig gerecht. Seine Lektüre wird jedoch jeden an der Thematik Interessierten, das sind Gastroenterologen, Hepatologen, Viszeralchirurgen, Pathologen und Radiolgen, bereichern. Sein Preis ist angemessen.

K.-J. Paquet, Hannover

Sonographie für den Chirurgen

Herausgeber: *R. Mantke, U. Peitz*
Stuttgart, Thieme, 2001
410 S., 914 Abb., 75 Tab., EUR 149,00, SFr 257,00
ISDN 3-131-24591-3

Der Chirurg R. Mantke und der Gastroenterologe und Hepatologe U. Peitz der Otto-von-Uericke-Universität Magdeburg haben sich zusammengefunden, um einen umfassenden Überblick über die Sonographie für den Chirurgen zu verfassen. Dieses Vorhaben ist ein Novum, denn es gibt auf dem Büchermarkt noch kein aktuelles Lehrbuch für die gesamte Sonographie, welches in umfassender und kompakter Weise alle Schwerpunkte der Chirurgie und den Wert der Sonographie für dieses Fachgebiet analysiert und darstellt. Von großer Bedeutung ist dabei, dass der Stellenwert der Sonographie ständig wächst, da sie eine hohe diagnostische Aussagekraft besitzt, überall, jederzeit, z.B. auch auf der Intensivstation, verfügbar ist, keine wesentlichen Nebenwirkungen aufweist und darüber hinaus sehr preisgünstig ist. An dem Lehrbuch sind außer den Herausgebern 31 Autoren, vorwiegend aus der Universitätsklinik Magdeburg, den Universitätskliniken Essen, Marburg, Graz, Greifswald und Jena, sowie Kollegen, die in selbstständigen Positionen an Schwerpunktkrankenhäusern oder auch in einer orthopädischen Praxis arbeiten, beteiligt. Da die Sonographie eine interdisziplinäre Wissenschaft darstellt, sind außer Chirurgen und Internisten Orthopäden, Pädiater, Urologen, Gynäkologen und Radiologen um diese Publikation bemüht. Das Buch ist in die Kapitel «Akutes Abdomen», «Thorax- und Abdominaltrauma», «Intraoperative Sonographie in der Chirurgie von Leber, Pankreas und im Rahmen einer Staging-Operation», «Sonographie auf der Intensivstation», «Interventionelle Sonographie», «Technische Grundlagen», «Abdominalsonographie», «Sonographie von Pleura und Thorax, Schilddrüse und des endokrinen Systems», „Endosonographie», «Sonographie von Niere, harnableitendem System und Scrotum, der weiblichen Brustdrüse, der Gelenke, Knochen und angrenzenden Weichteile, der Bauchdecke, der Arterien und Venen», «Sonographie nach Leber-, Nieren- oder Pankreastransplantation, der intra-abdominellen Farb-Duplex-Sonographie der Arterien und der Kinderchirurgischen Sonographie» aufgeteilt. Es beginnt mit einem Abkürzungs- und endet mit einem Sachverzeichnis. Die Kapitel enthalten hervorragende, teilweise farbige sonographische Abbildungen, denen ein Schema und wo die Autoren es für nötig halten farbige Operationsbilder, farbige Schemen der Anatomie und zweifarbige Tabellen zur Seite gestellt sind. Insgesamt ist ein in jeder Hinsicht hervorragendes, lesenswertes und didaktisch optimal gelungenes Lehrbuch über die Sonographie für den Chirurgen entstanden, das jedem jungen Chirurgen, aber auch den interdisziplinär mit der Chirurgie kooperierenden anderen Fachdisziplinen zum Studium empfohlen werden kann. Von seiner Lektüre werden auch erfahrene Fachärzte der Chirurgie und insbesondere solche in selbstständigen Positionen profitieren, die auf diesem Gebiet ein Bedürfnis, Informationen nachzuholen, besitzen dürften. Es ist ihm daher eine weite Verbreitung in diesem Personenkreis zu wünschen. Zu Recht fordern die Deutsche Gesellschaft für Chirurgie und auch die Ärztekammern im Rahmen der Facharztweiterbildung, dass die Sonographie heute von jedem Chirurgen beherrscht werden muss. Dazu kann ihm nur ein sorgfältiges und intensives Studium z.B. eines solchen Standardwerks verhelfen. Sein Preis ist in Anbetracht der hervorragenden Ausstattung günstig.

K.-J. Paquet, Hannover

Chirurgische Gastroenterologie Interdisziplinär

Tagungen und Kongresse · Meetings and Conferences

Chir Gastroenterol 2002;18:186–187

05.07.–06.07.2002 **Singen** Deutschland	**Euroregio Bodensee Chirurgentag und Dialog für OP-Schwestern/-Pfleger/-OAT**	**Information:** Prof. Dr. D. Rühland, Hegau-Klinik, Virchow-Str. 10, D-78224 Singen Tel. +49 77 31894-81, Fax -08
18.07.–20.07.2002 **Schweinfurt** Deutschland	**79. Tagung der Vereinigung der Bayerischen Chirurgen**	**Information:** Frau Anita Akabogu, MCN Medizinische Congressorganisation, Nürnberg AG, Zerzabelshofstr. 29, D-90478 Nürnberg Tel. +49 9113-93 16-10, Fax -31204 E-mail akabogu@mcn-nuernberg.de Internet www.mcn-nuernberg.de
11.09.–14.09.2002 **Bonn** Deutschland	**57. Tagung der Deutschen Gesellschaft für Verdauungs- und Stoffwechselkrankheiten mit Sektion für Gastroenterologische Endoskopie**	**Information:** Frau H. Diedenhofen, Frau U. Henseler, Med. Klinik u. Poliklinik I, Allgemeine Innere Medizin, Universitätsklinikum Bonn, Sigmund-Freud-Str. 25, D-53105 Bonn Tel. +49 22 8287-6911/12, Fax –9165 E-mail dgvs200@uni-bonn.de
16.09–18.09.2002 **Norderstedt** Deutschland	**International Symposium Visceral Surgery**	**Information:** European Surgical Institute, Hummelsbütteler Steindamm 71, D-22851 Norderstedt Tel. +49 40 529732-00, Fax –09 E-mail kbarthol@ethde.jnj.com Internet www.esi-online.de
19.09.–21.09.2001 **Bruchsal** Deutschland	**90. Jahrestagung der Vereinigung Mittelrheinischer Chirurgen**	**Information:** Prof.Dr. H. Thiele, Frau U. Bay, Chir. Klinik, Fürst-Stirum-Klinik, Gutleutstr. 1–14, D-76646 Bruchsal Tel. +49 7251 70854-26, Fax –50 E-mail thiele@krankenhaus-bruchsal.de Internet www.mittelrheinische-chirurgenvereinigung.de
26.09.–28.09.2002 **Leipzig** Deutschland	**1. Mitteldeutscher Chirurgenkongress der Chirurgenvereinigung Sachsen / Sachsen-Anhalt / Thüringen**	**Information:** Carlo Prätorius GmbH, Menzelstr. 5, D-81679 München Tel. +49 89 982 932-0, Fax –14 E-mail info@carlo-praetorius.de
30.09.–02.10.2002 **Bregenz** Österreich	**Bregenzer Laparoskopietage – MIC-Intensivtrainingskurs**	**Information:** Fr. Susanne Schneeweiss, Landeskrankenhaus, Carl-Pedenz-Str.2, A-6900 Bregenz Tel. +43 55 74 401-22 80, Fax –1281 E-mail Chirurgie@lkhb.at Internet www.landeskrankenhaus.com/chirurgie/-index.htm
Oktober **München** Deutschland	**XXX. Kongress der Gesellschaft für Gastroenterologie in Bayern**	**Information:** Hinte Messe- u. Ausstellungsges. mbH, Beiertheimer Allee 6, D-76137 Karlsruhe Tel. +49 721 9313-30, Fax –81 E-mail kongress@hinte-messe.de Internet www.hinte-messe.de
04.10.–06.10.2002 **Freiburg** Deutschland	**Falk-Symposium – Nr. 130 – Gastroenterologiewoche Freiburg 2002 (Teil I)**	**Information:** Prof. Dr. G. Holtmann, Zentrum f. Innere Medizin, Gastroenterologie/Hepatologie, Univ.-Klinikum, Hufelandstr. 55, D-45122 Essen Tel. +49 201 723-3618, Fax –5970 E-mail g.holtmann@uni-essen.de Internet www.falkfoundation.de
06.10.–12.10.2002 **San Francisco** CA, USA	**88th Annual Meeting of American College of Surgeons**	**Information:** Am. Coll. of Surgeons, 55 E. Erie Street, USA Chicago, IL 60611 Tel. +1 312-6444050, Fax –4407914 E-mail postmaster@facs.org Internet www.facs.org
07.10.–08.10.2002 **Freiburg** Deutschland	**Falk-Symposium – Nr. 131 – Gastroenterologiewoche Freiburg 2002 (Teil II)**	**Information:** Prof. Dr. J. Schölmerich, Fr. Iris Herrmann (Wissenschafts- und Kongress-Sekr.), Klinik u. Poliklinik f. Innere Medizin, Univ. Regensburg, D-93042 Regensburg Tel. +49 941 94470-12, Fax –11 E-mail iris.herrmann@klinik.regensburg.de Internet www.falkfoundation.de

KARGER
Fax +49 761 4 52 07 14
E-mail Information@Karger.de
www.karger.com

Accessible online at:
www.karger.com/journals/cga

18.10.–19.10.2002 **Ludwigshafen** Deutschland	**17. Jahrestagung der Gastroenterologischen Arbeitsgemeinschaft Rheinland-Pfalz/Saarland**	**Information:** Prof. Dr. J.F. Riemann, Frau Gaby Kneissler, Kongresssekretariat, Medizinische Klinik C, Klinikum der Stadt Ludwigshafen gGmbH, Bremserstr. 79, D-67063 Ludwigshafen Tel. +49 621 50341-11, Fax –12 E-mail MedCLu@t-online.de
18.10.–19.10.2002 **Saarbrücken** Deutschland	**CAO-Symposium: Perianalkarzinose, lokoregionäres abdominelles Rezidiv**	**Information:** PD Dr. S. Frick, Klinik f. Allgemein-, Viszeral- u. Thoraxchirurgie, Caritasklinik St. Theresia, Rheinstr. 2, D-66113 Saarbrücken E-mail s.frick@caritaklinik.de
18.10.–24.10.2002 **Seattle** WA, USA	**Annual Meeting of the American College of Gastroenterology**	**Information:** American College of Gastroenterology, 4900 South 31st Street, USA-Arlington VA 22206-1656 Tel. +1 703-8207400, Fax –9314520 E-mail cd005258@mindspring.com
19.10.–24.10.2002 **Genf** Schweiz	**10th United European Gastroenterology Week – UEGW**	**Informationen:** J.-R. Malagelada, Digestive System Research Unit, Hospital General Vall d'Hebron, Pg. Vall d'Hebron,119-129, E-08035 Barcelona Tel. +34 3 428 1883, Fax -+34 93 2096205 E-mail webmaster@uegf.org Internet www.uegf.org Mrs. Bridget Fischer, München Tel. +49 89 414192-3, Fax -45
27.10.–01.11.2002 **Taipei** Japan	**XXXIII World Congress of the International College of Surgeons**	**Information:** Chung-Jean Lee, M.D., Ph.D., Prof. of Durgery, National Taiwan Univ., 7 Chung-Shan S. Rd., Taipei 100, Taiwan Tel. +886 2 235-62120, Fax –11434 E-mail cjlee@ha.mc.ntu.edu.tw
30.10.–02.11.2002 **Istanbul** Türkei	**12th World Congress of the International Association of Surgeons & Gastroenterologists**	**Information:** Prof. Dr. Yusuf Bayraktar, Hacetteppe Univ. School of Medicine, Gastroenterology, Ankara, Türkei Tel. +90 312 44-09758/-02490, Fax –74 610
01.11.–02.11.2002 **Norderstedt** Deutschland	**Endo-Club-Nord**	**Information:** Endo-Club-Nord, CCH Congress Organisation, St.-Petersburger-Str. 1, D-20355 Hamburg Tel. +49 40 356923-41, Fax –43 E-mail endoclubnord@cch.de Internet www.endoclubnord.de
15.11.2002 **Frankfurt/Main** Deutschland	**CAMIC-Symposium: Minimal invasive Adipositaschirurgie – neue Techniken**	**Information:** Prof. Dr. R. Weiner, MIC-Zentrum KH Sachsenhausen, Schulstr. 31, D-60594 Frankfurt/Main Tel. +49 69 66051-199, Fax –530 E-mail rweiner@khs-ffm.de
18.11.–20.11.2002 **Bregenz** Österreich	**Bregenzer Laparoskopietage – MIC-Intensivtrainingskurs**	**Information:** Fr. Susanne Schneeweiss, Landes-krankenhaus, Carl-Pedenz-Str.2, A-6900 Bregenz Tel. +43 55 74 401-2280, Fax –1281 E-mail Chirurgie@lkhb.at Internet www.landeskrankenhaus.com/chirurgie/index.htm
25.11.–27.11.2002 **Norderstedt** Deutschland	**9th International Symposium: Laparoscopic Colorectal Surgery**	**Information:** European Surgical Institute, Hummels-bütteler Steindamm 71, D-22851 Norderstedt Tel. +49 40 529732-00, Fax –09 E-mail kbarthol@ethde.jnj.com Internet www.esi-online.de
28.11–30.11.2002 **Ludwigshafen** Deutschland	**Internationale Ludwigshafener Gastroenterologische Tage 2002**	**Information:** Frau Gaby Kneissler, Med. Klinik C, Klinikum Ludwigshafen gGmbH, Bremserstr. 79, D-67063 Ludwigshafen Tel. +49 621 503 41-11, Fax –12 E-mail kongress-sekreatariat-medc@t-online.de
08.12.–11.12.2002 **Hong Kong** China	**18th World Congress of Digestive Surgery in Conjunction with 9th Hong Kong International Cancer Congress – WCDS**	**Information:** Congr. Secr., Dept. of Surgery, Univ. of Hong Kong Med. Centre, Queen Mary Hospital, Pokfulam Road, VRC-Hong Kong Tel. +852 28 18-0232, Fax –1186 E-mail wcds2002@hkucc.hku.hk Internet www.wcds2002.org

Chirurgische Gastroenterologie Interdisziplinär

Hinweise für Autoren

Chir Gastroenterol 2002;18

Die Zeitschrift CHIRURGISCHE GASTROENTEROLOGIE INTERDISZIPLINÄR ist ein Forum für die interdisziplinäre Diskussion aller wichtigen und aktuellen Themen der Viszeralchirurgie, Gastroenterologie und Hepatologie. Alle Beiträge unterliegen einem unabhängigen Begutachtungsverfahren.

1. Allgemeines, Verlagsrecht

Bitte senden Sie Ihr Manuskript in **dreifacher** Ausfertigung (ein Exemplar komplett mit den Originalen der Abbildungen und Tabellen, 2 mit Kopien) an Herrn Prof. Dr. R. Bittner, Marienhospital, Böheimstr. 37, D-70199 Stuttgart, Tel. +49 711 64 89 22-01, Fax -13. Eine Kopie des Manuskripts soll grundsätzlich beim Autor verbleiben.

Alle Autoren müssen in einem **Begleitschreiben** durch Unterschrift bestätigen, daß die eingereichte Arbeit bislang weder ganz noch teilweise (Ausnahme: Kongreßberichte) veröffentlicht wurde, noch anderweitig zur Veröffentlichung eingereicht ist und daß alle Autoren das Manuskript gelesen haben und mit der Veröffentlichung in der vorliegenden Form einverstanden sind. Es ist Sache des Autors, die Nachdruckerlaubnis für Abbildungen, Tabellen usw. aus anderen Publikationen zu beschaffen. Über die Annahme wissenschaftlicher Beiträge wird aufgrund mehrerer Gutachten entschieden (peer review). Mit der Annahme des Manuskripts zur Publikation gehen alle Rechte auf den Verlag über. Ohne schriftliche Genehmigung des Verlages dürfen diese Publikationen oder Teile daraus nicht in andere Sprachen übersetzt oder in irgendeiner Form mit mechanischen oder elektronischen Mitteln (einschließlich Fotokopie, Tonaufnahme und Mikrofilm) reproduziert oder auf einem Datenträger oder Computersystem gespeichert werden.

Ethische und rechtliche Voraussetzungen: Manuskripte, bei denen Untersuchungen an Probanden oder Patienten durchgeführt wurden, müssen die Erklärung enthalten, daß das Versuchsprotokoll von einer Ethikkommission genehmigt wurde und den ethischen Standards der Deklaration von Helsinki in ihrer erweiterten Form von 1975 und ihren Zusätzen von 1983, 1989 und 1996 [JAMA 1997;277:925–926] entspricht. Zugleich muß im Manuskripttext auf die Einwilligung der Versuchsperson nach Aufklärung hingewiesen werden. Angaben, die auf die Identität der Person schließen lassen, sind unzulässig. Tierversuche bedürfen gleichfalls der Genehmigung und müssen den Forderungen des Tierschutzgesetzes in seiner jeweils gültigen Fassung entsprechen. Auf diese Genehmigung ist im Manuskript hinzuweisen. Arbeiten, die nicht aus Deutschland stammen, müssen einen vergleichbaren Hinweis tragen.

Rubriken: Beiträge erscheinen als Beiträge zum Hauptthema, Interdisziplinäres Gespräch, Originalarbeiten, Übersichtsarbeiten und als Arbeiten zur Prä- und Postoperativen Therapie sowie Minimal invasiven Chirurgie.

2. Manuskripte

Die Manuskripte sollen in 1½zeiligem Abstand mit beidseitig 3 cm Rand ausgedruckt werden. Die Arbeiten sollten 5 Druckseiten (zirka 15 Manuskriptseiten einschl. Literatur und Tabellen) nicht überschreiten. Für Umfangsüberschreitungen wird dem Autor ein Mehrkostenanteil in Rechnung gestellt (s. u.). Kontrollieren sie das Manuskript sorgfältig auf einheitliche Bezeichnung und korrekte Schreibweise. Typographische Gestaltung und redaktionelle Bearbeitung werden vom Verlag durchgeführt. Generelle Hinweise zur Abfassung von Manuskripten können den «Uniform Requirements for Manuscripts Submitted to Biomedical Journals» des «International Committee of Medical Journal Editors», veröffentlicht in Ann Intern Med 1997;126:36–47 bzw. http://jama.ama-assn.org/info/auinst_req.html, entnommen werden.

Manuskripte auf Diskette: Dem zur Veröffentlichung angenommenen Manuskript **muß** eine Diskette beigelegt werden, deren Inhalt exakt mit dem Ausdruck übereinstimmen muß. Bitte beachten Sie auch die «Hinweise für Abgabe von Manuskripten auf Diskette» im ersten Heft jedes Jahrgangs.

Die Seiten des Manuskripts müssen, beginnend mit der Titelseite, durchlaufend numeriert sein. Die Arbeit soll gegliedert sein in **Schlüsselwörter** und **Zusammenfassung, Key Words** und **Summary, Einleitung, Material und Methoden** (oder **Patienten und Methoden**), **Ergebnisse, Diskussion,** gegebenenfalls **Dank, Literatur, Tabellen, Abbildungslegenden** und **Abbildungen.**

Die **Titelseite** muß enthalten: **Titel und Kurztitel** der Arbeit in Deutsch und Englisch, die vollständigen Autorennamen mit der jeweiligen Institutsangabe o. ä. in der Landessprache der Autoren, die vollständige Postadresse des Korrespondenzautors mit Telefon- und Faxnummer sowie der E-mail-Adresse.

Alle Arbeiten müssen eine englische und deutsche **Zusammenfassung** (max. 250 Wörter) sowie 3–5 **Schlüsselwörter** (Englisch und Deutsch) enthalten, die möglichst der «Medical Subjects Heading List» des Index Medicus entnommen sein sollen (die Liste ist unter www.nlm.nih.gov erhältlich). Die Zusammenfassung darf keine Literaturzitate, Tabellen, Abbildungen, Abbildungs- und Tabellenhinweise enthalten. Unvermeidliche Hinweise auf Literaturzitate müssen vollständig sein.

Fußnoten sollten nur in Tabellen verwendet werden. Abkürzungen bitte möglichst sparsam verwenden. Bei speziellen **Abkürzungen** jeweils beim ersten Auftreten das Wort ausschreiben und die später verwendete Abkürzung in Klammern folgen lassen: z. B. Adenosin-Monophosphat (AMP). Geschützte **Produkt- bzw. Markennamen** müssen beim ersten Auftreten im Text mit einem hochgestellten ® bzw. ™ bezeichnet werden. Die Verantwortung für die korrekte Befolgung dieser Vorschrift liegt ausschließlich beim Autor. **Danksagungen** sollten unmittelbar dem Text folgen und dem Literaturverzeichnis vorangestellt sein.

Das **Literaturverzeichnis** soll nur die im Text zitierten Publikationen enthalten. Die Literatur ist entsprechend der Reihenfolge des Auftretens im Text zu numerieren. Die Referenzen werden als Zahlen in eckigen Klammern in den Text eingefügt. Bitte alle Autoren einer Arbeit angeben, die Abkürzung «et al.» ist zu vermeiden. Es sollten nur Arbeiten zitiert werden, die entweder publiziert oder zur Publikation angenommen wurden. Der Hinweis «in Vorbereitung» oder «persönliche Mitteilung» ist zu vermeiden. Die Abkürzung der Zeitschriftentitel erfolgt nach dem Index-Medicus-System (http://www.nlm.nih.gov).

Zur Abfassung von Literaturzitaten gelten folgende Beispiele:

(a) Zeitschriftenbeiträge: Feussner H, Allescher H, Frimberger D, Rösch T, Wessels G: Endoskopisch-laparoskopische Eingriffe am Kolon. Chir Gastroenterol 2000;16: 172–176.

(b) Bücher mit Herausgeber: Hardy WD Jr, Essex M: FeLV-induced feline acquired immune deficiency syndrome: A model for human AIDS; in Klein E (ed): Acquired Immunodeficiency Syndrome. Prog Allergy. Basel, Karger, 1986, vol 37, pp 353–376.

(c) Monographien: Schaefer UW, Beelen DW: Bone Marrow Transplantation, ed 2, revised. Basel, Karger, 1996.

Die Anzahl von **Abbildungen** und **Tabellen** soll niedrig gehalten werden. In Tabellen genannte Informationen bedürfen keiner Wiederholung im Text. Hinweise auf Abbildungen und Tabellen erfolgen im Text mit (Abb. 1) bzw. (Tab. 1). Abbildungslegenden sind auf einer gesonderten Seite zusammenzustellen. Die Legenden der Tabellen und Abbildungen sind kurz und präzise abzufassen. **Farbabbildungen** sind möglich, erfordern jedoch einen Zuschuß des Autors zu den Druckkosten (s. u.). **Abbildungsvorlagen** sind 3fach einzureichen (Original und 2 Kopien). Auf der Rückseite der Vorlage (nicht aufkleben oder anheften) bitte den Namen des Autors, ein Titelstichwort, die Angabe, wo «oben» ist sowie die Bildnummer angeben. Die Qualität der gedruckten Abbildungen hängt von der Qualität der Vorlagen ab.

Druckfahnen: Das lektorierte Manuskript und die Druckfahnen werden dem Korrespondenzautor zusammen mit einem Formular zur Sonderdruckbestellung zugeschickt. Die Fahnen sind mit dem Manuskript zu vergleichen und notwendige Korrekturen auf der Fahne einzutragen. Die Korrespondenz betreffend angenommene Arbeiten und Druckfahnen bitte direkt mit der S. Karger GmbH, Verlagsbüro Leipzig, Dr. Hannelore Tenckhoff, Querstraße 18, D-04103 Leipzig führen.

3. Kosten und Sonderdrucke

a) Übersteigen die Kosten der Autorkorrektur 10% der Satzkosten, werden die Zusatzkosten dem Autor in Rechnung gestellt.
b) Sollte die Arbeit den vorgegebenen Umfang überschreiten und vom Autor nicht gekürzt werden, wird der Mehrumfang mit EUR 335,– pro Druckseite berechnet.
c) Für Farbabbildungen wird dem Autor ein Reproduktions- und Druckkostenanteil von EUR 235,– pro Abbildung in Rechnung gestellt.

Der Korrespondenzautor erhält 25 kostenlose Sonderdrucke seiner Arbeit (gilt nicht für Supplemente).

Die vollständigen Hinweise erscheinen im ersten Heft eines Jahrgangs.

Hinweise für Manuskripte auf Diskette

Bitte reichen Sie zusammen mit dem Manuskript eine Diskette ein. Prüfen Sie die Diskette mit einem Virensuchprogramm. Der Inhalt der Diskette **muß exakt** mit dem beigelegten Ausdruck übereinstimmen. Bitte vermeiden Sie das Komprimieren der Dateien mit einem Packprogramm. Auf dem Etikett der Diskette müssen folgende Angaben vermerkt sein: Titel der Arbeit, Name des Erstautors sowie verwendetes Betriebssystem und Software (Versionsnummer). Sowohl Disketten im Macintosh-Format als auch MS-DOS-formatierte Disketten werden akzeptiert. Speichern Sie den Text in dem vom Textverarbeitungsprogramm angebotenen Standardformat ab, verwenden Sie also z. B. für ein mit dem Programm «Word» erstelltes Dokument die Formatvorlage «Normal» und speichern Sie den Text als Word-Dokument ab. Speichern Sie das Dokument möglichst im Word-Format. Zur Zeit können Dateien folgender Textverarbeitungsprogramme bearbeitet werden: Macintosh, jedes Programm; IBM-Kompatible, Word einschließlich Word 97 und WordPerfect bis Version 5.1. Die Datei sollte keine Seitenlayout-Anweisungen, wie Hinweise zur Plazierung von Grafiken, enthalten. Bitte den Text linksbündig schreiben und keine Silbentrennungen durchführen. Erfassen Sie Ihren Text endlos, d. h. benutzen Sie harte Zeilenschaltungen (Return-Taste) nur am Ende eines Absatzes oder für Titel, Untertitel etc. Bitte verwenden Sie **nur ein Format** (Normal) für die Erstellung des Textes. Dateien, die aufwendig formatiert sind, können nur unter Schwierigkeiten in das Satzprogramm übernommen werden. Zur Gliederung des Textes können Tabulatoren verwendet werden, Kopf- und Fußzeilen bitte vermeiden. Prüfen Sie, ob die folgenden Zeichen im Manuskript korrekt wiedergegeben sind: 1 (Eins) und l (Buchstabe), 0 (null) O (Buchstabe, X (Buchstabe) und × (Malkreuz). Tabellen und Abbildungen bitte nicht in den Text integrieren, sondern als separate Dateien speichern (siehe auch «Abbildungen» weiter unten). Bitte fügen Sie keinen Leerschlag vor dem Punkt ein. Es wird die Verwendung der Schriften Times und Symbol empfohlen.

Abbildungen

Illustrationen jeder Art sollten als separate Datei gespeichert werden. Die meisten der für die Erstellung der Abbildungen verwendeten Programme erlauben die Speicherung in verschiedenen Dateiformaten. TIFF, PostScript oder EPS werden bevorzugt. Die Abbildung sollte anhand des Dateinamens zugeordnet werden können. Zusätzlich **müssen** alle Abbildungen unbedingt als reprofähige Vorlagen mitgeliefert werden.

Literatur

Bitte beachten Sie für die Abfassung der Literatur die «Hinweise für Autoren». Verwenden Sie kein Komma nach dem Nachnamen und keine Punkte nach den Initialen. Nach dem Semikolon und Doppelpunkt darf kein Leerschlag eingefügt werden, *falsch:* Chir Gastroenterol 2000; 17: 160 – 3., *richtig:* Chir Gastroenterol 2000;17:160–163.

KARGER

Fax +49 761 4 52 07 14
E-mail Information@Karger.de
www.karger.com

Hinweise für Autoren verfügbar unter:
www.karger.com/journals/cga/cga_gl.htm

LEXIKON

DER

ZEITGEMÄSSEN

ENDOSKOPIE

PENTAX®

Hygiene (gr. ὑγιεινός): lau »Pschyrembel« alle vorbeugenden Maßnahmen zur Gesunderhaltung

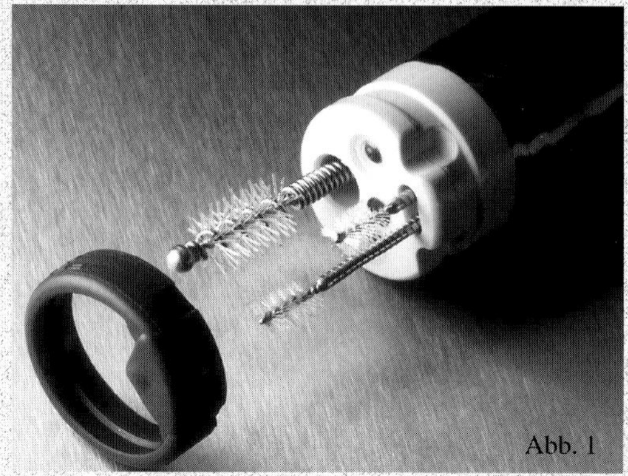

Abb. 1

Hierzu träg Pentax mit den Endoskopen de »40K-Serie und »W-Serie entscheiden bei. An Stelle der verstopfungsgefähr deten Luft/Wasser-Düsen haben dies eine (➔) distale Kappe (Abb. 1), di zur optimalen Reinigung der Kanäl einfach abgenommen wird. Weiter Hygiene-Faktoren sind z. B. der völlig abgeschlossene Steuerdraht-Kanal des Duo-

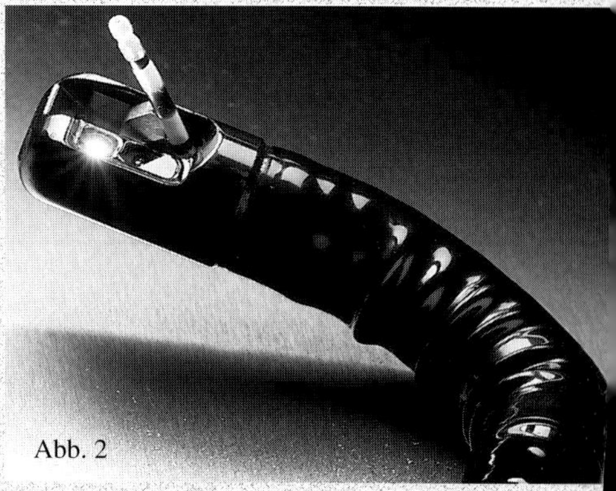

Abb. 2

denoskops (Abb. 2) oder die autokla vierbaren (➔ Sterilisation) Luft/Was ser- und Absaugventile. Weitere Infor mationen über das wegweisende Hy giene-Konzept von Pentax sind telefo nisch (➔ 040/561 92 - 0), Telefax (➔ 040/560 42 13), E-Mail (➔ medica @pentax.de) oder im Internet (➔ www.pentax-endoscopy.com) abrufba